肾内科新医师手册

石宏斌　主编

（第3版）

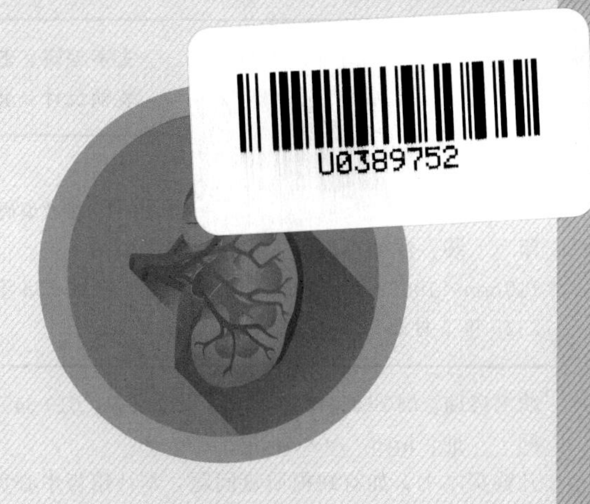

化学工业出版社

·北京·

本书详细论述了如何询问病史、查体中注意哪些体征、患者需要进一步做哪些检查、如何诊断和鉴别诊断、应该选用哪些治疗方案等，在治疗部分用处方的形式列出不同的方案，并对处方和药物的使用做了详细的说明。书中还对新医师如何尽快胜任心内科临床工作给出了具体的建议和指导。本书可弥补新医师工作经验的不足，帮助新医师对肾内科患者进行独立诊治。本书适于新医师和实习医师参考。

图书在版编目（CIP）数据

肾内科新医师手册/石宏斌主编. —3版. —北京：化学工业出版社，2019.6（2025.5重印）

ISBN 978-7-122-34118-1

Ⅰ. ①肾…　Ⅱ. ①石…　Ⅲ. ①肾疾病-诊疗-手册　Ⅳ. ①R692-62

中国版本图书馆CIP数据核字（2019）第051105号

责任编辑：赵兰江　　文字编辑：赵爱萍

责任校对：王素芹　　装帧设计：张　辉

出版发行：化学工业出版社

（北京市东城区青年湖南街13号　邮政编码100011）

印　　装：涿州市般润文化传播有限公司

710mm×1000mm　1/32　印张13¾　字数298千字

2025年5月北京第3版第6次印刷

购书咨询：010-64518888　　售后服务：010-64518899

网　　址：http：//www.cip.com.cn

凡购买本书，如有缺损质量问题，本社销售中心负责调换。

定　　价：58.00元

编写人员名单

主　编　石宏斌

副主编　唐丽萍　曾　巧　陆恩峰

编　者　黎　琦　廖　兵　陆恩峰

罗仕云　李建华　石宏斌

唐丽萍　张　劲　曾　巧

钟庆荣

目录

第1章 肾小球肾炎

第1节 急性肾小球肾炎

急性肾小球肾炎（acute glomerulonephritis，AGN），简称急性肾炎，又称急性链球菌感染后肾小球肾炎（acute post-streptococcal glomerulonephritis，APSGN），是以急性肾炎综合征为主要临床表现的一组疾病。其特点为急性起病，患者出现血尿、蛋白尿、水肿和高血压、少尿及肾功能损伤，可伴有一过性氮质血症。本病有多种病因，多见于链球菌感染引起，而其他细菌（肺炎球菌、脑膜炎球菌、淋球菌等）、病毒（麻疹病毒、水痘病毒、乙肝病毒、丙肝病毒等）及寄生虫（旋毛虫、弓形虫）感染亦可引起。

一、病史采集

（1）现病史应仔细询问患者发病前1～4周有无上呼吸道感染或皮肤感染，有无水肿、高血压，有无肉眼血尿、泡沫样尿，有无尿量增减，有无发热、畏寒、腰痛（因肾实质肿大，撑破肾被膜、牵扯感觉神经末梢所致）、乏力、厌食、恶心、呕吐（与氮质血症不完全成比例），有无头晕、视物模糊（与高血压程度及脑缺血、脑水肿有关），有无尿频、尿急。

（2）过去史询问既往有无类似发作史、高血压、糖尿病、尿路感染等病史，若有则询问诊治情况；有无药物、食物过敏史等。

（3）家族史询问家族中有无急慢性肾脏病患者。

二、体格检查

注意检查患者有无视力下降、视物模糊、血压升高、眼睑水肿、双下肢水肿、肾区压痛及肾区叩击痛，少数患者可出现眼底小动脉痉挛及轻度视盘水肿。

三、辅助检查

入院患者需要做如下检查：血尿便三大常规、24h 尿蛋白定量、肝肾功能、免疫球蛋白、补体、抗链球菌溶血素“O”（ASO）、红细胞沉降率（ESR）、C 反应蛋白（CRP）、类风湿因子、自身免疫性抗体、狼疮细胞、内生肌酐清除率、心电图、胸片、双肾 B 超，根据病情需要做心脏彩超、肾穿刺活检。

四、诊断

1. 诊断要点

（1）多见于溶血性链球菌感染（也可见于其他病原体感染），1～3 周（平均 10～14 天）后发病，起病急。

（2）呈急性肾炎综合征表现，即短期内出现尿异常、水肿及高血压（常不伴高血压眼底改变），部分患者尚出现短暂氮质血症。尿异常包括少尿（大部分＜500ml/d）、血尿（为肾小球源性血尿，可出现肉眼血尿）、蛋白尿（0.5～3.5g/d）［少数患者可出现大量蛋白尿（3.5g/d 以上）］、白细胞尿（尿微生物培养阴性）及管型尿（常见颗粒管型及红细胞管型）。

（3）急性期血清补体 C_3 下降，并于 8 周后恢复正常。如不恢复正常，要注意膜增生性肾小球肾炎、C_3 肾病、系统性红斑狼疮、系统性血管炎等。

(4) B超检查：双肾大小正常。

(5) 病理类型：光镜为弥漫性毛细血管内增生性肾小球肾炎，电镜为上皮细胞“驼峰状”电子致密物沉积。

符合上述 (1)～(4) 项，基本可诊断为本病，有第 (5) 项可确诊为本病。

2. 并发症

(1) 心力衰竭：以成年人及老年人多见，有肺淤血、肝淤血等左右心衰竭的典型表现，可有奔马律。

(2) 脑病：儿童较多见，表现为剧烈头痛、呕吐、嗜睡、神志不清，严重者有阵发性惊厥及昏迷，由于患者血压并不特别高，且持续时间较短暂，所以眼底改变一般都不明显，仅有视网膜小动脉痉挛表现。严重时亦可出现视网膜出血、渗出、视神经乳头水肿。

(3) 急性肾损伤：在55岁的患者中约60%出现GFR下降，常伴高血钾，儿童及青年发生率较低。

3. 鉴别诊断

(1) 急性全身感染性发热疾病：高热时可出现一过性蛋白尿及镜下血尿，随着热退，尿检查恢复正常。

(2) 急性泌尿系感染或急性肾盂肾炎：有发热、尿路刺激征、尿中大量白细胞甚至白细胞管型、尿细菌培养阳性，抗感染治疗后的尿检查恢复正常也有助于鉴别。

(3) 以急性肾炎综合征起病的肾小球疾病：链球菌以外的其他病原体感染后急性肾炎、膜增生性肾小球肾炎 (MPGN)、系膜增生性肾小球肾炎 (IgA肾病及非IgA系膜增生性肾小球肾炎)、急进性肾小球肾炎、全身性疾病肾脏损害 (系统性红斑狼疮、系统性血管炎) 等疾病鉴别。

(4) 遗传性肾小球疾病：如与Goodpastures综合征、

Alport 综合征等进行鉴别。

当临床诊断困难时，急性肾炎综合征患者需考虑进行肾活检以明确诊断、指导治疗。肾活检指征：①少尿 1 周以上或进行性尿量下降、肾小球滤过功能呈进行性下降者；②病程超过两个月而无好转趋势者。

五、治疗

1. 一般治疗及治疗原则

（1）卧床休息、营养支持：一般能量供给按 30～35kcal/(kg·d) 计算（1kcal＝4.18kJ），严重高分解代谢的患者能量供给按 40kcal/(kg·d) 计算，其中以高渗葡萄糖提供约 2/3 热量，油脂类供应 1/3 热量。

（2）低盐限水：若血压很高、水肿显著，在电解质正常的情况下，可短时间低盐（2.0～3.0g/d）或无盐饮食；每日入液量限制在 1000ml 以内。记 24h 尿量。

2. 药物治疗处方

（1）控制感染

处方　0.9%氯化钠注射液 100ml /
　　　青霉素 240 万～480 万 U / iv drip q8h　皮试（　）

【说明】针对链球菌感染者首选使用青霉素，静脉滴注的青霉素浓度一般为 1 万～4 万 U/ml，常规治疗 10～14 天，重度感染者增大剂量，对青霉素过敏者可用林可霉素或红霉素。

（2）利尿消肿（可选择下列一种处方）

处方一　呋塞米（速尿）片 20～40mg po tid

处方二　布美他尼（利了）片 1～2mg po tid

处方三　呋塞米（速尿）20～40mg iv tid

处方四　布美他尼（利了）1～2mg iv tid

【说明】使用利尿药要注意电解质及肾功能。

(3) 控制高血压（可选择下列一种处方）

处方一　硝苯地平缓释片（伲福达）20～40mg po qd 或 q12h

处方二　盐酸哌唑嗪片 0.5～3mg po tid 或 qid

处方三　盐酸贝那普利片（洛汀新）10～20mg po qd 或 bid

处方四　缬沙坦胶囊（代文）80mg po qd 或 bid

处方五　0.9%氯化钠注射液 50ml / 硝普钠 25～50mg / 静脉泵入（视血压调整速度）

【说明】由于硝普钠在体内的代谢产物（氰化物）蓄积会引起中毒，因此，对少尿者如需持续使用，应监测血氰化物的浓度。

(4) 治疗急性心力衰竭

利尿处方　呋塞米（速尿）20～40mg iv tid

强心处方　5%葡萄糖注射液 20ml / 毛花苷 C（西地兰）0.2mg / iv st（时间大于 5min）

【说明】西地兰首次常用量为 0.4～0.6mg，效果不佳可于2～4h 后重复一次，用量为 0.2mg。

扩张血管处方　0.9%氯化钠注射液 50ml / 硝酸甘油 20～30mg / 静脉泵入

【说明】注意血压变化。

(5) 治疗高钾血症（可选择下列一种处方）

处方一　5%葡萄糖注射液 20ml / 葡萄糖酸钙注射液 10～20ml / iv st（速度要慢）

处方二 10%葡萄糖注射液 250ml /
普通胰岛素 6U / iv drip st

处方三 呋塞米（速尿）20～40mg iv st

处方四 5%碳酸氢钠注射液 125～250ml iv drip st

处方五 钠型或钙型离子交换树脂口服

【说明】经以上处理未能纠正者，应行血液透析或腹膜透析治疗。

3. 其他治疗

（1）血液透析或腹膜透析

① 紧急透析的指征

a. 急性肺水肿或充血性心力衰竭；

b. 严重高钾血症（血钾浓度≥6.5mmol/L），或心电图已出现明显异位心律伴 QRS 波增宽。

② 一般透析的指征

a. 少尿或无尿 2 天以上；

b. 出现尿毒症症状如呕吐、神志淡漠、烦躁或嗜睡；

c. 高分解代谢；

d. 严重体液潴留；

e. pH<7.25，HCO_3^-<15mmol/L，二氧化碳结合力（CO_2CP）<13mmol/L；

f. 血尿素氮（BUN）>17.8mmol/L。

（2）多尿期要防止各种并发症，维持水、电解质平衡，控制氮质血症。

（3）避免使用对肾脏有损害的药物。

六、出院和随访

年龄越大预后越差，少数患者死于急性肾损伤的并发症。如心力衰竭、脑病或继发感染。应增强体质，改善机体防御功能，保持皮肤清洁，注意降低呼吸道和皮肤等部位感染的概率。部分患者可有持续的蛋白尿和（或）血尿，病情稳定后可以考虑出院。

七、院外治疗原则

（1）保护肾脏，使用冬虫夏草制剂（如金水宝片 4 片 po tid、百令胶囊 4 粒 po tid）。

（2）控制血压并减少肾小球高压力、高灌注、高滤过［血管紧张素转换酶抑制剂（ACEI）、血管紧张素Ⅱ受体拮抗剂（ARB）］。定期监测肾功能、电解质。

（3）出院后 6 个月内每个月查尿常规、肾功能、ASO、ESR 一次，急性链球菌感染后肾小球肾炎 6 个月后仍持续有尿蛋白和（或）血尿者宜尽早进行肾穿刺活检，明确肾脏病理改变。

（张　劲）

第 2 节　急进性肾小球肾炎

急进性肾小球肾炎（acute rapidly progressive glomerulonephritis，ARPGN），又称快速进展性肾小球肾炎（RPGN），是一组病情进展快，表现为血尿、蛋白尿及短期内进行性肾功能减退的临床综合征，其病理特征为肾小球囊内细胞增生、纤维蛋白沉积、形成新月体，故又称新月体肾炎。可急骤起病，可在数日、数周或数月内肾功能急剧恶化，较快发展至尿毒症。以少尿（无尿）性急性肾衰竭多见，可有高血压及水肿。

一、病史采集

（1）现病史：应仔细询问患者起病时间，有无诱因，有无接触有机溶剂或呼吸道感染史，有无尿量增减，有无泡沫样尿、肉眼血尿、少尿或无尿、发热、腰痛，有无服用肾毒性药物，有无咯血，有无恶心、呕吐、血压升高，有无光过敏、皮疹、脱发，有无关节疼痛等。

（2）过去史：询问既往有无类似发作史、高血压、糖尿病、尿路感染等病史，若有则询问诊治过程。有无药物、食物过敏史等。

（3）家族史：询问家族中有无急慢性肾脏病患者。

二、体格检查

注意检查患者有无视力下降、视物模糊、有无血压升高、眼睑和双下肢水肿、肾区压痛、叩击痛，有无咯血、肺部出现湿性啰音及胸片提示肺部散在或片状阴影，有无发热、乏力、关节痛，少数可出现眼底小动脉痉挛及轻度视盘水肿。

三、辅助检查

入院患者需要做的辅助检查项目同急性肾小球肾炎。及时检测抗双链 DNA 抗体（抗 ds-DNA 抗体）、抗 Sm 抗体、补体 C_3、补体 C_4、抗 GBM 抗体、ANCA；有重症高血压者，请眼科会诊了解眼底改变。

四、诊断

1. 诊断要点

（1）部分患者起病急，病情迅速进展；部分患者病初病情相对稳定，而后迅速进展。

（2）呈现水肿，高血压（常为中度高血压），少尿或无尿，蛋白尿、血尿（为肾小球源性血尿，可出现肉眼血尿）、白细胞尿（尿微生物培养阴性）及管型尿，部分患者可出现肾病综合征、肺出血肾炎综合征。

(3) 病程某一阶段肾功能迅速恶化，患者于数天数周或数月内出现少尿或无尿，进入终末肾衰竭。

(4) B超检查双肾体积常增大。

(5) 此病确诊必须行肾穿刺病理检查，病理类型为新月体性肾小球肾炎（50%以上肾小球出现大新月体）。传统上，RPGN依据免疫病理检查结果可分为3型：Ⅰ型又称抗GBM抗体型新月体肾炎；Ⅱ型又称免疫复合物型新月体肾炎；Ⅲ型又称少免疫沉积型新月体肾炎。

近年，结合免疫血清学检查结果，即血清抗肾小球基底膜抗体（抗GBM抗体）及抗中性粒细胞胞浆自身抗体（ANCA）是否为阳性，以及血清补体C_3是否下降，本病又被分为5型（传统Ⅰ型被进一步分成了新Ⅰ型及Ⅳ型，传统Ⅲ型分成了新Ⅲ型及Ⅴ型），见表1-1。三种不同免疫病理类型的新月体肾炎的特点见表1-2。

表1-1　急进性肾小球肾炎分类法

三型分类法	免疫病理特点	血清学自身抗体检测	五型分类法
Ⅰ抗GBM抗体型新月体肾炎	IgG、C_3沿肾小球毛细血管襻呈线条样沉积	抗GBM抗体阳性，ANCA阴性	Ⅰ Ⅳ
Ⅱ免疫复合物型新月体肾炎	免疫球蛋白和补体成分呈颗粒样或团块样沿肾小球毛细血管襻和系膜区沉积	抗GBM抗体阳性，ANCA阳性	Ⅱ
Ⅲ少免疫沉积型新月体肾炎	无明显免疫球蛋白成分沉积	ANCA阳性 ANCA阴性	Ⅲ Ⅴ

表 1-2　三种不同免疫病理类型的新月体肾炎的特点

类型	临床表现	免疫病理特点	自身抗体检测	治疗方案
Ⅰ	急进性肾炎综合征，部分患者有肺出血	IgG、C_3 沿肾小球毛细血管襻呈线条样沉积，多数肾小球新月体形成且新月体类型较为一致，常伴 GBM 及包曼囊断裂	抗 GBM 抗体阳性，部分 ANCA、阳性	首选血浆置换，糖皮质激素联合细胞毒药物（预后差，多依赖肾脏替代治疗）
Ⅱ	急进性肾炎综合征，可有基础肾脏病的表现	免疫球蛋白和补体成分呈颗粒样或团块样沿肾小球毛细血管襻和系膜区沉积，肾小球细胞浸润明显，除新月体形成外，多有基础肾小球疾病的特点	可有抗核抗体和类风湿因子等	MP 冲击疗法，糖皮质激素联合细胞毒药物（疗效尚可，及时治疗可脱离透析）
Ⅲ	急进性肾炎综合征，多有全身多脏器受累的表现	无明显免疫球蛋白成分沉积，可有肾小球的襻坏死，新月体多新旧不等	多 ANCA 阳性	MP 冲击疗法，糖皮质激素联合细胞毒药物（疗效较好，及时治疗可脱离透析）

2. 鉴别诊断

应与其他原因引起的急性肾损伤（肾前性或肾后性）、急性肾小管坏死、急性间质性肾炎、急性肾后性梗阻、其他细菌感染后肾小球肾炎、继发性肾病（如狼疮性肾炎，过敏性紫癜肾炎）、急性肾炎的重型、溶血尿毒综合征、急进性高血压、肺出血肾炎综合征等鉴别。

五、治疗

1. 一般治疗及治疗原则

本病起病急、进展迅速，短时间即可发展至不可逆性肾损害甚至危及生命，因此须及时就诊，完善各项检查。无禁忌证者应立即行肾穿刺活检术，对诊断及治疗的指导、判断预后有重要的意义。大部分患者有水肿和高血压，应低盐限水，记24h尿量；急性期应卧床休息，待肉眼血尿消失，水肿消退及血压恢复正常可逐步增加活动量。

2. 药物治疗处方

（1）强化治疗

① 甲泼尼龙（MP）冲击治疗

处方　5%葡萄糖注射液 100ml
　　　甲泼尼龙　0.5～1g　/ iv drip qd ［7～15mg/(kg·d)］

【说明】连用3天为1个疗程，间歇5～7天后可行下1个疗程，共1～3个疗程。接着口服泼尼松1mg/(kg·d)，至少4周，然后逐渐减量。此疗法适用于Ⅱ、Ⅲ及Ⅴ型急进性肾炎，对抗GBM抗体参与致病的Ⅰ及Ⅳ型疗效差。

② 强化血浆置换疗法：用血浆或血浆制品置换患者的血浆，每次2～4L，每天或隔天一次，直至致病抗体（抗GBM抗体及ANCA）转阴，患者病情好转，一般需置换10～15次。适用于各型急进性肾炎，但是主要用于Ⅰ及Ⅳ型。

（2）基础治疗　用常规剂量糖皮质激素（常用泼尼松）配伍细胞毒药物（常用环磷酰胺）作为急进性肾炎的

基础治疗，任何强化治疗都应在此基础上进行。用法参见第2章肾病综合征。

(3) 利尿治疗（可选择下列一种处方）

处方一 呋塞米（速尿）片 20～40mg po tid

处方二 呋塞米（速尿）20～40mg iv tid

处方三 低分子右旋糖酐注射液 250ml /
呋塞米（速尿）80～100mg / iv drip qd

【说明】参见本章第1节急性肾小球肾炎。

(4) 降压（可选择下列一种处方）

处方一 硝苯地平缓释片（伲福达）20～40mg po qd 或 q12h

处方二 硝苯地平控释片（拜新同）30～60mg po qd

处方三 苯磺酸氨氯地平片（络活喜）5～10mg po qd

处方四 盐酸哌唑嗪片 0.5～3mg po tid

处方五 盐酸贝那普利片（洛汀新）10～20mg po qd 或 bid

处方六 缬沙坦胶囊（代文）80mg po qd 或 bid

处方七 0.9%氯化钠注射液 50ml /
硝普钠 25～50mg / 静脉泵入（视血压调整速度）

【说明】由于硝普钠在体内的代谢产物（氰化物）蓄积会引起中毒，因此，对少尿者如需持续使用，应监测血氰化物的浓度。

(5) 应用抗凝血药（可选择下列一种处方）

处方一 5%葡萄糖注射液 250ml /
肝素 50～75mg / iv drip qd

处方二 低分子肝素钠 5000U 皮下注射 qd

处方三　0.9%氯化钠注射液 20ml
　　　　尿激酶 2 万～4 万 U　/ iv qd (5～7d)

处方四　双嘧达莫片 75mg po tid

【说明】只要无出血等禁忌证，可连续使用肝素 1～2 周，并配合双嘧达莫口服，两者有协同作用。

3. 其他治疗

(1) 避免使用对肾脏有损害的药物，保证足够的热量供应。

(2) 利用透析治疗维持患者生命，赢得治疗时间。

① 紧急透析的指征：参考本章第 1 节急性肾小球肾炎。

② 一般透析的指征：参考本章第 1 节急性肾小球肾炎。

六、出院和随访

病情稳定者可出院。

七、院外治疗原则

(1) 避免各种导致或加重肾损害的因素（如过度劳累、高血压、感染、使用肾损害药物、有效循环血量不足等）。

(2) 长期服用保护肾脏药物，如 ACEI 类、ARB 类、冬虫夏草制剂（用法用量同本章第 1 节急性肾小球肾炎）。

(3) 定期复诊复查，一般每 2～4 周门诊随访 1 次，并复查血压、尿常规；3～6 个月复查 SCr、BUN、血尿酸（SUA）一次。

(4) 肾功能衰竭需持续透析者，应规律地进行透析治疗。

（张　劲）

第3节 慢性肾小球肾炎

慢性肾小球肾炎（chronic glomerulonephritis，CGN），简称慢性肾炎，是指各种病因引起的不同病理类型的双侧肾小球弥漫性或局灶性炎症性或非炎症性改变，临床起病隐匿，病程长，可有一段无症状期，病情发展缓慢的一组原发性肾小球疾病的总称。以慢性肾炎综合征为基本临床表现（蛋白尿、血尿、高血压、水肿）。严格说来它不是一个独立性疾病。尿常规检查显示不同程度的蛋白尿，大多数患者有不同程度的高血压和肾损害，病程长者多存在肾性贫血。

一、病史采集

（1）现病史：应仔细询问患者其起病情况（有助于急性、慢性肾炎的鉴别），急性发作的诱因及发作与诱因的间隔时间有关，有无乏力、腰酸、纳差、水肿、高血压、泡沫样尿、血尿、肾功能不全表现、皮疹、紫癜、脱发及光过敏现象，病程长短不一。女性患者需注意询问有无关节疼痛、发热等伴随症状（有助于与继发性肾小球肾炎区别）。

（2）过去史：有无急性肾炎史及其他肾脏病病史。

（3）家族史：有无遗传性肾炎的家族成员。

二、体格检查

注意检查患者有无血压升高、贫血貌，有无眼睑和双下肢水肿，有无肾区压痛、叩击痛，有无皮疹、关节疼痛及紫癜，少数患者可出现眼底小动脉痉挛及轻度视盘水肿。

三、辅助检查

入院患者需要做以下检查：三大常规、24h尿蛋白定量、肝肾功能、血脂、空腹血糖、餐后2h血糖测定、免疫球蛋白、补体C_3、ASO、ESR、类风湿因子、抗ENA抗体谱、狼疮细胞、自身免疫性抗体、内生肌酐清除率、尿本-周蛋白、心电图、胸片、双肾B超，根据病情需要做心脏彩超、肾穿刺活检。

四、诊断

1. 诊断要点

（1）患者起病隐匿、缓慢，少数感染后发病者起病急（甚至可呈急性肾炎综合征），病情迁延，逐渐进展。

（2）呈现不同程度的水肿、高血压、蛋白尿（1～3g/d）、血尿（为肾源性血尿）及管型尿。

（3）逐渐出现肾功能减退，直至肾功能衰竭，彩超双肾缩小，肾脏回声增强，肾皮质变薄或肾内结构紊乱并伴随肾性贫血。

慢性肾炎可呈多种病理类型，如系膜增生性肾小球肾炎（包括IgA和非IgA系膜增生性肾小球肾炎）、系膜毛细血管性肾小球肾炎、膜性肾病及局灶性节段性肾小球硬化等，不同病理类型疾病进展速度不同，后期各类型均可进展为硬化性肾小球肾炎。

2. 鉴别诊断

应与慢性肾炎鉴别的疾病有：隐匿性肾小球疾病、急性肾小球肾炎、原发性高血压肾损害、慢性肾盂肾炎、慢性肾间质肾炎、糖尿病肾病、痛风性肾病、肾淀粉样变、多发性骨髓瘤肾损害、其他继发性肾炎（狼疮性肾炎、过敏性紫癜肾、ANCA相关性血管炎等）及遗传性肾炎

（Alport 综合征）。有适应证时应做肾穿刺活检以明确病理诊断。

肾活检适应证：①蛋白尿和（或）血尿持续一年以上，特别是最近尿中蛋白和红细胞有增多趋势；②第一次出现肾功能减退而肾脏体积无明显缩小；③虽经积极治疗但蛋白尿、血尿无明显好转；④中重度肾实质性高血压，难以控制或近期血肌酐有升高者；⑤疑有继发性肾小球病变者。

五、治疗

1. 一般治疗及治疗原则

（1）低盐优质蛋白饮食（食盐摄入量 2～3g/d），有肾功能损害时优质低蛋白饮食［0.6～0.8g/(kg·d)］。口服适量必需氨基酸或 α-酮酸，有高尿酸血症、高脂血症、高磷血症者，先分别予低嘌呤、低脂、低磷饮食，无效时再用对症药物。

（2）避免使用肾毒性药物（如氨基糖苷类抗生素、含有马兜铃酸中药、非甾体抗炎药、对比剂等），及时控制加重肾损害的因素（如感染、低血容量、脱水、劳累、水电解质和酸碱平衡紊乱、高血压、妊娠等）。

（3）注意休息，避免剧烈运动。应长期随访，定期复查（建议每 3～6 个月复查一次）尿常规、肾功能、血常规、电解质等，每年 B 超检查肾脏大小形态。

（4）肾损害达尿毒症期应透析治疗。

2. 药物治疗处方

（1）积极控制高血压（可选择下列一种处方或联合应用）

处方一 （可选下列一种药物）

硝苯地平缓释片（伲福达）20～40mg po q12h

硝苯地平控释片（拜新同）30～60mg po qd

处方二（可选下列一种药物）

盐酸贝那普利片（洛汀新）10～20mg po qd

马来酸依那普利片（悦宁定）10～20mg po qd

【说明】一天最大用量不大于40mg，服用ACEI类药物可出现干咳、高血钾，肾功能恶化，甚至肺间质纤维化。应用时，剂量应视患者病情进行调节。

处方三　缬沙坦胶囊（代文）80～160mg po qd

处方四　酒石酸美托洛尔片（倍他乐克）25mg po q12h

【说明】该药宜从小剂量开始（12.5mg q12h），用药期间注意监测心率，若心率<50次/min，或心率<60次/min，并有与心率减慢相关症状时应停用。

处方五　哌唑嗪片1～2mg po tid

【说明】因有引起体位性低血压等副作用，故首剂量要小，一天用量不应大于16mg。

（2）降低尿蛋白应用ACEI类或ARB类。

处方一（可选下列一种ACEI类）

马来酸依那普利片（悦宁定）10～20mg po qd

盐酸贝那普利片（洛汀新）10～20mg po qd

培哚普利片（雅思达）4mg po qd

福辛普利片（蒙诺）10～20mg po qd

肾功能不全者宜使用双通道排泄药物如盐酸贝那普利和福辛普利等。

处方二（可选下列一种ARB类）

氯沙坦钾片（科素亚）50～100mg po qd

缬沙坦胶囊（代文）80～160mg po qd

厄贝沙坦片（安博维）150～300mg po qd

【说明】通过阻断血管紧张素Ⅱ的产生，发挥血流动力学效应及非血流动力学效应，延缓肾损害进展。

① 通过降低系统高血压，间接改善肾小球内“三高”（高毛细血管跨膜压、高灌注及高滤过）状态。

② 通过对肾小球出、入球小动脉的不同扩张效应（扩张出球小动脉强于扩张入球小动脉），直接改善肾小球内“三高”状态。

③ 还可减少肾小球内细胞外基质（ECM）蓄积，包括抑制ECM生成，促进ECM降解。

注意：当SCr＞265μmol/L及少尿和无尿时，使用此类药物可引起高钾血症及SCr升高，故应注意监测查血钾、SCr；另外，注意持续性干咳等副作用。

（3）应用抗血小板聚集药

处方一　双嘧达莫片75mg po tid

【说明】该药剂量范围50～100mg/次，可根据高凝状态选择。

处方二　阿司匹林肠溶片100mg po qd

（4）应用他汀类降脂药

处方　阿托伐他汀钙片（立普妥）10～20mg po qd

（5）应用激素、免疫抑制药

对尿蛋白量＞3g/24h，肾功能基本正常，病理类型为轻微病变、或轻度系膜增生性肾炎者，无禁忌证可试用泼尼松30～50mg po qd，无效者即撤退治疗。

（6）中药治疗

① 脾肾气虚者予健脾固肾

处方一　脾虚者用参苓白术散加减：党参15g、茯苓15g、白术10g、白扁豆10g、山药10g、莲子10g、薏苡仁 10g、陈皮 10g、金樱子 30g、补骨脂 10g 等；有水湿停留者加牛膝 10g，车前子（包煎）30g；有瘀血者加丹参 30g。

处方二　偏肾虚可用五子衍宗丸：菟丝子 15g，五味子 10g，枸杞子 10g，车前子（包煎）15g，覆盆子 10g，党参 15g，黄芪（生）15g。

处方三　偏脾阳虚者可按上述两方再加附子（制）10g，肉桂 6g；或仙茅 15g，淫羊藿 30g。

② 肝肾阴虚者予滋养肝肾

处方　六味地黄汤合二至丸加味：生地黄 10g、山茱萸 10g、山药 10g、牡丹皮 10g、茯苓 15g、泽泻 15g、女贞子 10g、益母草 30g、墨旱莲 10g、白茅根 30g 等；夹水湿者加牛膝 10g，车前子 30g；夹瘀血者加丹参 30g；夹湿热者加白花蛇舌草 30g，石韦 30g，或加知母和黄柏各 10g；兼肝阳上亢者加龟甲 15g，鳖甲 15g；如有血尿者加大小蓟各 15～30g、茜草 15g 等。

③ 气阴两虚者予益气滋肾

处方　参芪地黄汤加味：太子参 15g，黄芪（生）15g，生地黄 10g，山茱萸 10g，山药 10g，牡丹皮 10g，茯苓 15g，泽泻 15g，桑寄生 15g，砂仁 10g；兼水湿者加牛膝 10g，车前子 30g；兼瘀血者加丹参 30g；兼湿热者加白花蛇舌草 30g，石韦 30g，或加知母和黄柏各 10g。

六、出院和随访

(1) 应避免劳累及各种可导致肾损害的因素（如高血压、感染、劳累、使用肾损害药物、有效循环血量不足）。

(2) 定期复诊复查，一般每 2～4 周门诊随访一次，并复查血压、尿常规；每 3～6 个月复查 SCr、BUN、

SUA一次。

慢性肾炎目前尚无法治愈，治疗的主要目的是防止或延缓肾功能进行性恶化，改善或缓解临床症状及防治严重并发症，不以消除尿红细胞或轻微蛋白尿为目标，若治疗有效则肾功能衰竭可得以缓解。

七、院外治疗原则

（1）保护肾脏，使用冬虫夏草制剂（剂量、用法同本章第1节急性肾小球肾炎）。

（2）排毒素（海昆肾喜胶囊2粒 po tid、尿毒清颗粒1包 tid、2包 qn，药用炭片5片 po tid）。

（3）应用抗血小板聚集药（双嘧达莫片75mg po tid，阿司匹林肠溶片100mg po qd）。

（4）控制血压并减少肾小球高压力、高灌注、高滤过（ACEI类、ARB类、钙通道阻滞剂等），院外剂量用法参考说明书治疗剂量、用法。

（张　劲）

第4节　隐匿性肾小球肾炎
（无症状性血尿和/或蛋白尿）

隐匿性肾小球肾炎（latent glomerulonephritis）也称无症状性血尿和（或）蛋白尿，患者无临床症状，仅表现为肾小球源性血尿和（或）蛋白尿，不伴水肿、高血压和肾功能损害，是病理类型和预后不尽相同的一组原发性肾小球疾病。大多数病程迁延，肾功能可长期维持正常。少部分可自动痊愈或蛋白尿逐渐增多，转变为慢性肾炎，出现高血压及肾功能减退。

一、病史采集

（1）现病史：应仔细询问患者有无水肿、肉眼血尿、泡沫尿、乏力、口干多饮、高血压、腰酸、发热，近1个月内有无上呼吸道感染，有无脸部红斑、光过敏、脱发、口腔溃疡、皮肤紫癜、腹痛、关节疼痛等。

（2）家族史：家族中有无急慢性肾脏病患者。

二、体格检查

注意检查患者有无听力异常、视力下降、血压升高、眼睑水肿和双下肢水肿、肾区压痛、肾区叩击痛，少数患者可出现眼底小动脉痉挛及轻度视盘水肿。

三、辅助检查

入院患者需要做如下检查：尿红细胞位相、24h尿蛋白定量（常<1.0g/24h）、空腹、餐后血糖、免疫球蛋白、补体、ASO、ESR、狼疮细胞、尿沉渣计数、内生肌酐清除率、心电图、双肾B超、肾穿刺活检（必要时进行，如尿蛋白定量>1g/d者）。

四、诊断

1. 诊断要点

（1）无水肿、高血压及肾功能损害（需做内生肌酐清除率检查）等明显的临床症状，仅表现为单纯性蛋白尿和（或）肾小球源性血尿。

（2）尿蛋白定量多<1g/d，部分患者可达1～2g/d，多以白蛋白为主。

（3）以镜下血尿为主，偶可见肉眼血尿，为肾小球源性血尿。

（4）无急、慢性肾炎或其他肾脏病病史。

（5）肾活检病理类型多表现为肾小球轻微病变、轻度系膜增生性肾炎、局灶性增生性肾炎，包括上述病理类型的 IgA 肾病。

无症状性血尿伴或不伴蛋白尿的患者，首先应确定是否为肾小球疾病，尤其对尿红细胞形态正常者应做进一步检查［静脉肾盂造影（IVP）、CT、MRI、膀胱镜］以排除泌尿系统的外科性疾病（尿路结石、肿瘤）；在排除了各种功能性蛋白尿（仅发生于剧烈运动、发热或寒冷时）、体位性蛋白尿（见于青少年，直立时脊柱前凸所致，卧床后蛋白尿消失）和继发性（糖尿病肾病、肾淀粉样变、狼疮性肾炎、过敏性紫癜肾炎）及遗传性肾小球疾病（Alport 综合征、薄基底膜肾病）后，才能诊断本病。

2. 鉴别诊断

应与原发性肾小球疾病、继发性肾小球疾病（如狼疮性肾炎、过敏性紫癜肾炎等）、遗传性肾小球疾病（如薄基底膜肾病、家族性出血性肾炎）、非典型急性肾炎的恢复期、生理性蛋白尿、功能性蛋白尿、小管性蛋白尿、溢出性蛋白尿进行鉴别。

五、治疗

1. 一般治疗及治疗原则

（1）应低盐优质蛋白饮食，有高尿酸血症、高脂血症者，先分别予低嘌呤、低脂饮食，无效时再用对症药物。并注意保护肾脏。

（2）避免使用肾毒性药物、及时控制加重肾损害的因素（如感染、脱水、电解质紊乱、高血压、妊娠等）。

（3）注意休息，避免剧烈运动，应长期随访，定期复查（建议每3～6个月复查一次）尿常规、肾功能、血常规、电解质、尿蛋白等，每年B超检查肾脏大小、形态。

2. 药物治疗处方

（1）无特殊药物治疗，若肾活检病理改变较重按慢性肾炎治疗。

（2）保护肾脏如冬虫夏草制剂、ACEI类和ARB类（可选择下列一种处方或联合应用）。

处方一 （可选下列一种）

金水宝片4粒 po tid

百令胶囊4粒 po tid

处方二 （可选下列一种ACEI类）

依那普利片10～20mg po bid

贝那普利片（洛汀新）10～20mg po qd

培哚普利片（雅施达）4mg po qd

福辛普利片（蒙诺）10～20mg po qd

处方三 （可选下列一种ARB类）

氯沙坦钾片（科素亚）50～100mg po qd

缬沙坦胶囊（代文）80～160mg po qd

替米沙坦片40～80mg po qd

厄贝沙坦片（安博维）150～300mg po qd

【说明】保护肾脏机制同慢性肾炎一节所述。用药剂量应视患者病情进行调节。

（3）中药治疗，多以健脾补肾为主。

① 脾肾气虚型者予健脾固肾

处方 大补元煎加减：党参12g，北黄芪15g，熟地黄15g，杜仲10g，枸杞子10g，当归10g，白术10g，茯苓15g，甘草（炙）6g；可加金樱子10g、芡实10g以补肾涩精。

②气阴两虚型者予益气养阴

处方　四君子汤合六味地黄汤加减：山茱萸12g，山药15g，生地黄12g，茯苓12g，泽泻10g，黄芪20g，党参12g，墨旱莲12g，女贞子10g。

③ 肝肾阴虚者予滋养肝肾

处方　杞菊地黄汤合二至丸加减：山茱萸15g，山药15g，牡丹皮10g，生地黄15g，茯苓10g，泽泻10g，墨旱莲20g，女贞子10g，枸杞子12g，菊花10g；湿热重者酌加清热利湿药（如石韦15g，车前子15g）；血瘀重者加活血化瘀药（如丹参12g，川芎10g）。

④ 阴虚火旺者予滋阴降火，凉血止血

处方　知柏地黄汤加味：知母9g，黄柏9g，熟地黄24g，山茱萸12g，山药12g，牡丹皮9g，茯苓9g，泽泻9g，白茅根30g，墨旱莲15g；有低热者加银柴胡15g，地骨皮12g，鳖甲12g；心烦失眠者加何首乌30g，酸枣仁12g；头晕目眩者加钩藤9g，菊花9g。

⑤ 湿热内蕴者予清热利湿

处方　小蓟饮子合二妙散加减：生地黄24g，小蓟30g，蒲黄9g，藕节9g，栀子9g，木通6g，滑石12g（包煎），淡竹叶6g，甘草6g，白茅根30g，苍术10g，黄柏6g；尿血重者加仙鹤草15g，墨旱莲15g；有风热者加金银花15g，连翘15g，荆芥10g；湿热中阻者加薏苡仁20g；便秘者加大黄8g。

3. 其他治疗

（1）应避免使用对肾脏有损害的药物。

（2）以定期检查、监测病情、保护肾功能、避免肾损害为主要处理措施。

（3）有反复发作的慢性扁桃体炎且与血尿、蛋白尿的发作关系密切者，可待急性期过后行扁桃体摘除术。

(4) 应增强体质，改善机体防御功能，注意降低呼吸道和皮肤等部位感染的概率；并有效治疗各种感染。

六、出院和随访

患者病情稳定可以出院。出院后应定期复查尿常规、24h尿蛋白定量、肾功能（至少每3～6个月检查一次肾功能）、血糖和肝功能；女性患者在妊娠前及妊娠过程中须加强监测；避免各种加重肾损害的因素，如感染、劳累及应用肾毒性药物。

七、院外治疗原则

(1) 冬虫夏草制剂（金水宝片4片 po tid，百令胶囊4粒 po tid）。

(2) ACEI类药物。

(3) ARB类药物。

(4) 应用抗血小板聚集药（双嘧达莫，阿司匹林肠溶片）。

门诊处方药物的剂量、用法可参考本节治疗剂量和用法。

（张　劲）

第2章 原发性肾病综合征

肾病综合征（nephrotic syndrome，NS）系各种原因导致的以大量蛋白尿（尿蛋白＞3.5g/24h）、低蛋白血症（白蛋白＜30g/L）、水肿和高脂血症为特征。大量蛋白尿和低蛋白血症是诊断的必备条件，亦可伴有血尿和/或高血压和/或持续性肾功能损害。

肾病综合征分为原发性、继发性、遗传性三大类，有学者将遗传性归入继发性肾病综合征。

一、病史采集

（1）现病史：应仔细询问患者水肿的部位、时间、诱因和缓解情况，尿量有无减少，尿中泡沫是否增多，有无血尿、乏力、恶心、腰酸、食欲下降等，有无皮疹、关节疼痛，有无多饮、多食、消瘦，外院诊断治疗情况，有无使用激素和细胞毒药物，疗效如何。

（2）过去史：既往有无类似发作史，有无感染、系统性疾病、药物中毒、肿瘤、代谢性疾病等，有无药物、食物过敏史等。

（3）家族史：家族中有无类似病史，有无先天性肾病综合征、家族性肾病综合征、遗传性肾炎等。

二、体格检查

注意检查患者有无高血压，有无凹陷性水肿，有无胸腔、腹腔、阴囊甚至心包的大量积液，有无咽充血，扁桃体是否肿大，有无肺部啰音及心力衰竭表现。

三、辅助检查

(1) 实验室检查：三大常规、24h 尿蛋白定量测定、血浆总蛋白和白蛋白测定、血脂、肾功能、免疫指标（抗核抗体、抗双链 DNA、ANCA、免疫球蛋白等）、肿瘤指标（CEA、AFP、PSA 等）、病毒指标（HBV、HCV、HIV 等）。

(2) 器械检查：双肾彩超、胸片、心电图。

(3) 特殊检查：肾穿刺病理活检。

四、诊断

1. 诊断标准

(1) 大量蛋白尿（尿蛋白定量＞3.5g/d）。

(2) 低蛋白血症（血浆白蛋白＜30g/L）。

(3) 水肿（可伴腹腔积液、胸腔积液）。

(4) 高脂血症［血清胆固醇或三酰甘油增高］。

以上四项中，前两项为必备条件。

肾病综合征患者应肾活检明确病理类型，指导临床治疗。

2. 鉴别诊断

临床上作肾病综合征的病因诊断时，需认真除外各种继发性肾病综合征的可能性，方可诊断为原发性肾病综合征。

五、治疗

1. 一般治疗及治疗原则

(1) 适当注意休息，重症肾病综合征患者应卧床，但应注意床上活动肢体，以防血栓形成。

(2) 水肿及血压升高者予低盐饮食（每天食盐摄入量控制在 2～3g），肾功能正常的蛋白质摄入量以每天 0.8g/(kg·d) 左右为宜，对于慢性肾脏病 3 期以上者，蛋白摄入量应控制在 0.6～0.8g/(kg·d)，均应以优质蛋白为主，要保证热量（每天 126～147kJ/kg，即每天 30～35kcal/kg），少油、低胆固醇饮食，并注意矿物质（钙）及微量元素的补充。

(3) 初诊应住院及时行肾活检明确病理类型。复发常与感染有关，及时有效抗炎治疗。

(4) 治疗的最终目的是保护肾功能。

【说明】原发性肾病综合征患者每天从尿中丢失大量蛋白质，促使肾脏纤维化的发生，可导致肾功能衰竭。治疗的目的在于改善肾小球滤过膜的屏障功能，减少尿蛋白，纠正病理生理的异常，阻止或延缓肾脏纤维化进程，保护肾脏功能。

2. 药物治疗处方

(1) 对症治疗

① 利尿消肿（可选下列一种处方）

处方一　氢氯噻嗪片 25～50mg po qd～bid　或加用螺内酯片 20～40mg po qd～bid

处方二　呋塞米（速尿）片 20～40mg po qd～tid　或托拉塞米片 10～200mg po qd

处方三　呋塞米（速尿）20～40mg iv qd～tid　或托拉塞米 20～100mg iv qd

处方四　低分子右旋糖酐 250ml
　　　　呋塞米（速尿）80～100mg / iv drip qd

处方五　20%人血白蛋白注射液 50ml iv drip qod
　　　　呋塞米（速尿）80～100mg iv qod

【说明】使用利尿药前要注意鉴别容量不足（特别是低蛋白血症时）的少尿；可先扩容后再利尿。体重以每天减少0.5～1.0kg为宜。注意不应滥输血浆或白蛋白，可以一周输注2次，以免加重肾脏负担，损伤肾功能，使用时需注意低钠血症和低钾血症的发生。

② 减少尿蛋白（可选下列一种处方）

处方一　盐酸贝那普利片 10～20mg po qd 或 bid

处方二　缬沙坦胶囊 80～160mg po qd

【说明】严格控制血压，降压的靶目标应低于130/80mmHg。使用ACEI类或ARB类，服药前2个月应密切监测血清肌酐，若血清肌酐增高超过基础值30%，应暂停药。肾病综合征严重水肿时，存在肾血流量相对不足时，应避免使用，以免引起肾前性急性肾衰竭。

③ 降低血脂（可选下列一种处方）

处方一　非诺贝特片 100mg po tid

处方二　辛伐他汀胶囊 10～20mg po qd（晚餐时服用）

处方三　阿托伐他汀钙片 20～40mg po qd

【说明】对于儿童或预计对激素治疗敏感的患者，不急于使用降脂治疗，若应用激素及免疫抑制剂治疗，不能在短期内缓解甚至无效时，应予降脂治疗。以胆固醇增高为主者，宜首选羟甲基戊二酰辅酶A还原酶抑制药；以三酰甘油增高为主者，应首选苯氧酸类降脂药。

（2）免疫抑制治疗：微小病变及轻度系膜增生性肾炎所致的肾病综合征，初治可单用激素，泼尼松 1mg/(kg·d)（最大剂量60mg/d)，治疗无效者或反复发作者可联用环磷酰胺（CTX）或钙调磷酸酶抑制剂（CNI）等免疫抑制剂治疗。

局灶节段性肾小球硬化：泼尼松 1mg/(kg·d)（最

大剂量 60mg/d），治疗 16 周后无效者，建议糖皮质激素联合口服或静脉 CTX 200mg，隔日用药，达到累计剂量（6～8g）；使用 CTX 后复发和希望保留生育能力的患者，建议使用 CNI 1～2 年，可单用或与激素联合用药：他克莫司 0.05～0.1mg/(kg·d) 或环孢素 3.0～5.0mg/(kg·d)，分 2 次口服，间隔 12h。

膜性肾病（特发性）：KDIGO 指南建议表现为 NS 的膜性肾病（MN）患者经过 6 个月降尿蛋白治疗，尿蛋白仍持续大于 4g/d 或维持在高于基线水平 50%以上，且无下降趋势，或存在肾病综合征相关的严重并发症，或 6～12 个月血清肌酐升高≥30%者，应启动免疫抑制治疗。大量循证医学结果显示，单独应用糖皮质激素（以下简称激素）无论是短期还是长期在诱导 MN 缓解及肾功能保护方面均无明显益处，故不主张单独应用。指南推荐首选激素联合烷化剂，初始方案：第 1、3、5 个月初给予甲泼尼龙 1.0g/d 静滴 3d，之后改为 0.5mg/(kg·d) 口服 27d；第 2、4、6 个月停用激素，给予苯丁酸氮芥 0.15～0.20mg/(kg·d) 或环磷酰胺 2.0～2.5mg/(kg·d) 口服 30d。

成人和儿童特发性 MPGN 患者，改善全球肾脏病预后组织（KDOQI）指南推荐：如临床表现为肾病综合征和进行性肾功能减退者，需接受口服环磷酰胺或吗替麦考酚酯联合隔日或每日小剂量激素进行初始治疗。2010 年中华医学会儿科学分会肾脏病学组颁布的激素耐药型肾病综合征诊治指南中关于 MPGN 的治疗建议：可选用大剂量 MP 冲击序贯泼尼松和 CTX 冲击，也可以考虑选用其他免疫抑制剂如环孢素（CsA）或 TAC 或 MMF，但效果均欠佳。

对于糖皮质激素抵抗、依赖以及频繁复发的患者，则应及时联合免疫抑制剂；对于单用糖皮质激素疗效差的病理类型（如MN等），应在开始治疗时即联合免疫抑制剂以改善患者远期预后；对于治疗效果不理想的病理类型（如MPGN等），或年老体弱的患者，治疗目标应以延缓肾损害进展为主，不宜盲目追求临床缓解，避免过度免疫抑制治疗。

处方一 （可选下列一种药物）

泼尼松片40～60mg po qd（晨顿服）或1mg/kg po qd

甲泼尼龙片 32～48mg po qd（晨顿服）或0.8mg/kg po qd

0.9%氯化钠注射液100ml / 甲泼尼龙0.5～1.0g / iv drip qd×3d

【说明】糖皮质激素是治疗肾病综合征的主要药物，应按照足量（起始量要足，泼尼松每天1mg/kg或每天40～60mg，最大剂量一般不超过60mg/d，共服用2～3个月）、“慢减”（撤药要慢，每10～14天减去前用量的1/10）、“长期维持”（以每天10mg为维持量，服用6个月至1年）的方针规则用药。肝功能不佳者可使用甲泼尼龙片治疗。若口服治疗无效，可使用甲泼尼龙冲击治疗。长程糖皮质激素治疗时应注意药物副作用（如高血糖、高血压、股骨头无菌性坏死、消化道溃疡、感染等），定期进行相关检查。

处方二 0.9%氯化钠注射液100ml / 环磷酰胺8～10mg/kg或0.5～1g/m² 体表面积 / iv drip×2d，每个月用2d

【说明】细胞毒药物是仅次于激素的治疗肾病综合征

常用药物，常与激素配伍应用。现多用环磷酰胺冲击，每个月16～20mg/kg，分2天使用，累积量达6～8g。其他细胞毒药物还有盐酸氮芥、苯丁酸氮芥、硫唑嘌呤等。CTX的主要副作用为骨髓抑制、肝功能损害、性腺抑制、脱发、出血性膀胱炎、感染加重及消化道反应。使用过程中应定期检查血常规和肝功能。如外周白细胞计数在（3.0～4.0）$\times 10^9$/L，则剂量减半；如外周白细胞计数低于3.0$\times 10^9$/L，则需暂时停药。年龄＞60岁或血清肌酐＞300.6 μmol/L（3.4mg/dL）的患者，剂量降低25%。

处方三　吗替麦考酚酯胶囊（MMF）0.5～1.0g/d po bid

【说明】吗替麦酚酯为一种新型免疫抑制药，其疗效不亚于上述细胞毒药物，而副作用较少，但价格昂贵。它可替代细胞毒药物与激素配伍应用。服用6个月后渐减量，共服药1～1.5年。有条件应监测血药浓度，目标血药浓度为MPA-AUC（0～12h）30～45mg·h/L。诱导疗程一般为6～9个月。9个月部分缓解者，诱导治疗可延长至12个月。诱导疗程结束后渐减量，共服药1～1.5年。

处方四　环孢素胶囊3～5mg/kg po qd

【说明】常与激素配伍应用，可提高某些难治性肾病综合征的疗效。其血药浓度应维持在谷浓度100～200ng/ml，峰浓度800ng/ml左右。服3～6个月后渐减量，每月减1mg/(kg·d）至2mg/(kg·d）维持，维持剂量≥6个月。6个月内无效或肌酐倍增者，则停药。环孢素A的副作用主要为齿龈增生、多毛、肝毒性、肾毒性等。肾功能不全及小管间质病变严重的患者慎用。

处方五　雷公藤总苷片 10～20mg po tid

【说明】雷公藤总苷可替代细胞毒药物与激素配伍应用，价格便宜，不良反应有月经减少、停经、精子活力及数目降低、皮肤色素沉着、指甲变薄变软、肝损害、胃肠道反应、白细胞减少，需定期复查血象及肝功能。

(3) 并发症防治

① 感染（可选下列一种处方）

处方一　左氧氟沙星注射液 100ml（0.2g/100ml）iv drip q12h

处方二　0.9%氯化钠注射液 100ml
头孢哌酮钠舒巴坦钠 1.5～3.0g　/ iv drip q12h 皮试（　）

【说明】感染一旦发生，即应选用敏感、强效、无肾毒性抗病原微生物药物及时治疗。反复感染者可试用免疫增强药（如胸腺肽、丙种球蛋白等）预防感染。

② 高凝状态与血栓形成（可选下列一种处方）

处方一　低分子肝素钠 5000U　皮下注射　qd

处方二　0.9%氯化钠注射液 100ml
丹参注射液 20ml　/ iv drip qd

处方三　双嘧达莫片 75～100mg po tid

【说明】凡为肾病综合征患者均应予抗血小板聚集药物，当血浆白蛋白<20g/L 时，还应予抗凝血药物，以防血栓发生。可采用低分子肝素钠 5000U，每 12h 皮下注射一次，维持凝血时间为正常的 1 倍。一旦血栓形成即应尽早予溶栓药（如尿激酶）治疗。

(4) 中药（可选下列一种处方）

处方一　百令胶囊 1～1.5g po tid

处方二　金水宝胶囊 0.99g po tid

3. 出院和随访

患者病情稳定后可以考虑出院。出院后继续激素及免疫抑制药治疗，并注意避免劳累及感染，并监测血尿常规、24h 尿蛋白定量、血脂、白蛋白、肝肾功能、双肾彩超等变化。

4. 院外治疗原则

（1）免疫抑制治疗（糖皮质激素及免疫抑制剂等，如使用环磷酰胺冲击的患者需定期住院治疗）。

（2）ACEI 类、ARB 类。

（3）抗血小板聚集药物。

（4）降脂（他汀类、贝特类、烟酸类）。

（5）饮食调节（水肿者低盐、低脂、优质蛋白饮食，尿蛋白转阴后可恢复正常饮食）。

（陆恩峰　周　刊）

第3章 IgA肾病

IgA肾病（IgA nephropathy）是1968年由法国学者Berger和Hinglais首先描述和命名的，指肾小球系膜区以IgA沉积为主，伴或不伴有其他免疫球蛋白在肾小球系膜区沉积的原发性肾小球病，以肾小球系膜增生为基本组织学改变，因此也称为Berger病（Berger's disease），其特征是反复发作的肉眼血尿和（或）持续的镜下血尿，诊断的确立依靠肾活检。IgA肾病是反复发生的肾小球性血尿的最常见病因，亦是我国最常见的肾小球疾病，占原发性肾小球肾炎的30%～40%。临床可表现为无症状性血尿或蛋白尿、慢性肾小球肾炎、急进性肾炎或肾病综合征。

一、病史采集

（1）现病史：应仔细询问患者有无血尿，是否为全程肉眼血尿，时间、诱因和缓解情况，水肿的部位、程度，尿量有无变化，尿中泡沫是否增多，是否有腰痛、高血压、肾功能减退、贫血、夜尿增多、血尿酸升高。起病前有无感染史，感染与发现尿检异常的时间间隔，外院诊断治疗情况，有无使用激素和细胞毒药物，疗效如何。

（2）过去史：既往有无类似发作史，有无感染、系统性疾病、慢性肝病、慢性肺部疾病、肿瘤等，有无药物、食物过敏史等。

（3）家族史：家族中有无类似病史。

二、体格检查

注意检查患者有无高血压，有无凹陷性水肿，有无胸腔、腹腔、阴囊、甚至心包的大量积液，有无贫血，有无咽部充血、扁桃体肿大，有无肺部啰音及心力衰竭表现。

三、辅助检查

（1）实验室检查：三大常规，尿红细胞位相，24h尿蛋白定量，血浆总蛋白和白蛋白测定，肝肾功能，血清免疫球蛋白测定，血清IgA-纤维连接蛋白聚合物。

（2）器械检查：肾脏彩超，胸片。

（3）特殊检查：确诊有赖于肾活检。

四、诊断

1. 诊断要点

（1）免疫病理检查发现明显的IgA和C_3在肾小球系膜区及毛细血管壁沉积，也可伴有较弱的IgG和IgM的沉积，但出现C_4、C1q沉积要注意除外继发性因素。

（2）从临床表现上能排除继发性肾小球疾病，尤其排除过敏性紫癜肾炎、肝硬化性肾小球疾病及狼疮性肾炎。IgA肾病的临床及病理表现均多样化，可呈现原发性肾小球疾病的各种表现。

（3）以下临床及实验室特点对提示IgA肾病意义很大：上呼吸道感染或扁桃体炎发作同时或短期内出现肉眼血尿，感染控制后肉眼血尿消失或减轻；典型的畸形红细胞尿，伴或不伴蛋白尿；血清IgA值增高（可为一过性升高）。

2. 鉴别诊断

IgA肾病确诊依靠肾活检，但临床上应首先排除继发因素（如系统性红斑狼疮、过敏性紫癜、慢性肝病、系统性红斑狼疮、强直性脊柱炎、类风湿关节炎、混合性结缔组织疾病、结节性多动脉炎、结节性红斑、银屑病、溃疡性结肠炎、克罗恩病、肿瘤、获得性免疫缺陷综合征、麻风、弓形虫病、慢性支气管炎等）方可诊断为IgA肾病。由于IgA肾病主要表现为无痛性的镜下血尿和肉眼血尿，因此IgA肾病在临床上需要与主要表现为血尿的其他疾病鉴别，如Alport综合征、薄基底膜肾病、左肾静脉压迫综合征、恶性肿瘤、急性链球菌感染后肾炎、尿路感染等。

五、治疗

1. 一般治疗

① 饮食：低盐（每天食盐摄入量＜3g）；出现肾功能不全时，应限制蛋白质摄入量（参见第14章　慢性肾衰竭）。

② 休息：肾功能正常的轻症患者可适当参加工作，重症及肾功能不全患者应休息。

2. 治疗方案

常用的治疗方法包括：血管紧张素转换酶抑制剂（ACEI）、血管紧张素Ⅱ受体拮抗剂（ARB）、糖皮质激素和其他免疫抑制剂、抗血小板聚集、抗凝及促纤溶药、中药的应用以及扁桃体摘除。欧美国家部分学者推荐使用鱼油，但由于其疗效不确切，国内少用。

（1）反复发作性肉眼血尿或尿检异常加重：对于扁桃体感染或其他感染后，反复出现肉眼血尿或尿检异常加重的患者，应积极控制感染，建议行扁桃体摘除。

(2) 无症状性尿检异常

① 血压正常、肾功能正常、单纯性镜下血尿、病理改变轻微：不需要特殊治疗，定期复查。对于有扁桃体肿大或扁桃体感染后尿检异常加重的患者，可行扁桃体摘除。也可以选用一些抗血小板聚集和活血化瘀的药物。

② 血尿伴有尿蛋白 0.5～1.0g/d：扁桃体摘除、ACEI/ARB以及抗血小板聚集、抗凝促纤溶治疗。

③ 尿蛋白>1g/d：根据2012年KDIGO指南，基于目前已有的循证医学证据，推荐应用ACEI/ARB类药物治疗为主的支持治疗，并根据血压情况可应用到患者能耐受的最大剂量。如果ACEI/ARB药物及其他对症治疗3～6个月后仍不能将尿蛋白降至1g/d以下，而且肾功能保持稳定[GFR>50ml/(min・1.73m^2)]，建议给予6个月的糖皮质激素治疗。糖皮质激素有2种方案可供参考：第1、3、5个月静脉滴注甲强龙1g连续3天，之后隔日0.5mg/(kg・d)泼尼松口服，总疗程6个月；或采用每日口服泼尼松0.8～1.0mg(kg・d) 2个月，之后每月减量0.2mg/(kg・d)，总疗程6个月。IgA肾病除非有肾功能快速进展或肾穿证实有新月体IgA肾病，指南并不建议激素联合环磷酰胺或硫唑嘌呤治疗，也不建议在GFR<50ml/(min・1.73m^2)的患者应用免疫抑制剂，目前的循证医学证据不推荐吗替麦考酚酯（MMF）在IgA肾病中使用。

④ 糖皮质激素、ACEI/ARB、抗血小板聚集、抗凝促纤溶治疗。可参考第2章原发性肾病综合征治疗。

(3) 表现为大量蛋白尿或肾病综合征，可参考第2章原发性肾病综合征治疗。

(4) 表现为急进性肾炎，可参考第1章第2节急进性肾小球肾炎。

（5）表现为慢性肾炎，可参考第1章第3节慢性肾小球肾炎。

（6）终末期IgA肾病的治疗：对于肾脏已缩小、绝大多数肾小球已球性硬化、血肌酐>442μmol/L的IgA肾病患者，给予慢性肾衰一体化治疗。可参考第14章慢性肾衰竭的治疗。

（7）中药（根据病情可选用下列一种处方）

处方一　茯苓（赤）15g，赤芍10g，栀子12g，白茅根20g，白头翁10g，金银花10g，连翘12g，甘草6g。

【说明】因感染而出现肉眼血尿或镜下血尿的患者，病机多为邪热外袭、络伤血溢，治宜疏风清热、凉血利尿。

处方二　生地黄10g，山茱萸10g，山药20g，菟丝子10g，肉苁蓉10g，杜仲10g，五味子5g，仙鹤草10g，小蓟10g，茜草10g，牛膝15g。

【说明】对无症状的持续性镜下血尿患者，病机多为脾肾不固、血失统摄，治宜健脾益肾、摄血止血，方选无比山药丸化裁。

处方三　知母10g，黄柏12g，生地黄12g，山茱萸10g，山药20g，牡丹皮10g，女贞子15g，墨旱莲10g。

【说明】对病程迁延、尿血日久不愈的患者，病机多为肝肾阴虚、虚火伤络，治宜选知柏地黄汤合二至丸加减。

3. 其他治疗方式的选择

（1）强化血浆置换疗法：可参考第1章第2节急进性肾小球肾炎和第24章血液净化。

（2）透析治疗：通过透析治疗维持患者生命，赢得治疗时间。急进性肾炎的透析指征及方法可参考第 13 章急性肾损伤。

4. 出院和随访

患者病情稳定后可以考虑出院。出院后继续激素及免疫抑制药治疗，注意避免劳累及感染。院外治疗原则可参考第 2 章原发性肾病综合征的药物治疗处方。

（陆恩峰 周 刊）

第4章　狼疮性肾炎

继发于系统性红斑狼疮（SLE）的肾脏损害，称为狼疮性肾炎（lupus nephritis，LN），约50%以上的系统性红斑狼疮患者临床上有肾脏受累，是国内最常见的继发性肾脏疾病之一。该病好发于女性，尤其是育龄期女性。

一、病史采集

（1）现病史：应仔细询问患者有无皮疹（日晒后有无加重）、关节痛、口腔溃疡、脱发、不规则发热，有无水肿，尿量有无减少，尿中泡沫是否增多，有无肉眼血尿、高血压，有无抽搐或精神异常，有无习惯性流产、血栓及栓塞，有无贫血、感染及出血倾向，有无雷诺现象。外院诊断治疗情况，有无肾活检结果，有无使用激素和免疫抑制剂，疗效如何。

（2）过去史：既往有无类似发作史，有无使用青霉素类合成抗生素、肼屈嗪、普鲁卡因胺、异烟肼、甲基多巴、奎尼丁等药物，有无药物、食物过敏史等。

二、体格检查

注意检查患者有无高血压，体温是否正常，有无盘状红斑或蝶形红斑、脱发、口腔溃疡，有无胸腔、腹腔、阴囊、甚至心包的大量积液的相关体征，有无关节红肿、压痛、畸形，有无凹陷性水肿，有无认知和定向功能障碍。

三、辅助检查

(1) 实验室检查：三大常规，24h尿蛋白定量，肝肾功能，ESR，CRP，血清蛋白电泳，类风湿因子，血清补体C_3、补体C_4、总补体活性（CH_{50}），Coomb′s试验，抗核抗体（ANA），抗双链DNA抗体（抗ds-DNA抗体），抗Sm抗体，抗可提取性核抗原（ENA）抗体，抗磷脂抗体。

(2) 影像学检查：心电图，胸部X线片，心脏彩超，腹部彩超。

(3) 专科特殊检查：肾穿刺活体组织检查，皮肤狼疮带试验。

四、诊断

1. 诊断要点

(1) SLE诊断标准：LN是继发于SLE的肾脏损害，因此LN也必须符合SLE的诊断。

在确诊为SLE的基础上，有肾脏损害表现，则可诊断为狼疮性肾炎。

目前应用最为广泛的是美国风湿病学会（ARA）于1997年修订的SLE分类诊断标准，11条诊断标准中如有4条以上符合就能诊断SLE（表4-1）；也可采用上海标准（表4-2）。

表4-1 系统性红斑狼疮诊断标准（1997年ARA）

标　准	定　义
1. 颧部红斑	固定红斑，扁平或高起，在两颧突出部位；
2. 盘状红斑	片状高起于皮肤的红斑，黏附有角质脱屑和毛囊栓；陈旧病变可发生萎缩性瘢痕；

续表

标　　准	定　　义
3. 光过敏	对日光有明显的反应，引起皮疹，从病史中得知或医生观察到；
4. 口腔溃疡	经医生观察到的口腔或鼻咽部溃疡，一般为无痛性；
5. 关节炎	非侵蚀性关节炎，累及2个或更多的外周关节，有压痛、肿胀或积液；
6. 浆膜炎	胸膜炎或心包炎；
7. 肾脏病变	尿蛋白（>0.5g/24h或+++），或管型（红细胞、血红蛋白、颗粒或混合管型）；
8. 神经病变	癫痫发作或精神病，除外药物或已知的代谢紊乱；
9. 血液学疾病	溶血性贫血，或白细胞减少，或淋巴细胞减少，或血小板减少；
10. 免疫学异常	抗ds-DNA抗体阳性，或抗Sm抗体阳性，或抗磷脂抗体阳性（包括抗心磷脂抗体、或狼疮抗凝物、或至少持续6个月的梅毒血清试验假阳性三者中具备一项阳性）；
11. 抗核抗体	在任何时候和未用药物诱发“药物性狼疮”情况下，抗核抗体滴度异常

说明：1. 以上11项诊断条件中如有4条以上符合就能诊断SLE。
2. 符合4项诊断SLE时，敏感性85%，特异性95%。

表4-2　系统性红斑狼疮诊断标准（1987年上海风湿病学会）

标　　准
1. 蝶形红斑或盘状红斑；
2. 日光过敏；
3. 口鼻腔黏膜溃疡；
4. 非畸形性关节炎或多关节痛；
5. 浆膜炎（胸膜炎或心包炎）；
6. 神经系统损害（癫痫或精神神经症状）；

续表

标　　准
7. 肾脏病变(蛋白尿和/或管型尿和/或血尿)；
8. 血液系统异常(白细胞<4×10^9/L和/或血小板<80×10^9/L和/或溶血性贫血)；
9. 免疫荧光抗核抗体(IFANA)阳性；
10. 抗Sm抗体(+)；
11. 抗ds-DNA抗体(+)和/或LE细胞(+)；
12. C_3降低；
13. 非病损部位狼疮带试验(LBT)或肾活检(+)

说明：1. 以上13项诊断条件中如有4条以上符合就能诊断SLE。[中华内科杂志，1987，26（9）：533]

2. 符合4项诊断SLE时，敏感性95.5%，特异性96.7%。

3. 上海诊断标准比美国诊断标准的敏感性更高，有助于早期诊断；已成为中国诊断标准。

（2）确诊SLE的患者，若同时出现肾损害（尿蛋白>0.5g/L），可诊断LN。但几乎所有的SLE患者都存在肾组织受损的组织学、免疫病理或超微结构改变。

（3）SLE活动性评价

① SLE疾病活动性评价指标较多，国内多采用SLE-DAI（疾病活动性指数）来进行临床判断（表4-3）。

表4-3　SLE疾病活动性的SLE-DAI评分

评分	疾病表现
8	癫痫发作，精神异常，器质性脑病综合征，视觉障碍，颅神经受累，狼疮性头痛，脑血管意外，血管炎
4	关节炎，肌炎，血尿，蛋白尿，白细胞尿，管型尿
2	新发皮疹，脱发，黏膜溃疡，胸膜炎，心包炎，低补体血症，抗DNA抗体滴度增高
1	发热，白细胞减少，血小板减少

说明：SLE-DAI>10分提示SLE活动。

② 对肾活检病理标本，应同时评估活动性损害及慢性损害指数（表 4-4）。

表 4-4 LN 活动指数（AI）和慢性指数（CI）量化表

病变		积分		
		1	2	3
活动性病变	肾小球毛细血管内细胞增生/（细胞数/肾小球）	120～150	151～230	＞230
	白细胞浸润/（个/肾小球）	2	2～5	＞5
	核碎裂/%①	＜25	25～50	＞50
	纤维素样坏死/%①	＜25	25～50	＞50
	内皮下透明沉积物（白金耳）/%	＜25	25～50	＞50
	微血栓/%	＜25	25～50	＞50
	细胞性新月体/%①	＜25	25～50	＞50
	间质炎性细胞浸润/%	＜25	25～50	＞50
	动脉壁坏死或细胞浸润	如有，计 2 分		
慢性化病变	肾小球球性硬化/%	＜25	25～50	＞50
	纤维性新月体/%	＜25	25～50	＞50
	肾小管萎缩/%	＜25	25～50	＞50
	间质纤维化/%	＜25	25～50	＞50
	小动脉内膜纤维化	如有，计 2 分		

① 积分×2。

（4）病理分型　参阅附录 C。

狼疮性肾炎患者病理类型常随系统性红斑狼疮活动及缓解而发生转换，故不但疾病治疗前应行肾穿刺以明确诊断，而且治疗缓解后或疾病复发时还需再次行肾穿刺以观察变化。

2. 鉴别诊断

狼疮性肾炎（LN）除符合 SLE 诊断标准外，还有肾脏受累表现，如持续的蛋白尿及镜下血尿以及肾功能损害。肾活检病理检查对诊断有重要的参考价值。临床上应与原发性肾小球疾病、痛风性肾病、过敏性紫癜性肾炎、血液系统恶性疾病、药物相关性狼疮，以及 ANCA 相关性血管炎、类风湿关节炎、多发性肌炎和皮肌炎、混合型结缔组织病等风湿性疾病肾损害相鉴别。

五、治疗

1. 一般治疗及治疗原则

（1）狼疮性肾炎患者一旦确诊应住院治疗，并及时行肾活检以明确病理类型，应根据肾活检病理类型选择治疗方案。

（2）注意凝血功能（活化凝血酶原时间、血浆黏度值、血浆纤维蛋白原、抗磷脂抗体），防止血栓形成。

（3）低盐低脂优质蛋白饮食，重症患者卧床休息。

（4）避免劳累及紫外线照射。

（5）激素或免疫抑制剂治疗，重症可用甲泼尼龙冲击治疗、血浆置换、免疫吸附或透析治疗。

2. 药物治疗处方

（1）对症治疗

① 利尿消肿（根据病情确定，下列方案供参考）

处方一　氢氯噻嗪片 25～50mg po qd～bid　或加用螺内酯片 20～40mg po qd～bid

处方二　呋塞米（速尿）片 20～40mg po qd～tid　或托拉塞米片 10～200mg po qd

处方三　呋塞米（速尿）20～40mg iv qd～tid　或托

拉塞米 20～100mg iv qd

处方四　低分子右旋糖酐 250ml
　　　　呋塞米（速尿）80～100mg / iv drip biw

处方五　20%人血白蛋白注射液 50ml iv drip biw
　　　　呋塞米（速尿）80～100mg iv qod

【说明】使用利尿药前要注意鉴别容量不足（特别是低蛋白血症时）的少尿。血容量不足的少尿可先扩容后利尿。体重以每天减少 0.5～1.0kg 为度。注意不应滥输血浆或白蛋白，以免加重肾脏负担，损伤肾功能。血白蛋白<20g/L 时可使用血浆或白蛋白扩容。使用时需注意低钠和低钾的发生。

② 减少尿蛋白（可选下列一种处方）

处方一　盐酸贝那普利片 10～20mg po qd 或 bid

处方二　缬沙坦片 80mg po qd 或 bid

【说明】可用 ACEI 类或 ARB 类，服药的最初 2 个月应密切监测血清肌酐，若血清肌酐增高超过基础值 30%，则提示肾缺血（有效血容量不足，或过度利尿），应暂停药。

③ 降低血脂（可选下列一种处方）

处方一　非诺贝特片 0.1g po tid

处方二　辛伐他汀胶囊 10～20mg po qd（晚餐时服用）

处方三　阿托伐他汀钙胶囊 10～40mg po qd

【说明】对血脂升高的狼疮性肾炎患者应服用降脂药治疗。以胆固醇增高为主者，宜首选羟甲基戊二酰辅酶 A 还原酶抑制药；以三酰甘油增高为主者，应首选取苯氧酸类降脂药。

(2) 免疫抑制治疗

处方一　泼尼松片每天 1mg/kg（40～60mg/d）　晨

顿服

处方二　5%葡萄糖注射液250ml　｜
　　　　甲泼尼龙0.5～1.0g　｜iv drip qd×3d

【说明】糖皮质激素是治疗狼疮性肾炎的传统药物，应按照足量［起始量要足，泼尼松每天1mg/kg或每天40～60mg服用，最大剂量不超过60～80mg/d，共2～3个月］、"慢减"［撤药要慢，每2～4周减去前用量的1/10］、"长期维持"［每日5～10mg维持3～5年］的原则用药。长程糖皮质激素治疗时应注意药物副作用（如高血糖、高血压、股骨头无菌性坏死、消化道溃疡、感染等），定期进行相关检查。

对暴发型狼疮或出现急进性肾功能衰竭者，可先予甲泼尼龙0.5～1.0g，加入0.9%氯化钠注射液中静脉滴注，冲击治疗3天，再改为标准疗程泼尼松龙口服治疗。

处方三　0.9%氯化钠注射液250ml　｜
　　　　环磷酰胺0.5～1.0g/m^2　｜
　　　　　体表面积　｜iv drip 每个月一次

【说明】环磷酰胺是治疗Ⅲ、Ⅳ型LN的一线药物，与激素联合应用。可口服或大剂量静脉滴注治疗。大剂量静脉滴注每个月1次，共6次，6个月后每3个月静滴1次，共6次，总治疗疗程为24个月。2012年KDIGO指南建议LN诱导期使用环磷酰胺治疗6个月后改为硫唑嘌呤或吗替麦考酚酯维持治疗。CTX的主要副作用为骨髓抑制、肝功能损害、性腺抑制、脱发、出血性膀胱炎、感染加重及消化道反应。使用过程中应定期检查血常规和肝功能。如外周白细胞计数（3.0～4.0）×10^9/L，则剂量减半；如外周白细胞计数低于3.0×10^9/L，则需暂时停药。年龄>60岁或血清肌酐>300.6μmol/L（3.4mg/dL）的患者，剂量降低25%。其他细胞毒药物还有硫唑嘌呤等。

处方四　吗替麦考酚酯胶囊（MMF）0.25～1.0g po bid

【说明】吗替麦考酚酯为一种新型免疫抑制药，其疗效不亚于上述细胞毒药物，而副作用较少，但价格昂贵。它可替代细胞毒药物与激素配伍应用。吗替麦考酚酯对狼疮性肾炎并狼疮继发血管炎的患者尤为适用。有条件应监测血药浓度作为治疗参考。诱导疗程一般为6～9个月。9个月部分缓解者，诱导治疗可延长至12个月。诱导疗程结束后渐减量，共服药1～1.5年。

处方五　环孢素胶囊1.5～2.5mg/kg po bid

【说明】环孢素副作用较大，为二线用药，亦常与激素配伍应用。狼疮性肾炎并狼疮骨髓抑制的患者，或上述治疗疗效不满意时，可考虑用环孢素（CsA）治疗。CsA谷浓度在100～200ng/ml。6～9个月后根据病情逐渐减至维持量1.0～1.5mg/(kg·d)，必要时可服1～2年。CsA若与糖皮质激素联合治疗，糖皮质激素的起始剂量应减半。6个月内无效或肌酐倍增者，则停药。

处方六　他克莫司胶囊0.025～0.05mg/kg po bid

【说明】他克莫司又称为FK506，是一种新型的免疫抑制剂，其作用机制与CsA相似。用药期间需每月监测血药浓度，目标谷浓度一般为5～10ng/ml，6个月后如病情缓解应逐步减少剂量。若与糖皮质激素联合治疗，糖皮质激素的起始剂量应减半。

（3）不同病理类型LN的治疗方案选择：

① Ⅰ型LN应根据SLE的肾外临床表现来决定治疗；Ⅱ型LN尿蛋白＜3g/d的患者也应根据SLE的肾外临床表现来决定治疗；Ⅱ型LN尿蛋白＞3g/d的患者则应使

用糖皮质激素或钙调神经磷酸酶抑制剂进行治疗，具体方案与治疗微小病变肾病相同。

② Ⅲ、Ⅳ型 LN 的诱导治疗：KDIGO 指南和 ACR 指南均推荐给予糖皮质激素联合 CTX 或 MMF 进行治疗。

③ Ⅲ、Ⅳ型 LN 的维持缓解治疗：KDIGO 指南及 ACR 指南均推荐用硫唑嘌呤（AZA）或 MMF 联合小剂量糖皮质激素（≤10mg/d）进行维持治疗。

④ 单纯Ⅴ型 LN：非肾综水平蛋白尿、肾功能正常，KDIGO 指南推荐应用降尿蛋白、降血压等非特异性治疗。根据肾外临床表现来决定是否使用激素和免疫抑制剂治疗。肾综水平蛋白尿，KDIGO 指南建议使用激素联合免疫抑制剂治疗。

⑤ Ⅴ＋Ⅲ和Ⅴ＋Ⅳ型 LN：原南京军区总医院推荐采用多靶点治疗（激素＋MMF＋FK506），KDIGO 指南推荐治疗方案同Ⅲ、Ⅳ型 LN。

⑥ Ⅵ型 LN：根据肾外临床表现来决定是否使用激素和免疫抑制剂治疗。

⑦ 其他：LN 如有大量新月体形成，或合并严重的肺出血、狼疮性脑病、抗磷脂抗体综合征或狼疮相关性血栓性血小板减少性紫癜患者，常规药物治疗无效的患者，可采用血浆置换或免疫吸附治疗。

（4）大剂量免疫球蛋白

处方　静脉用人血丙种球蛋白 0.4g/kg iv drip qd×(3～5d)

（5）预防或治疗血栓（可选下列一种处方）

处方一　低分子肝素钠 5000U　皮下注射　qd～q12h

处方二　生理盐水 100ml / 疏血通注射液 4～6ml / iv drip qd

处方三　双嘧达莫 75～100mg po tid

处方四　吲哚布芬 100～200mg po bid

【说明】当血浆白蛋白<20g/L 时，或狼疮抗凝物阳性者，还应予抗凝血药物（常用低分子肝素 5000U，每 12h 皮下注射一次，维持凝血时间为正常的 1 倍），以防血栓发生。一旦血栓形成应尽早予溶栓药（如尿激酶）治疗。

（6）中药

处方　白花蛇舌草 25g，紫草 10g，半边莲 15g，丹参 12g，益母草 12g。

3. 其他治疗方式的选择（治疗展望）

（1）血浆置换。

（2）体外免疫吸附治疗。

（3）全身淋巴结 X 线照射。

（4）抗 CD_4^+ 单克隆抗体治疗。

（5）造血干细胞移植治疗。

4. 终末期肾病

透析治疗或肾移植。

5. 出院和随访

出院后应注意观察狼疮活动变化，继续予激素及免疫抑制剂治疗，定期复查血常规、尿常规、肝肾功能、抗 dsDNA 抗体、补体 C_3、血沉等狼疮活动性指标。避免劳累、感染及日晒或紫外线照射。

（陆恩峰　何建静）

第5章　过敏性紫癜性肾炎

过敏性紫癜性肾炎（Hspiv）是过敏性紫癜引起的肾脏损害。过敏性紫癜属于系统性小血管炎，主要表现为皮肤黏膜紫癜、关节疼痛、胃肠道病变及肾脏损害，好发于儿童，也可见于成年人。

一、病史采集

（1）现病史：应仔细询问患者有无紫癜（尤其是踝关节周围）、关节痛、腹痛、黑便，有无肉眼血尿、少尿、泡沫尿、水肿，有无头痛、呕吐、抽搐、昏迷，有无咳嗽、咳血痰、咯血等。

（2）过去史：既往有无类似发作史，发病前有无感染、药物及食物过敏史（抗生素、镇静药、解热镇痛药、鱼、虾、蟹、牛奶、鸡蛋等），有无其他可能导致本病的因素如昆虫叮咬、花粉等。

（3）家族史：家族中有无类似病史。

二、体格检查

注意检查患者有无皮肤紫癜，有无高血压，有无凹陷性水肿，有无胸腔、腹腔、阴囊、甚至心包的大量积液，有无腹部压痛及反跳痛，有无关节肿、压痛，肺部有无啰音，有无病理反射，神志有无变化。

三、辅助检查

（1）实验室检查：三大常规、血小板数量和功能的检查、尿红细胞形态、24h尿蛋白定量、血浆总蛋白和白蛋白测定、肝肾功能、血沉、出血时间、凝血时间、血清冷球蛋白、血免疫复合物、血免疫球蛋白、抗心磷脂抗体、抗核抗体、抗双链DNA抗体、抗中性粒细胞胞浆抗体、补体等。

（2）影像学检查：肾脏彩超、腹部彩超、腹部平片、四肢关节X线片。

（3）特殊检查：肾穿刺活检（有明显血尿、蛋白尿者应肾活检）。

四、诊断

1. 过敏性紫癜诊断标准

（1）典型病例可参照美国风湿协会1990年诊断标准。

① 可触性紫癜；

② 首次发病年龄<20岁；

③ 急性弥漫性腹痛；

④ 组织切片显示小静脉和小动脉周围有中性粒细胞浸润。

在上述4项中符合2项或以上，可诊断为过敏性紫癜，敏感性为87.1%，特异性为87.7%。

在此基础上，欧洲最近提出新的诊断标准，即皮肤紫癜不伴血小板减少或凝血功能障碍，同时伴有以下一项或一项以上表现者：①弥漫性腹痛；②关节炎/关节痛；③组织活检显示以IgA为主的免疫复合物沉积。

（2）非典型病例，尤其是紫癜尚未出现时，诊断较困难。肾穿刺活检有利于本病的诊断。

2010年欧洲抗风湿病联盟（EULAR）和国际儿童风湿病研究组织（PRINTO）及儿童风湿病联盟（PRES）

共同制定标准，详见表 5-1。

表 5-1　过敏性紫癜诊断标准

标　准	定　义
1. 皮肤紫癜	分批出现的可触性紫癜，或下肢明显的瘀点，无血小板减少
2. 腹痛	急性弥漫性腹痛，可出现肠套叠或胃肠道出血
3. 组织学检查	以 IgA 免疫复合物沉积为主的白细胞碎裂性血管炎，或以 IgA 沉积为主的增殖性肾小球肾炎
4. 关节炎或关节痛	(1)关节炎：急性关节肿胀或疼痛伴有活动受限。(2)关节痛：急性关节疼痛不伴有关节肿胀或活动受限
5. 肾脏受累	(1)蛋白尿：≥0.3g/24h，或晨尿样本白蛋白/肌酐比＞30mg/mmol；(2)血尿，红细胞管型：每高倍镜视野红细胞＞5 个，或尿潜血≥＋＋，或尿沉渣见红细胞管型

注：其中第 1 条为必要条件，加上 2～5 中的至少一条即可诊断为过敏性紫癜（HSP），非典型病例，尤其在皮疹出现之前已出现其他系统症状时易误诊，需注意鉴别诊断。

2. 过敏性紫癜性肾炎的诊断

必须符合下述三个条件：第一，有过敏性紫癜的皮肤紫癜等肾外表现；第二，有肾损害的临床表现，如血尿、蛋白尿、高血压、肾功能不全等［中华医学会儿科分会肾脏病学组 2000 年和 2009 年制定 HSPN 分类标准和治疗指南：在 HSP 病程 6 个月内，出现血尿和（或）蛋白尿，其中血尿和蛋白尿诊断标准为：（1）血尿：肉眼血尿和镜下血尿。（2）蛋白尿满足任何以下一项者：①1 周内 3 次尿常规蛋白阳性；②24h 尿蛋白定量＞150mg；③1 周内 3 次尿微量白蛋白高于正常值］。第三，肾活检表现为系膜增殖、IgA 在系膜区沉积。

3. 鉴别诊断

（1）与其他引起紫癜的原因相鉴别：与特发性血小板减少性紫癜、血栓性血小板减少性紫癜鉴别，血小板数量和功能的检查有助于鉴别诊断。

（2）肾脏损害为主者与原发 IgA 肾病、原发性小血管炎（显微型多动脉炎、韦氏肉芽肿病等）、继发性小血管炎（系统性红斑狼疮、冷球蛋白血症等）、急性肾小球肾炎等相鉴别。

（3）关节痛为主者应与风湿热和类风湿关节炎鉴别。

（4）腹痛为主者应与急腹症鉴别。

五、治疗

1. 一般治疗及治疗原则

（1）过敏性紫癜肾炎患者确诊后建议住院治疗，并及时行肾活检以明确病理类型。

（2）急性期应卧床休息、注意保暖、停用可疑过敏药物及食物，避免接触可疑过敏原。

（3）腹痛明显和便血者可应用 H_2 受体阻滞剂、肌注维生素 K_1、阿托品等。酌情采用抗过敏、抗感染、降压、利尿治疗。

（3）肾脏损害的程度决定着过敏性紫癜的预后。

（4）治疗原则为清除病因、抗过敏、免疫抑制治疗及对症治疗。

2. 药物治疗处方

（1）对症治疗

① 利尿消肿、减少尿蛋白：同原发性肾病综合征。

② 降低血脂（可选下列一种处方）

处方一　阿托伐他汀钙片 10～20mg po qd

处方二　辛伐他汀胶囊 10～20mg po qd（晚餐时服用）

处方三　非诺贝特片 0.1g po tid

【说明】对具有高脂血症的过敏性紫癜肾炎患者应同时服用降脂药。以胆固醇增高为主者，宜首选羟甲基戊二酰辅酶A还原酶抑制药；以三酰甘油增高为主者，应首选苯氧酸类降脂药。

(2) 抗过敏治疗

处方（以下药物任选一种）

盐酸异丙嗪片（非那根）25mg po tid

马来酸氯苯那敏片（扑尔敏）4mg po tid

氯雷他定片 10mg po qd

(3) 免疫抑制治疗：一般使用糖皮质激素治疗。对于明显新月体形成、单用激素效果不佳的患者，可联合使用其他免疫抑制剂，如环磷酰胺（CTX）、吗替麦考酚酯（MMF）、环孢素A、来氟米特、咪唑立宾、雷公藤多苷等。

处方一　泼尼松片 40～60mg po qd（晨顿服）

处方二　甲泼尼龙片 40～60mg po qd（晨顿服）

处方三　0.9%氯化钠注射液 250ml /
甲泼尼龙 0.5～1.0g / iv drip qd×3d

【说明】临床表现为肾病综合征，或尿蛋白显著增加，病理表现为活动增殖性病变的患者，可用糖皮质激素治疗。激素可以减轻蛋白尿，缓解胃肠道症状、关节肿痛及皮肤紫癜。糖皮质激素可按照标准疗程："足量"（起始量要足，泼尼松成人每天 0.6～1mg/kg，儿童每天 1～2mg/kg，最大剂量不超过 60mg/d，共服用 2 个月）、"慢减"（撤药要慢，每 2 周左右减去前用量的 1/10）、"长期维持"（以每天 10mg 为维持量，服用 6 个月至 1 年）的方针规则用药。病理呈广泛大新月体，并表现为急进性肾炎的患者应尽早给予甲泼尼龙冲击治疗。

（4）细胞毒药物

处方一　环磷酰胺片 2mg/kg po qd

处方二　0.9%氯化钠注射液 100ml
环磷酰胺 0.5～1.0g/m² 体表面积　iv drip 每月 1 次

【说明】CTX 仅用于重症型紫癜性肾炎，静脉使用 6 个月改为每 3 个月静滴 1 次，总剂量≤12g。CTX 的主要副作用为骨髓抑制、肝功能损害、性腺抑制、脱发、出血性膀胱炎、感染加重及消化道反应。使用过程中应定期检查血常规和肝功能。如外周白细胞计数为（3.0～4.0）×10⁹/L，则剂量减半；如外周白细胞计数低于 3.0×10⁹/L，则需暂时停药。年龄＞60 岁或血清肌酐＞300.6μmol/L（3.4mg/dL）的患者，剂量降低 25%。

（5）免疫抑制剂

处方一　吗替麦考酚酯胶囊（MMF）0.5～1.0g/d po bid

处方二　环孢素胶囊 3～5mg/kg po 分 2 次服

【说明】可参照原发性肾病综合征相关内容。

（6）抗凝血药

处方一　低分子肝素钠 5000U　皮下注射　q12h～qd

处方二　双嘧达莫片 75～100mg po tid

【说明】有新月体形成、明显纤维蛋白沉积或肾病综合征型患者可根据病情予以抗凝血药物（维持凝血时间为正常的 1 倍），以防血栓发生。一旦血栓形成即应尽早予溶栓药（如尿激酶）治疗。

（7）RAS 阻断剂

处方一　盐酸贝那普利片 10～20mg po qd

处方二　缬沙坦胶囊 80～160mg po qd

【说明】可用 ACEI 类或 ARB 类，服药后最初 2 个月应密切监测血清肌酐，若血清肌酐增高超过基础值 30%，则提示肾缺血（有效血容量不足，或过度利尿），应暂停药，还应监测血钾变化。

(8) 中药

处方一　水牛角 20g，生地黄 12g，玄参 12g，金银花 12g，连翘 12g，牡丹皮 10g，茜草 10g，白茅根 10g。

【说明】用于热盛迫血型、肉眼血尿明显者，可伴有皮肤紫癜、烦躁不安、口干喜凉饮、绛舌、苔黄、脉数。

处方二　生地黄 12g，白茅根 20g，山药 20g，泽泻 10g，牡丹皮 10g，山茱萸 10g，侧柏叶（生）10g，知母 10g，黄柏 10g，防风 6g。

【说明】用于阴虚火旺型，病程绵长，或反复发作，表现为尿血、水肿、手足心热、口干喜饮、心烦少寐、潮热盗汗、头晕乏力、舌红少津、脉数。

处方三　黄芪 30g，太子参 30g，当归 15g，龙眼肉 10g，白术 10g，茯神 10g，远志 6g，防风 6g，木香 6g，甘草 3g。

【说明】用于气虚不摄型，出现尿血、水肿、遇劳加重、气短乏力、食少懒言、心悸头晕、面萎黄、便溏、舌胖质淡、苔白、脉虚。

处方四　茯苓 20g，白术 10g，丹参 10g，干姜 10g，蝉蜕 6g，白芍 10g，泽泻 10g，熟附子 8g，甘草 3g。

【说明】用于脾肾阳虚型，表现为水肿少尿、形寒肢冷、面色㿠白、神疲乏力、纳少便溏、舌淡胖、有齿痕、苔白、脉沉细无力。

3. 其他治疗方式的选择

（1）血浆置换用于严重病例。

（2）透析及肾移植用于终末期肾功能衰竭患者。

4. 出院和随访

患者病情稳定后可以考虑出院。注意避免接触过敏原，出院后继续抗过敏、运用激素及免疫抑制药治疗，并注意避免劳累及感染。

门诊治疗原则如下。

（1）抗过敏治疗。

（2）免疫抑制药治疗（糖皮质激素及细胞毒药物等，如使用环磷酰胺冲击治疗者须定期住院治疗）。

（3）ACEI类、ARB类及抗血小板聚集药物。

（4）调脂治疗（他汀类、贝特类）。

（5）抗凝治疗。

（6）饮食调节（水肿者低盐低脂优质蛋白饮食，尿蛋白转阴后可恢复正常饮食）。

出院药物治疗处方参阅过敏性紫癜肾炎的药物治疗处方。

（陆恩峰　黄恩有）

第6章　糖尿病肾病

糖尿病肾病（diabetic nephropathy，DN）是糖尿病最主要的微血管并发症之一。2007 年美国肾脏病基金会（NKF）下属组织 K/DOQI 制定的“糖尿病和慢性病临床实践指南和临床实践推荐”，建议把糖尿病导致的肾脏病命名为糖尿病肾脏病（DKD）。

一、病史采集

（1）现病史：询问患者糖尿病病史，降糖药物治疗经过及血糖控制情况，是否伴有高血压、蛋白尿、血尿及水肿，糖尿病与尿液改变的先后顺序，肾功能是否正常，有无心、脑、眼等器官的损害。

（2）既往史：既往是否有肾病综合征、高血压病、心脏病、系统性红斑狼疮等病史，近期有无感染、中毒及肾毒性药物的使用情况。

（3）个人史：是否有不良的饮食和生活习惯，如吸烟、酗酒、缺乏运动，喜食甜食、高脂食物。

（4）家族史：家族中是否有糖尿病、高血压病、冠心病、肾脏病等病史。

二、体格检查

检查患者有无水肿，高血压，贫血，视力障碍，有无视网膜病变以及心、脑和外周血管损害的相应体征。

三、辅助检查

（1）实验室检查：三大常规，24h 尿蛋白定量，尿白蛋白排泄率（UAE），尿NAG酶，尿糖，尿渗透压测定，血、尿β_2-微球蛋白测定，动态血压监测，血脂，血糖，血尿酸，肝肾功能，电解质及血气分析等检查。

（2）影像学检查：双肾B超、X线胸片、心电图、彩色多普勒、超声心动图、眼底照影等。

（3）特殊检查：如糖尿病病程短，无糖尿病眼底病变、短期内肌酐清除率迅速下降、短期内尿蛋白增多或尿中红细胞增多时，应高度怀疑糖尿病合并其他肾脏疾病，应行肾活检以明确诊断。

四、诊断

1. 临床表现

临床分期和病理分级参照1987年Mogensen标准，将Ⅰ型糖尿病肾病分为5期（Ⅱ型糖尿病肾病参考此分期）。

Ⅰ期（肾小球高滤过期）：肾小球入球小动脉扩张，肾小球内压增加，GFR升高，伴或不伴肾脏体积增大。

Ⅱ期（正常白蛋白尿期）：血压轻度升高，肾小球滤过率正常或升高，尿白蛋白排泄率活动或应激时增高，病理检查可发现肾小球基底膜轻度增厚。

Ⅲ期（早期糖尿病肾病期）：血压升高，肾小球滤过率正常，尿白蛋白排泄率30～300mg/24h，以持续性微量白蛋白尿为标志，病理检查肾小球基底膜增厚及系膜进一步增宽。

Ⅳ期（临床糖尿病肾病期）：血压常明显升高，肾小球滤过率逐渐下降，尿白蛋白排泄率≥300mg/24h，或尿蛋白≥0.5g/24h，部分可进展至肾病综合征；病理检查肾小球病变更重，如肾小球硬化，灶性肾小管萎缩及间质纤维化。

Ⅴ期（肾衰竭期）：血压明显升高，肾衰竭早期常有大量蛋白尿和肾病综合征，晚期尿蛋白逐渐减少，肾小球滤过率<10ml/min。

2. 病理改变

病理活检被认为是糖尿病肾病诊断的金标准，不能依据临床病史排除其他肾脏疾病时，需考虑进行肾穿刺以确诊。

2010年，由肾脏病理学会发起、多国肾脏病理学家共同完成的“糖尿病肾病病理分级”标准公布，在Ⅰ型和Ⅱ型糖尿病患者中均适用。根据肾脏组织光镜、电镜及免疫荧光染色的改变对肾小球损害和肾小管/肾血管损伤分别进行分级、分度。以下为肾小球病理分级的主要表现。

Ⅰ级：基底膜增厚。

Ⅱa级：轻度系膜增生。

Ⅱb级：重度系膜增生。

Ⅲ级：一个以上结节性硬化（K-W结节）。

Ⅳ级：晚期糖尿病肾小球硬化。

肾小管间质用间质纤维化和肾小管萎缩、间质炎症的程度评分，肾血管损伤按血管透明变性和大血管硬化的程度评分。

3. 鉴别诊断

对糖尿病病史5年以下，无糖尿病的视网膜病变，血尿较明显或出现大量蛋白尿（>3.5g/24h）而无高血压者，需排除糖尿病合并其他肾小球疾病。鉴别困难时可行肾活检明确诊断。

五、治疗

1. 一般治疗及治疗原则

（1）一般治疗：①饮食治疗是糖尿病肾病的基础治疗

之一，包括控制饮食，合理膳食，其目的是控制体重，配合药物治疗获得理想的代谢控制（血压、血糖、血脂、血尿酸）；②改变生活方式，包括适当运动，戒烟、限酒。

（2）治疗原则

① 早期、长期、个体化综合治疗。

② 控制高血糖。

③ 降压、调脂治疗。

④ 预防及控制感染。

⑤ 监测血糖及各项生化指标。

⑥ 避免加重肾损害的易患因素。

⑦ 出现肾功能不全者考虑肾脏替代治疗。

2. 药物治疗

（1）控制高血糖：血糖控制遵循个体化原则，糖化血红蛋白一般不超过7%。对于老年人合并有动脉粥样硬化或心、脑血管并发症、预期寿命短的患者，糖化血红蛋白适当放宽至不超过8%。

处方（下列药物可选其一）

瑞格列奈片 0.5～4mg po tid

利格列汀片 5mg po qd

格列吡嗪片 2.5～10mg po bid

胰岛素针剂 皮下注射（根据血糖水平调整胰岛素的种类及剂量）

【说明】双胍类药物在肾功能不全（CKD3b期以上）时因容易引起乳酸性酸中毒，故禁用。瑞格列奈与利格列汀在CKD1～5期均可应用，但利格列汀在CKD5期用药经验有限，需慎用。Ⅰ型糖尿病患者应使用胰岛素治疗，Ⅱ型糖尿病对口服降糖药效果不好并且伴有肾功能不全或合并有感染、心衰者，宜选用胰岛素治疗，应监测血糖水平调整胰岛素用量，避免发生低血糖。

（2）控制高血压：降压目标一般控制在140/90mmHg以下，而AUE≥30mg/d的CKD患者降压目标值为≤130/80mmHg。下列药物可单用或联合应用。

处方一　ACEI类

福辛普利片　10～20mg po qd

贝那普利片　10～20mg po qd

培哚普利片　4～8mg po qd

处方二　ARB类

氯沙坦片　50～100mg po qd

缬沙坦胶囊　80～160mg po qd

厄贝沙坦片　150～300mg po qd

替米沙坦片　40～80mg po qd

处方三　CCB

硝苯地平控释片　30～60mg po qd

非洛地平片　5～10mg po qd

氨氯地平片　5～10mg po qd

处方四　β受体阻滞剂

酒石酸美托洛尔片　25～50mg po bid

比索洛尔片　5～20mg po qd

卡维地洛片　10mg po bid

【说明】ACEI和ARB对糖尿病肾病有控制高血压、减少蛋白尿、延缓肾功能进展的作用，是目前治疗糖尿病肾病的药物中临床证据最多的，被推荐作为治疗糖尿病肾病的首选药物，但要监测血钾、血容量、肾功能，双肾动脉狭窄者禁用。CCB是治疗糖尿病肾病的一线用药，在肾功能受损时，长效钙通道阻滞剂无须减少剂量，尤其适用于合并冠心病、肾动脉狭窄、重度肾功能不全、存在

ACEI或ARB使用禁忌证的患者。

（3）调脂治疗：目标是将LDL水平降至2.5mmol/L以下，总胆固醇（CH）<4.5mmol/L，TG降至1.5mmol/L以下，除饮食治疗外，可给予药物治疗。

处方：

阿托伐他汀片　10～80mg po qd

辛伐他汀片　20～40mg po qn（qd）

洛伐他汀片　20～40mg po qn（qd）

非洛贝特片　0.1g po tid

【说明】以胆固醇增高为主者，宜选用他汀类降脂药，以三酰甘油增高为主，首选贝特类降脂药。

（4）并发症治疗：对于已并发高血压、动脉粥样硬化、心脑血管病、其他微血管病、神经病变和营养不良的患者应给予相应处理，保护肾功能。尽量避免使用肾毒性药物。

（5）中药治疗（根据病情选择以下一种处方）

处方一　六味地黄丸加减：干地黄20g，山茱萸6g，山药20g，茯苓15g，泽泻15g，知母10g，丝瓜络6g，红花6g，杜仲10g。适用于肝肾阴虚型。

处方二　生脉散加减：西洋参5g，五味子6g，女贞子10g，桑椹30g，山茱萸（炒）6g，益母草30g，麦冬10g，杜仲12g，丹参12g。适用于气阴两虚型。

处方三　金匮肾气丸加减：附子6g，山药30g，茯苓30g，山茱萸（炒）6g，肉桂3g，熟地黄15g，泽泻30g，益智（煨）6g，丝瓜络6g，牡丹皮10g，红花6g，丹参15g。适用于阴阳两虚型。

处方四　真武汤加减：黄芪（生）30g，附子（制）6g，白术10g，茯苓30g，淫羊藿10g，红参10g，肉桂

6g，白芍12g，丝瓜络6g，丹参12g，桃仁10g，红花6g。适用于阳虚水泛型。

3. 肾脏替代治疗

当肾小球滤过率＜15ml/min，或伴有不易控制的心力衰竭、严重胃肠道症状、高血压等，应根据条件选用透析（血透或腹透）、肾移植或胰肾联合移植。

4. 出院和随访

病情稳定出院后需追踪病情，注意糖尿病的基础治疗（合理膳食、适当运动、控制体重、戒烟、限酒），定期监测血糖、血压、血脂、电解质、肾功能、尿常规等，除根据血糖水平调整降糖药物外，还需控制高血压、高血脂，坚持长期持续性治疗，预防低血糖发生。

（罗仕云　李　松）

第7章　高血压肾损害

肾脏是高血压最常损害的靶器官之一。高血压肾损害是指原发性高血压导致的肾脏小动脉或肾实质损害。良性高血压引起良性小动脉肾硬化，恶性高血压引起恶性小动脉肾硬化。

第1节　良性小动脉肾硬化

一、病史采集

（1）现病史：询问患者有无高血压及高血压的程度、持续时间，既往就诊情况，服何种药物治疗，血压控制水平，有无多尿、夜尿增多（夜尿量超过全天尿量1/3），蛋白尿，血尿及水肿，高血压与尿改变出现的先后顺序，肾功能是否正常，有无心、脑、眼底等靶器官的损害。

（2）既往史：既往是否有高血压病史，有无糖尿病、高脂血症、高尿酸血症及冠心病、脑血管疾病、肾脏病病史。

（3）个人史：是否有不良的饮食和生活习惯，如吸烟、酗酒、缺乏运动，喜食咸食和高脂食物。

（4）家族史：家族中有无高血压、糖尿病、冠心病、肾病及高脂血症病史。

二、体格检查

查体可发现血压增高，颜面水肿不常见，双下肢水肿可见于伴有心衰的患者，此时要注意肺部有无啰音，心脏大小，心界改变及心脏杂音，肝脾是否肿大。

三、辅助检查

（1）实验室检查：三大常规、相差显微镜检查、24h尿蛋白定量、尿白蛋白排泄率、尿 β_2-微球蛋白、尿 NAG 酶、尿渗透压测定、血脂、血糖、血尿酸、肝肾功能、电解质、血气分析等检查。

（2）眼底检查：眼底有无视网膜动脉硬化或动脉硬化性视网膜改变。

（3）影像学及其他检查：双肾 B 超、X 线胸片、彩色多普勒、超声心动图、眼底造影、肾脏核素检查、心电图、动态血压监测等。

（4）肾活检：如临床诊断困难，可考虑肾活检。但因本患有高血压及小动脉硬化，肾穿刺容易出血，需注意，尤其老年患者。

四、诊断

（一）临床诊断

1. 必备条件

（1）为原发性高血压；（2）出现蛋白尿前已有 5～10 年以上的持续性高血压（血压一般＞150/100mmHg）；（3）有持续性蛋白尿（一般为轻度至中度），镜检有形成分（红细胞、白细胞、管型）少；（4）有视网膜动脉硬化或动脉硬化性视网膜改变；（5）排除各种原发性肾脏疾病；（6）除外其他继发性肾脏疾病。

2. 参考条件

（1）年龄 40～50 岁以上；（2）有高血压性左心室肥厚、冠心病、心力衰竭；（3）有脑动脉硬化和（或）脑血管意外史；(4) 肾小管功能损害先于肾小球功能损害；(5) 病程进展缓慢。

(二) 病理诊断

如临床诊断有困难，可做肾活检，病理表现：

(1) 肾小动脉透明样变，主要累及入球小动脉，是最为显著的病理变化；

(2) 小动脉肌内膜增厚，主要出现在小叶间动脉及弓形动脉。其肾小动脉硬化程度与肾小球、肾小管及间质的缺血和纤维化病变程度一致。

(三) 鉴别诊断

临床上主要与慢性肾小球肾炎、慢性肾盂肾炎、肾动脉粥样硬化、尿酸性肾病、止痛药肾病、小管间质性疾病、缺血性肾病等引起的肾实质性高血压相鉴别，见表7-1。

表 7-1 良性小动脉肾硬化与肾实质性高血压的鉴别要点

鉴别项	良性小动脉肾硬化	肾实质性高血压
年龄	40～60岁多见	20～30岁多见
高血压家族史	常有	常无
肾炎病史	无	有
高血压与尿异常关系	高血压在先	尿异常在先
水肿	无	多见
尿化验	轻至中度蛋白尿，不伴或伴少量变形红细胞尿及管型尿	尿蛋白常较多，可出现大量蛋白尿，常伴不同程度的变形红细胞尿及管型尿

续表

鉴别项	良性小动脉肾硬化	肾实质性高血压
肾功能损害	肾小管浓缩功能损害常在先，而肾小球功能损害在后	肾小球功能损害常先于肾小管功能损害
眼底改变	高血压眼底改变(小动脉硬化为主)	肾炎眼底改变(渗出性病变为主)
肾性贫血	出现较晚、较轻	较明显
病变进展	相对缓慢	相对较快

五、治疗

1. 一般治疗及治疗原则

(1) 一般治疗包括患者宣教，低盐饮食，减肥，戒烟，限酒，适当的体育活动和良好的休息，避免情绪激动，治疗高血脂、高尿酸血症等危险因素。

(2) 降压目标：血压控制目标＜140/90mmHg，如尿蛋白≥1g/24h，血压控制在130/80mmHg以下，这是延缓肾功能损害的主要措施。

(3) 监测指标：治疗期间监测血压及尿量的变化，根据血压水平调整降压药物，定期监测尿常规、24h尿蛋白定量、尿白蛋白排泄率、肾功能、血脂、血糖、眼底改变。

(4) 联合用药：为了有效降低血压，临床上常需联合用药，应依据血压高低（超过目标血压20/10mmHg)、有无并发症、远期心血管事件风险、患者耐受情况等，来个体化决定。

2. 药物治疗处方

药物治疗高血压的目的不仅是降低血压，更重要的是改善靶器官的功能和形态，降低并发症的发生率和病死率。世界卫生组织推荐6大类一线降压药：①利尿剂；②β受体阻滞剂；③CCB；④ACEI；⑤ARB；⑥α_1受体阻滞剂。从保护肾脏的角度出发，倾向于选用ACEI或ARB及CCB。

处方一　ACEI（可选下列其中一种药物）

福辛普利片　10～20mg po qd

贝那普利片　10～20mg po qd

培哚普利片　4～8mg po qd

处方二　ARB

缬沙坦胶囊　80～160mg po qd

厄贝沙坦片　150～300mg po qd

坎地沙坦酯胶囊　4～8mg po qd

【说明】肾功能不全者服用ACEI/ARB应监测血钾及肾功能，当血肌酐大于265μmol/L时，应慎用；当血肌酐上升超过基础值的30%或出现高钾血症时，应停用。少数服ACEI可有刺激性干咳，改用ARB后症状改善或消失。

处方三　CCB

硝苯地平控释片　30～60mg po qd

非洛地平片　5～10mg po qd

苯磺酸氨氯地平片　5～10mg po qd

【说明】长效钙通道阻滞剂对糖、脂代谢无不良影响，主要的不良反应为头痛、心动过速、面部充血、水肿、牙龈增生。

处方四　利尿药

双氢克尿噻片　25～50mg po tid

安体舒通片　20～40mg po tid

呋塞米片　　　20～40mg po qd～tid

吲达帕胺缓释片　1.5mg po qd

【说明】该类药物可导致电解质紊乱、高脂血症、高尿酸血症，长期使用可能引起肾间质损害。

处方五　β受体阻滞剂

酒石酸美托洛尔片　25～50mg po bid

比索洛尔片　　　5～20mg po qd

卡维地洛片　　　10mg po bid

【说明】支气管哮喘、病态窦房结综合征、房室传导阻滞、孕妇、急性心力衰竭患者禁用。长期服该药不能突然停药。

处方六　$α_1$ 受体阻滞剂

盐酸哌唑嗪片　　0.5～5mg po tid　最大剂量15mg/d

盐酸特拉唑嗪片　2～10mg po qd　最大剂量20mg/d

【说明】使用该类药物应注意体位性低血压，故应小剂量逐步增至治疗用量。

3. 出院及随访

病情稳定出院后坚持长期平稳有效降压，甚至终身治疗，应监测血压调整降压药物。干预可逆性危险因素（肥胖、高血糖、高血脂、高尿酸血症），定期2～3月复查尿常规，必要时复查电解质、肝肾功能、心电图、眼底等检查。

（罗仕云　徐建明）

第2节　恶性小动脉肾硬化

恶性高血压的定义为：血压迅速升高，舒张压≥130mmHg，合并眼底出血或渗出，或双侧视神经乳头水肿。恶性高血压常在血压控制不好的良性高血压上发生，可累及肾脏、心脏、脑等重要脏器，如不及时治疗，病情可快速发展，导致肾衰竭、心力衰竭、脑水肿及脑出血。恶性高血压引起的肾脏损害称为恶性小动脉肾硬化。

一、病史采集

（1）现病史：大多数发病前有良性高血压病史，询问本次起病缓急、发展速度及血压水平，起病前有无减药或停药，诊治过程，有无肉眼血尿，有无急性脑血管意外、急性左心衰和急性肾衰竭的表现。

（2）既往史：有无高血压病、糖尿病、慢性肾脏病病史。

（3）个人史：是否有不良的饮食和生活习惯，如吸烟、酗酒、缺乏运动，喜食咸食和高脂食物。

（4）家族史：家族中有无高血压、糖尿病、冠心病、慢性肾脏病及高脂血症病史。

二、体格检查

注意检查患者血压、神志，有无视力障碍以及心、脑、肾功能损害时的相应体征。

三、辅助检查

（1）实验室检查：三大常规、相差显微镜检查、24h尿蛋白定量、尿白蛋白排泄率、血、尿β_2-微球蛋白、尿NAG酶、尿渗透压测定、血脂、血糖、血尿酸、血浆肾素、儿茶酚胺、醛固酮及肝肾功能、电解质、血气分析等检查。

（2）眼底检查：视网膜出血、絮状渗出、乳头水肿。

（3）影像学及其他检查：双肾B超、X线胸片、彩色多普勒、超声心动图、眼底造影、核素检查、心电图、动态血压监测等。

(4) 肾活检：如临床诊断困难，可考虑肾活检。但因本病有高血压及肾功能常有损害，肾穿刺极容易出血，故须严格掌握适应证及操作中应格外小心。

四、诊断

1. 临床诊断

(1) 有恶性高血压：血压显著升高，一般舒张压≥130mmHg，眼底检查呈现出血、渗出（眼底Ⅲ级病变）或视神经乳头水肿（眼底Ⅳ级病变），此为必需条件。

(2) 有蛋白尿和血尿。

(3) 肾功能进行性恶化。

(4) 除外原发性肾脏疾病及其他继发性肾脏疾病。

2. 病理诊断

(1) 肾脏小动脉病变：入球小动脉壁纤维素样坏死和小叶间动脉增生性动脉内膜炎（黏蛋白型改变及洋葱皮样改变），可导致小动脉壁高度增厚，管腔狭窄甚至闭塞。

(2) 肾小球病变：表现为局灶节段性肾小球毛细血管袢纤维素样坏死，可伴肾小球节段性细胞增生，偶见新月体形成。

(3) 肾小管间质病变：肾小管出现上皮细胞脱落、再生及肾小管萎缩，肾间质不同程度的水肿、炎症细胞浸润及纤维化。

3. 鉴别诊断

本病需要与急进性肾炎及肾实质疾病基础上继发的恶性高血压相鉴别。

五、治疗

1. 一般治疗及治疗原则

（1）一般治疗包括急性期卧床休息，限盐，戒烟酒，避免情绪激动，治疗高血压、高血脂、高尿酸血症等危险因素。

（2）治疗原则：恶性高血压必须迅速有效降压以防严重合并症如高血压脑病、脑出血、急性左心衰和急性肾衰竭的发生。

（3）降压目标：初始治疗应用静脉降压药，可在2～6h缓慢降至（160～170）/（100～105）mmHg或血压下降最大幅度<25%。后续治疗可加用口服降压药，并逐渐将静脉降压药减量直至停药，使之在数周内血压达到140/90mmHg以下。

（4）注意事项：应平稳降压，避免降压速度过快、过猛而造成心、脑、肾等重要脏器缺血，避免使用肾毒性药物，注意纠正水、电解质紊乱和低血容量，注意降压药物的联合使用及其副作用，根据血压水平调整降压药剂量。

2. 药物治疗处方

（1）降压治疗

① 静脉用药，包括硝普钠、硝酸甘油、酚妥拉明（可选下列其中一种药物）

处方一

5%葡萄糖注射液 50ml
硝普钠 25～50mg / 微泵泵入［速度0.25～10μg/(kg・min)］，视血压调整滴数

处方二

5%葡萄糖注射液 50ml
硝酸甘油 10～20mg / 微泵泵入　视血压调整滴数

处方三

5%葡萄糖注射液 50ml
酚妥拉明 5～15mg / 微泵泵入 视血压调整滴数

【说明】初始治疗首选硝普钠，因为它起效快、作用时间短（2～5min）、降压效果好，但肾功能不全患者宜短期应用（不超过72h），以免氰化物中毒。

② 口服用药

处方

CCB：硝苯地平控释片 30～60mg po qd
苯磺酸氨氯地平片 5～10mg po qd
非洛地平片 5～10mg po qd

ACEI：福辛普利片 10～20mg po qd
贝那普利片 10～20mg po qd
培哚普利片 4～8mg po qd

ARB：缬沙坦胶囊 80～160mg po qd
厄贝沙坦片 150～300mg po qd
坎地沙坦酯胶囊 4～8mg po qd

β受体阻滞剂：酒石酸美托洛尔片 25～50mg po bid
比索洛尔片 5～20mg po qd
卡维地洛片 6.25～25mg po bid

【说明】口服降压药通常联合用药，优先选用ACEI、ARB和β受体阻滞剂，慎用利尿剂，尤其袢利尿剂。

(2) 恶性高血压肾损害的治疗：治疗恶性高血压就能保护肾脏，血压下降后肾功能也能获得不同程度的恢复。若已进入ESRD可行肾脏替代治疗。

3. 出院及随访

病情稳定出院后需密切追踪病情，定期监测肾功能、电解质、尿常规，心电图、眼底等检查，根据血压调整降压药物，坚持长期持续性治疗，一般需联合用药，注意肾功能不全时药物使用的禁忌证。

（罗仕云　徐建明）

第3节　缺血性肾病

缺血性肾病指肾动脉主干或主要分支严重狭窄或阻塞引起肾脏缺血，导致肾小球滤过功能减退的肾脏病。引起缺血性肾病最常见的病因是肾动脉粥样硬化。

一、病史采集

（1）现病史：询问患者有无高血压或血压急剧升高，有无尿量减少及肾功能急性减退，有无多种降压药联合治疗效果不佳或服 ACEI/ARB 类药物后肾功能恶化，有无急性肺水肿表现。

（2）既往史：有无高血压、糖尿病、周围血管病变、冠心病、脑卒中及慢性肾脏病病史，并询问其诊治过程。

（3）个人史：是否有不良的饮食和生活习惯，如吸烟、酗酒、缺乏运动，喜食咸食和高脂食物。

（4）家族史：家族中有无高血压、糖尿病、冠心病、慢性肾脏病及高脂血症病史。

二、体格检查

检查患者有无高血压，是否在上腹部正中、脐两侧2～3cm 处或肋脊角处闻及粗糙响亮连续性收缩期杂音。有无心、脑、肾损害的相应体征。

三、辅助检查

（1）实验室检查：三大常规、相差显微镜检查、24h

尿蛋白定量、尿白蛋白排泄率、尿β_2-微球蛋白、尿NAG酶、尿渗透压测定、血脂、血糖、血尿酸、血浆肾素及肝肾功能、电解质、血气分析等检查。

(2) 影像学及其他检查：双肾B超、X线胸片、彩色多普勒、超声心动图、眼底造影、CT成像、卡托普利肾动态显像、心电图、动态血压监测等检查。其中肾动脉造影、计算机数字减影肾血管造影、磁共振血管造影可明确诊断。

四、诊断

目前无统一的诊断标准。

1. 临床诊断线索

(1) 高血压的发病年龄：＞50岁或＜30岁，且无高血压家族史。

(2) 高血压程度：严重或原因不明，或三种及三种以上降压药难以控制的血压。

(3) 高血压迅速恶化：原本稳定的高血压突然恶化，服用ACEI/ARB后血压骤降诱发急性肾衰竭。

(4) 合并氮质血症：动脉粥样硬化或高血压患者最近出现不能解释的氮质血症。

(5) 腹部或腰部闻及血管杂音。

(6) 双肾不等大（长径相差＞1.5cm)。

对疑似患者可行肾动脉造影、计算机数字减影肾血管造影、磁共振血管造影明确诊断。

2. 鉴别诊断

缺血性肾病应与良性肾小动脉硬化症、肾小球性疾病合并高血压、糖尿病肾病，以及反流性肾病、慢性肾盂肾炎、梗阻性肾病等导致双肾不等大的疾病鉴别。

五、治疗

1. 一般治疗及治疗原则

（1）一般治疗包括：合理膳食，改变生活方式，适当运动，戒烟、限酒、控制体重。治疗高血糖、高血脂、高尿酸血症等危险因素。

（2）治疗原则：控制高血压以防止其并发症；纠正严重的肾动脉狭窄以防止肾功能减退，或使已受损的肾功能得到恢复或改善。

2. 药物治疗

（1）降压治疗

处方一　CCB

硝苯地平控释片　30～60mg po qd

苯磺酸氨氯地平片　5～10mg po qd

非洛地平片　5～10mg po qd

【说明】对双侧肾动脉狭窄者，不会引起肾功能恶化，为治疗缺血性肾病的首选药物。

处方二　β受体阻滞剂

酒石酸美托洛尔片　25～50mg po bid

比索洛尔片　5～20mg po qd

卡维地洛片　6.25～25mg po bid

【说明】单独应用降压疗效欠佳，常与 CCB 联合应用。

处方三　利尿剂

呋塞米片　20～40mg po tid

布美他尼片　5～10mg po qd～tid

托拉塞米片　5～10mg po qd～tid

【说明】应慎用，仅用于伴有水钠潴留者，常与其他降压药联用。

处方四　ACEI或ARB类

贝那普利片　10～20mg po qd

培哚普利片　4～8mg po qd

缬沙坦片　80～160mg po qd

厄贝沙坦片　150～300mg po qd

【说明】介入及手术前慎用或不用ACEI/ARB，在双侧肾动脉狭窄或孤立肾伴肾动脉狭窄者禁用。

(2) 降脂治疗

处方

阿托伐他汀片　20mg po qn

辛伐他汀片　20～40mg po qn

洛伐他汀片　20～40mg po qn

【说明】除降脂之外，还有抗动脉粥样硬化、减少蛋白尿的作用。

(3) 抗血小板制剂

处方

阿司匹林片　100mg po qd

硫酸氢氯吡格雷片　75mg po qd

【说明】在肾功能异常时使用该药，可导致出血的风险增加。

3. 介入及手术治疗

(1) 有下列情况者治疗效果好：肾脏长轴＞9cm；肾动脉血流阻力指数＜0.8；近期SCr（6个月以内）明显升高；应用ACEI或ARB后GFR急剧下降；降压药抵抗（4种或以上的降压药无效）；反复发生充血性心衰或急性肺水肿；血管造影显示狭窄远端肾动脉侧支充盈良好。

(2) 介入及手术治疗包括

① 经皮腔内血管成形术（PTA）。

② 经皮血管内支架置入术。

③ 外科手术：包括动脉内膜切除术、旁路移植术及自体肾移植术。

4. 出院和随访

病情稳定出院后需定期监测尿常规、肾功能、血糖、血脂、血尿酸、心电图、肾血管彩超、眼底检查等，根据血压调整降压药物，避免血容量不足，保证肾灌注。

（罗仕云　徐建明）

第 8 章 高尿酸血症与高尿酸血症肾病

尿酸是嘌呤代谢的终末产物。尿酸合成增加或排泄减少，均可使血尿酸升高。尿酸盐在血中过饱和时可沉积于肾脏引起病变，称为高尿酸血症肾病，分为急性尿酸性肾病、慢性尿酸性肾病或痛风性肾病、尿酸结石。

一、病史采集

(1) 现病史：询问患者有无关节疼痛（尤其第一跖趾关节、足跟、手指及踝关节处），有无腰痛、放射痛，有无肉眼血尿、排尿中断、排出沙石，有无多尿、夜尿，起病前有无饮酒、高蛋白（海鲜）饮食。

(2) 过去史：既往有无类似病史，有无肾结石、感染、肿瘤、血液病及放疗、化疗等，有无药物、食物过敏史等。

(3) 家族史：家族中有无类似病史。

二、体格检查

对患者进行体格检查时，注意有无高血压、发热，有无贫血，肾区有无叩痛，有无关节红肿热痛、变形、功能障碍，有无痛风结节（或痛风石）。

三、辅助检查

(1) 实验室检查：血常规、尿常规、肝肾功能、血脂、血、尿渗透压、尿比重、24h 尿尿酸测定等。

（2）器械检查：泌尿系B超、X线检查等，必要时行泌尿系CT或双能CT检查。

（3）特殊检查：关节穿刺、关节腔镜检查、痛风结节活组织检查或特殊化学试验鉴定，肾组织活检。

四、诊断

1. 高尿酸血症定义

血清中尿酸的最大饱和量为7mg/dL（420μmol/L），因此超过此值即为高尿酸血症。

2. 痛风主要诊断标准

2015年美国风湿病学会（ACR）和EULAR同时发布了新的痛风分类诊断标准，均以关节滑囊或痛风结节中找到尿酸盐结晶为金标准。但在临床实践中，出现以下表现应疑似或诊断急性痛风性关节炎：

①中年以上男性，夜间突发急性非对称性、趾或趾关节肿痛；②单个小关节首发后，在同一或另一关节再发，但存在无症状间歇期；③受累关节附近、耳郭触及痛风石或缓慢肿大的结节，经穿吸或破溃流出白色豆渣样分泌物且查获尿酸盐结晶；④X线骨片发现有圆形、月牙状或不规整的穿凿样缺损；⑤有痛风家族史，或有脱水、输血及使用利尿药诱发或加重关节肿痛病史；⑥虽然在皮下结节及滑囊液中未发现尿酸结晶，但既往有高尿酸血症（排除继发因素）病史，又有典型痛风关节炎发作史和秋水仙碱治疗特效者。

3. 痛风性肾病的诊断

（1）慢性痛风性肾病：持续高尿酸血症或痛风反复发作患者出现肾小管功能障碍或肾功能不全时需考虑慢性痛风性肾病。肾活检病理如见典型的尿酸盐结晶可以明确诊断。

（2）急性痛风性肾病的诊断：一旦发现痛风患者尿量

突然明显减少，肾功能急剧恶化（血肌酐每日升高≥44.2μmol/L）时，即应考虑急性肾衰竭可能。多发生于恶性肿瘤放疗或化疗后，或应用利尿药的患者。

（3）尿酸性肾结石的诊断：若痛风或高尿酸血症患者出现肾区或上腹部疼痛、血尿、尿中排出沙石，应考虑尿酸性肾结石。纯尿酸结石是透X线的，通常在X线下不能显影，因此只能在B超下发现。

五、鉴别诊断

1. 慢性尿酸性肾病的鉴别

① 慢性肾小球肾炎：肾小球肾炎的病变主要在肾小球，以肾小球滤过率减退为主，肾炎病史长且尿蛋白多，很少发生关节炎、肾结石及痛风结节。

② 慢性肾功能不全伴高尿酸血症：尿酸性肾病血尿酸水平与肌酐升高水平不平行。

③ 类风湿关节炎等自身免疫性疾病伴肾脏损害：其临床表现同痛风性肾病相似，完善类风湿因子及相关自身免疫性抗体可鉴别。

2. 尿酸性肾石病的鉴别

① 肾结核及肾肿瘤：B超及X线检查可助鉴别。

② 钙盐性肾结石：尿酸性肾结石在X线下不显影，而在CT和B超下显影；钙盐性结石在X线、CT及B超下均显影。

③ 胆石症：胆结石主要是右上腹痛且向右肩和背部放射，B超及胆囊照影发现结石阴影可鉴别。

六、治疗

1. 饮食治疗

① 低嘌呤饮食，应避免进食嘌呤含量高的食物，忌

食动物内脏、海鲜。

② 限制高热量食物摄入，肥胖者应减肥，每日热量以104.6～125.5kJ/kg为宜，还应少进食蔗糖、甜菜糖。

③ 多饮水，使每天尿量达2000～3000ml将有利于尿酸排泄及小结石的排出。

④ 限制饮酒。

2. 药物治疗处方

(1) 碱化尿液（可选下列一种处方）

处方一　碳酸氢钠片1.0g po tid

处方二　枸橼酸合剂（枸橼酸140g、枸橼酸钠98g，加水至1000ml配成）20～30ml po tid

【说明】碱化尿液，此为防治尿酸结石的重要措施。碱化尿可使尿酸结石溶解。将尿pH值维持在6.5～6.8最为适宜。但如尿液过分碱化，尿pH值超过7.0时，易使钙盐沉淀，则有形成磷酸钙及碳酸钙结石的危险。

(2) 高尿酸血症的治疗

① 抑制尿酸合成药物

处方一　别嘌醇片50～200mg po qd或bid

处方二　非布司他片40～80mg po qd

【说明】别嘌醇从每日50～100mg开始逐渐加量，直到血尿酸降至360μmol/L时（最大剂量每天800mg）改为维持量（100～200mg/d）。肾功能减退者应根据肌酐清除率调整维持量。有肾功能不全者，优先选择非布司他，非布司他对轻中度肾功能不全者不需要减量。

② 促进尿酸排泄药物（可选下列一种处方）

处方一　苯溴马隆（痛风利仙）片50mg po qd或qod

处方二　丙磺舒片0.25g po bid

处方三　磺吡酮片100mg po qd（每7～10天增加

100mg，剂量可逐渐增至每天剂量400mg，最大剂量为800mg）

处方四 氯沙坦片（科素亚）50mg po qd

【说明】有泌尿系结石和尿酸性肾病的患者忌用或慎用。氯沙坦除外，但其降尿酸作用较弱，不能单独作为降尿酸药物使用，常需与其他降尿酸药物联合使用。

（3）痛风急性发作的处理

处方一 秋水仙碱片0.5mg po q1h（总量4～8mg）

处方二 秋水仙碱片0.5mg po tid

处方三 塞来昔布胶囊200mg po qd或bid

处方四 醋酸泼尼松片30mg po qd

【说明】急性期应迅速控制急性发作，避免过早停药、过劳、暴食及酗酒等，急性期暂缓用促进尿酸排泄或抑制尿酸生成的药物，因这两类药可延长发作间期或引起转移性痛风发作间期。忌用影响尿酸排泄、分泌及增加尿酸合成的药物，如噻嗪类、汞剂、氨苯蝶啶、乙胺丁醇、吡嗪酰胺及小剂量阿司匹林等。急性期控制关节炎疼痛的药物以秋水仙碱效果最好。但对于病情严重，秋水仙碱及非甾体抗炎药物禁忌或治疗无效者，肾上腺皮质激素能迅速缓解急性发作。

3. 中药治疗（根据病情选择以下一种处方）

处方一 薏苡仁30g，牛膝20g，苍术10g，山药15g，生地黄15g，山茱萸（炒）6g，杜仲（生）12g，泽泻30g，茯苓30g，桑枝30g，忍冬藤20g。

【说明】适用于痛风性关节炎，湿热型加知母和黄柏各10g。

处方二 大黄（生）10g，附子（制）10g，白术（炒）10g，茯苓30g，木瓜10g，槟榔15g，肉桂3g，泽泻30g，猪苓 30g，半夏（姜制）10g，薏苡仁 30g，生姜 3g。

【说明】适用于脾肾两虚、溺毒犯胃型肾衰竭。

4. 外科疗法

尿酸性肾石病患者如药物治疗效果差，可行体外冲击波碎石、经皮肾镜取石或碎石术、输尿管镜取石或碎石、腹腔镜输尿管取石、开放性手术等。

5. 血液净化治疗

用于合并急慢性肾衰患者。

七、出院和随访

患者病情稳定后可以考虑出院。院外治疗原则如下。

（1）定期监测肾功能、尿常规、泌尿系 B 超等。

（2）碱化尿液、治疗高尿酸血症、护肾排毒治疗。

（3）若药物治疗效果差，必要时外科治疗。

（罗仕云　罗晓明）

第9章　梗阻性肾病

梗阻性肾病（obstructive nephropathy，ON）是由于泌尿道结构和（或）功能异常，引起尿液或肾小管液排出受阻而导致肾小管间质病变和肾功能损害的一组综合征。其严重程度与梗阻的程度、部位、持续时间及有无并发症等相关。本病是慢性肾衰竭的常见原因之一，也是难治性或反复发作性尿路感染的诱发因素。梗阻性肾病是儿童慢性肾衰竭最常见的病因，约占儿童终末期肾衰竭的32%。因此，及时正确诊断和处理尤为关键。

一、病史采集

（1）现病史：应仔细询问患者起病缓急，有无腰痛，腰痛的时间、诱因和缓解情况，有无水肿，水肿的部位、是否为凹陷性水肿，尿量有无减少，有无尿流变细，有无排尿不畅或中断，有无尿血，有无发热、呕吐。起病前有无感冒，外院诊断治疗情况，疗效如何。

（2）过去史：既往有无类似发作史，有无感染、系统性疾病、结石、创伤、结核、肿瘤、前列腺增生症及神经性膀胱等，有无药物、食物过敏史等。

（3）家族史：家族中有无类似病史。

二、体格检查

注意检查患者有无发热、高血压，有无凹陷性水肿，有无贫血，有无腹部包块，肾区有无压痛和叩击痛，膀胱区浊音范围，尿道口、包皮口有无狭窄，尿道有无硬结，前列腺有无增大。

三、辅助检查

（1）实验室检查：三大常规检查，电解质测定，肝肾功能、血脂测定，必要时查尿培养、血气分析。

（2）器械检查：泌尿系B超、X线（胸片、腹平片）、心电图检查、尿流动力学检查，必要时进行静脉肾盂造影或逆行造影。

（3）特殊检查：肾脏CT或MRI、膀胱镜、输尿管镜检查、放射性核素检查（有条件的医院）。

四、诊断

1. 诊断要点

（1）腰腹疼痛：腰腹疼痛是泌尿系统梗阻常见的病状，但任何部位的梗阻，包括完全性的梗阻都可能是无痛的。梗阻引起的疼痛开始为隐痛，以后转为持续性疼痛，并逐渐增强，且有肾区叩痛，输尿管梗阻则有肾绞痛。

（2）腹部肿物：腹部肿物也是梗阻性肾病常见的病状。新生儿腹部肿物最常见的是肾积水，巨大肾积水常因肿物就诊，并无其他病症。

（3）排尿困难和尿量改变：可有排尿困难，尿量波动，时多时少。

（4）感染：可有尿路刺激征、发热。

（5）实验室检查：尿液分析血尿提示梗阻的原因可能为结石、肾乳头脱落或肿瘤；菌尿提示尿液潴留；结晶（胱氨酸或尿酸）可帮助判断结石的类型。肾功能的评价及电解质、酸碱平衡测定。

（6）器械检查：B超检查可见肾积水、结石或肿瘤，必要时行尿流动力学检查、膀胱镜、输尿管镜检查、静脉肾盂造影或逆行造影、肾图，腹部CT、MRI以确诊。

2. 鉴别诊断

本病应与腹部肿瘤、多囊肾、先天性巨肾小盏等疾病鉴别。

五、治疗

1. 一般治疗及治疗原则

① 对病情严重的患者（急性肾损伤、尿毒症、感染性休克等），医师应下病重或病危通知、卧床休息、心电监护。

② 记24h尿量，少尿患者要限制每天入液量。

③ 治疗原则：应尽快诊断，及早解除梗阻，对因治疗，恢复及保护肾功能，对于解除梗阻后肾功能仍未恢复者应行肾脏替代治疗。

2. 解除梗阻

① 肾盂穿刺造瘘引流术：适用于肾盂积液量大，尤其是伴肾衰竭病情严重、外科手术风险高的患者。

② 手术治疗：双侧梗阻者，应尽快手术治疗。

③ 留置导尿管：适用于尿道梗阻。

④ 膀胱穿刺造瘘：适用于尿道梗阻导尿失败者。

⑤ 输尿管留置双J管：适用于双侧输尿管不全梗阻。

治疗原则：应尽快诊断，及早解除梗阻，对因治疗，恢复及保护肾功能，对于解除梗阻后肾功能仍未恢复，达到尿毒症者应行终身透析治疗。

3. 内科治疗

① 尿路感染时应抗感染治疗（可选择以下一种处方）

处方一　0.9%氯化钠注射液 100ml /
　　　　头孢唑林钠 1.5g　/ iv drip q8h　皮试（　）

处方二 0.9%氯化钠注射液 100ml
青霉素钠 240 万 U / iv drip q8h 皮试( )

处方三 0.9%氯化钠注射液 100ml
头孢哌酮舒巴坦 1.5g / iv drip q8h 皮试( )

处方四 0.9%氯化钠注射液 100ml
克林霉素 0.6g / iv drip bid

【说明】梗阻合并感染时，不仅感染难以控制，而且可加速泌尿系统功能损害，除选择有效的抗感染药物以外，最根本的是去除梗阻的原因。如感染严重或出现败血症征象时，应立即在梗阻以上部位引流尿液，甚至需急诊切除病肾。先经验用药，及早做相关培养以便有针对性地选用抗生素。如溶血性链球菌、金黄色葡萄球菌、肺炎链球菌等革兰阳性菌感染者可选用青霉素、红霉素治疗，而因大肠杆菌、变形杆菌、产气杆菌、铜绿假单胞菌等革兰阴性杆菌所致的败血症患者应选用头孢唑林、头孢第三代及林可霉素等肾毒性小的药物；必要时联合用药，用药剂量视患者病情调节。

② 纠正水、电解质紊乱。

③ 有高钾血症时应积极治疗高钾血症，有代谢性酸中毒时应补碱纠酸治疗。

④ 透析疗法。

⑤ 梗阻性肾病已造成肾功能衰竭，可以行透析疗法(腹膜透析或血液透析)。

⑥ 梗阻解除后的肾功能恢复：1 周内的完全性梗阻解除后，肾脏可完全恢复其原有功能，超过 1 周的完全性梗阻，在解除后即难以全部恢复。完全性梗阻 2 周，在解除

梗阻后3～4个月，肾小球滤过率仅能恢复至70%。4周以上的完全性梗阻，在解除后，其肾小球滤过率仅能恢复至30%。超过6周的完全性梗阻即使解除梗阻，肾功能也极难恢复。超过8周的，肾功能几乎完全丧失。

⑦ 中药（根据病情选择以下一种处方）

处方一　柴胡10g，枳实10g，大黄10g，薏苡仁30g，牛膝20g，苍术10g，鸡内金6g，金钱草20g，三棱10g，白茅根15g，甘草10g。

【说明】适用于尿石症；湿热型加蒲公英20g，金银花10g，黄柏10g。

处方二　大黄（生）10g，附子（制）10g，白术（炒）10g，茯苓30g，木瓜10g，槟榔15g，肉桂3g，泽泻30g，猪苓30g，半夏（姜制）10g，薏苡仁30g，生姜3g。

【说明】适用于脾肾两虚、溺毒犯胃型肾衰竭。

六、出院和随访

患者病情稳定后可以考虑出院。

七、院外治疗原则

① 密切监测肾功能。

② 中药治疗。

出院药物中药治疗处方参阅本病的药物治疗处方。

（张　劲）

第10章 反流性肾病

反流性肾病（reflux nephropathy，RN）是由于膀胱输尿管反流（vesicoureteral reflux，VUR）和肾内反流（intrarenal reflux，IRR）导致的肾脏病，肾脏形成瘢痕，最后可发展为终末期肾衰竭。VUR根据病因可分为原发性和继发性两大类。①原发性VUR：最常见，为膀胱黏膜下输尿管段的先天性异常所致。②继发性VUR：继发于膀胱尿道梗阻、神经性膀胱、膀胱结核及膀胱手术后等。RN是肾衰竭的主要原因之一。

一、病史采集

（1）现病史：仔细询问患者是否反复有尿频、尿急、尿痛、腰痛、发热、血尿、高血压、夜尿增多等表现，新生儿注意有无生长发育缓慢；妊娠妇女注意有无高血压、蛋白尿、先兆子痫等情况。

（2）过去史：既往有无反复尿路感染，排尿功能障碍，长期便秘，泌尿系结核肿瘤、放化疗术后，肾移植手术及先天性或获得性神经疾病等情况。

二、体格检查

无特异体征，注意有无发热、血压升高，有无两肋脊角压痛和两肾区叩击痛等。

三、辅助检查

（1）实验室检查：血常规、尿常规、24h尿蛋白定量、尿渗量试验、肾功能、体液微生物检查、尿 IL-8 等。

（2）器械检查：肾脏 B 超、膀胱镜、静脉肾盂造影、CT、MRI、同位素、膀胱尿路造影肾图检查。

（3）特殊检查：肾穿刺活检。

四、诊断

（1）诊断标准：大剂量静脉肾盂造影并 X 线断层照片发现如下情况。①肾盏杵状变形及相应部位的皮质瘢痕。②肾发育停止和（或）输尿管肾盂扩张。③MCU（排尿期膀胱尿路造影）检查半数成人可发现不同程度VUR，排除继发性 VUR。VUR 阴性的患者常需在膀胱镜检查时发现输尿管开口位置或形态异常才能诊断 RN。

（2）VUR 分级：排尿期膀胱尿路造影（MCU）是VUR 的检测及分级的金指标（图 10-1）。

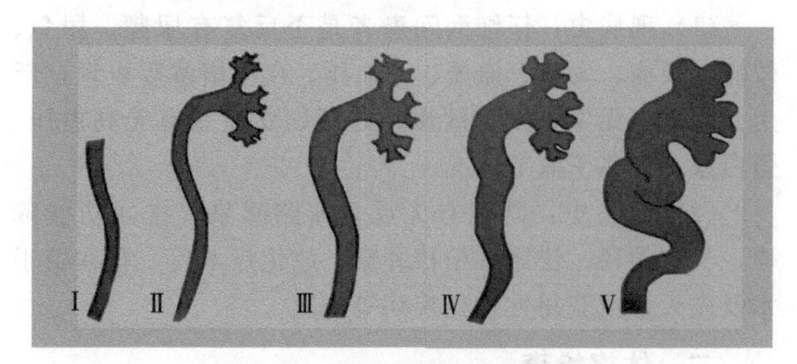

图 10-1　反流性肾病分级示意图

Ⅰ级：尿液反流只达到输尿管。

Ⅱ级：尿液反流到输尿管、肾盂及肾盏，但无扩张，肾盂穹窿正常。

Ⅲ级：输尿管轻度或中度扩张和（或）扭曲，肾盂轻度或中度扩张，但无（或）有轻度穹窿变钝。

Ⅳ级：输尿管中度扩张和（或）有扭曲，肾盂中度扩张，穹窿锐角完全消失，但大部分肾盂尚保持乳头压痕。

Ⅴ级：输尿管严重扩张及扭曲，肾盂肾盏严重扩张，大部分肾盏不能看见乳头压痕。

（3）鉴别诊断：与泌尿系感染、梗阻性肾病、慢性肾小球肾炎等疾病鉴别。

五、治疗

治疗目的：积极制止尿液反流和控制尿路感染，防止或延缓肾功能进一步损害。

1. 外科治疗

抗反流手术。适应证：①重度反流，经内科保守治疗四年，反流仍持续或进行性肾功能减退或新瘢痕形成；②VUR 反复尿感，经内科积极治疗四个月无改善；③输尿管口呈高尔夫洞穴样改变；④先天性异常或尿路梗阻而引起反流。

2. 内科治疗

（1）加强营养支持，注意个人卫生，摄入充足水分，避免便秘，定期排空膀胱（二次排尿法、睡前排尿，减轻膀胱内压力及减少残余尿）。

（2）治疗尿路感染：抗感染治疗两周（根据病情选择以下一种处方）。

处方一　复方磺胺甲噁唑片 4 片　（顿服）

处方二　氧氟沙星片 0.6g　（顿服）

（3）长程低剂量抑菌疗法（可选择以下一种处方）。

处方一　复方磺胺甲噁唑片半片　po qn×6 月

处方二　氧氟沙星片 0.1g　po qn×6 月

【说明】若停药后尿感又复发，则重新开始治疗，疗程 1～2 年。

（4）治疗高血压，可选用血管紧张素转化酶抑制剂或钙通道阻滞剂。

（5）中医辨证施治

① 膀胱湿热予清热解毒，利湿通淋。

处方　八正散加减：萹蓄 15g，瞿麦 15g，黄柏 9g，车前子 15g，滑石 15g，栀子 9g，甘草 6g，大黄 9g，灯心草 6g。腰痛者加杜仲 10g，续断 10g，桑寄生 10g。

② 肾阴不足，湿热留恋者滋补肾阴，清热利湿。

处方　知柏地黄丸加减：熟地黄 15g，山茱萸 12g，山药 20g，泽泻 12g，茯苓 12g，牡丹皮 9g，车前子 30g，蒲公英 30g，牛膝 9g，金银花 30g。有低热熟地黄改生地黄 10g，加青蒿 10g，地骨皮 10g。

③ 瘀血腰痛者活血化瘀，理气止痛。

处方　失笑散合活络效灵丹加减：蒲黄 10g，五灵脂 10g，当归 15g，丹参 15g，制乳香 10g，制没药 10g；小便淋涩者加乌药 10g，急性子 10g；气虚证明显加黄芪 15g，丹参 15g。

④ 肝肾阴虚予滋养肝肾。

处方　杞菊地黄丸加减：枸杞子 9g，菊花 9g，熟地黄 15g，山茱萸 9g，山药 20g，牡丹皮 9g，茯苓 12g，泽泻 12g，女贞子 30g，杜仲 20g，钩藤 9g。

⑤ 阴阳两虚者温补肾阳，滋补肾阴。

处方　杜仲丸加减：炒杜仲 30g，补骨脂 10g，枸杞子 15g，炙龟甲 15g，熟地黄 15g，黄柏 10g，知母 10g，五味子 5g，白芍 15g，当归 10g，黄芪 30g。

六、出院和随访

患者病情稳定后可出院。

七、院外治疗原则

注意监测尿蛋白及肾功能情况，蛋白尿的程度与有无肾小球损伤及肾小球损伤的程度有明显相关性，进行性肾小球硬化是反流性肾病慢性肾衰竭的主要决定因素。

（张　劲）

第11章　肝病与肾脏疾病

第1节　肝肾综合征

肝肾综合征（hepatorenal syndrome，HRS）是指严重肝病时，由于肾脏低灌注引起功能性肾前性急性肾衰竭。肝肾综合征是重症肝病的严重并发症，一旦发生，治疗困难，存活率很低（存活率<5%），因而临床上提高对肝肾综合征的认识十分重要。

一、病史采集

（1）现病史：应仔细询问患者有无腹胀、腹痛、恶心、呕吐，有无尿量减少，尿量减少的时间、诱因和缓解情况，有无水肿、水肿的部位、是否为凹陷性水肿，有无黄疸、尿黄，有无腹泻、呕血、黑便，外院诊断治疗情况，疗效如何。

（2）过去史：既往有无慢性肝炎等肝病病史，有无感染、系统性疾病、肿瘤等，有无输血史，有无药物、食物过敏史等。

（3）个人史：有无酗酒史。

（4）家族史：家族中有无类似病史。

二、体格检查

注意检查患者有无发热、低血压、皮肤或黏膜黄疸及程度，有无肝掌、蜘蛛痣，有无凹陷性水肿，有无腹水、腹壁静脉曲张，有无肝臭。

三、辅助检查

（1）实验室检查：三大常规检查，24h尿蛋白定量、肝肾功能、电解质、血脂测定，血糖、血氨、凝血功能、尿钠测定，尿渗透压测定，必要时查血气分析。

（2）器械检查：肝胆脾B超，双肾脏输尿管B超，腹水B超，X线胸片检查。

（3）特殊检查：必要时肾穿刺活检（有条件的医院）。

四、诊断

（一）诊断要点

1. 1996国际腹水协会关于肝肾综合征的诊断标准

（1）主要标准

① 慢性或急性肝病伴有进行性肝功能衰竭和门脉高压。

② GRF下降：SCr＞1.5mg/dL（132.6μmol/L）或CCr＜40ml/min。

③ 无休克、进行性细菌感染，无胃肠道体液丧失（反复呕吐或严重腹泻）或经肾体液丢失（腹水不伴外周水肿患者体重下降＞500g/d，或伴外周水肿患者失液＞1000g/d，持续数日），目前或最近未使用肾毒性药物。

④ 停用利尿剂及1.5L等渗盐溶液扩容治疗后，肾功能无持续改善［指SCr下降至1.5mg/dL（132.6μmol/L）或以下或CCr≥40ml/min］。

⑤ 尿蛋白＜500mg/d，无尿路梗阻的影像学证据，无器质性肾脏病。

（2）附加标准

① 尿量每天＜500ml。

② 尿钠<10mmol/L。

③ 尿渗透压>血渗透压。

④ 尿红细胞<50/HP。

⑤ 血钠<130mmol/L。

其中主要标准是肝肾综合征诊断的必备条件，如果存在附加标准则进一步支持诊断。

2. 2007年美国肝脏病学会推荐使用在肝硬化基础上肝肾综合征诊断新标准

① 肝硬化合并腹水；

② 血肌酐升高>133μmol/L（1.5mg/dL)；

③ 在应用白蛋白扩张血容量并停用利尿剂至少2天后血肌酐不能降至133μmol/L以下，白蛋白推荐剂量为1g/(kg·d)，最大可达100g/d；

④ 无休克；

⑤ 近期未使用肾毒性药物；

⑥ 不存在肾实质性疾病，如尿蛋白（>500mg/d)，镜下血尿（>50RBC/HP）和超声发现的肾脏异常。

（二）鉴别诊断

本病应与单纯肾前性急性肾衰竭、急性肾小管坏死、肝病合并慢性肾病及肝肾同时受累的疾病相鉴别。此外，重症肝病应用非甾体抗炎药或抗生素等药物亦可引起急性药物性间质性肾炎，出现急性肾衰竭，也应与肝肾综合征鉴别。

五、治疗

肝肾综合征无特殊治疗，主要是针对肝病及其并发症的治疗，改善肝脏功能是必要的。

1. 一般治疗及治疗原则

① 患者应卧床休息；一级护理，病危通知，心电

监护。

② 记24h出入量，限制每天入液量。

③ 进食富含维生素、高糖和高热量优质低蛋白饮食。

④ 注意电解质（特别是血钾、血钠）、酸碱平衡。

⑤ 积极治疗肝脏原发病及其他并发症：上消化道出血、肝性脑病等。

⑥ 控制感染，避免使用镇静药及损伤肝脏药物。

2. 防治肾衰竭的原因

避免过度利尿和大量放腹水，避免使用肾毒性药物。要在使用利尿药之前留尿液查尿钠。

3. 腹水的治疗

适量放腹水常可获得疗效，但是大量放腹水，不补充白蛋白或血浆扩容可以诱发、加重肾衰；腹水超滤浓缩后回输对消除腹水有效。

4. 扩容治疗

输血浆或白蛋白。

5. 缩血管活性药物及改善肾血流的血管活性药物

如：静脉滴注多巴胺［0.5～3μg/(kg·min)］、特利加压素［0.5～2.0mg/(4～6h) iv］、鸟氨酸加压素、米多君（7.5～12.5mg，每日3次，po）、奥曲肽（100～200mg，每日3次，皮下注射）等。

6. 透析疗法

主要适用于肝功能还有可能恢复的肝肾综合征患者，可行血液透析和/或腹膜透析，连续性血液净化治疗（CRRT）更有优点。

7. 内毒素血症的治疗

可用半乳糖-果糖抑制革兰阴性杆菌，以减轻内毒素血症。

8. 外科手术

①门腔或脾肾静脉吻合术。②肝移植术。③腹腔-颈静脉分流（Leveen 管）术。④肝移植：对于难以逆转的肝功能衰竭患者，肝移植可能是唯一有效的疗法。

9. 人工肝支持系统

包括生物型、非生物型、中间型及杂合生物型四种类型，近年来，临床应用生物人工肝支持系统治疗 HRS 取得较为满意的疗效。

10. 抗感染

感染一旦发生，即应选用敏感、强效、无肝肾毒性抗病原微生物药物及时治疗。反复感染者可试用免疫增强药（如胸腺肽、丙种球蛋白等）预防感染。

六、出院和随访

患者病情稳定后可以考虑出院。出院后给予继续保护肝脏治疗。

第 2 节　乙型肝炎病毒相关性肾炎

乙型肝炎病毒相关性肾炎（hepatitis B virus associated glomerulonephritis，HBV-GN）是指由乙型肝炎病毒（HBV）感染人体后，通过免疫反应形成复合物损伤肾小球，或病毒直接侵犯肾组织引起的肾小球肾炎。

一、病史采集

（1）现病史：就诊时仔细询问尿检有没有发现蛋白尿、血尿，有无水肿、水肿的部位、是否为凹陷性水肿，有无尿少，体重有无增加，有无腹胀、腹胀持续时间，有无尿黄。起病前有无感染史，外院诊断治疗情况，疗效如何。

（2）过去史：既往有无慢性肝病史，有无感染、系统性疾病、肿瘤等，有无药物、食物过敏史等。

（3）个人史：有无酗酒史，疫区居住史。

（4）家族史：家族中有无慢性肝炎病史，有无类似病史。

二、体格检查

注意检查患者有无皮肤、黏膜黄疸，有无蜘蛛痣、肝掌，有无凹陷性水肿，有无腹水、腹壁静脉曲张。

三、辅助检查

（1）实验室检查：三大常规、肝肾功能检查，24h尿蛋白定量、电解质、血脂、出凝血、乙肝病毒、补体、免疫球蛋白测定，HBV-DNA测定，抗核抗体谱。

（2）器械检查：肝、胆、脾、双肾脏输尿管B超，腹水B超，X线胸片检查。

（3）特殊检查：肾穿刺活检。

四、诊断

1. 诊断要点

① 血清HBV抗原阳性。

② 患肾小球肾炎，并可排除狼疮性肾炎等继发性肾小球疾病。

③ 肾组织切片上找到HBV抗原。

注：符合①、②、③点即可确诊，其中第③点为最基本条件，缺此项者不能予确诊。

2. 鉴别诊断

本病应与原发性急性、慢性肾小球肾炎、狼疮性肾炎相鉴别。

五、治疗

【说明】乙肝相关性肾炎无特效药物治疗，但患儿70%能自发缓解。

1. 一般治疗及治疗原则

（1）患者应多休息，低盐，进食富含维生素、优质蛋白饮食。

（2）记24h尿量，注意尿蛋白变化。

（3）使用ACEI或者ARB类药物降尿蛋白、降压。

（4）他汀类药物调血脂。

2. 抗病毒治疗

（1）核苷类似物

① 恩替卡韦　500mg po qd

② 替诺福韦　300mg po qd

【说明】　推荐恩替卡韦、替诺福韦、替比夫定，疗程2～3年，有可能要终生服药。指征：小三阳，HBV-DNA复制3次方及以上，大三阳，HBV-DNA复制4次方；同时有肝炎活动的证据：转氨酶升高大于两倍；或不到两倍但反复升高，而且排除其他原因的；肝组织病理提示炎症、纤维化分级2级以上的。

（2）α-干扰素：500万U，肌内注射或者皮下注射，qd（疗程至少6个月）。

【说明】部分患者使用6个月，可出现焦虑、抑郁自杀倾向等精神症状。

3. 肾上腺皮质激素

是否使用尚存在争议，一般仅用于肝脏损害较轻或

HBV无明显复制的患者，而肾病不能缓解的情况下使用。在肝炎活动或者有HBV复制时不宜使用。泼尼松用量每天1mg/kg（一般用泼尼松龙，量要相当，疗程相同），持续2个月，无效可停药，如有效可减量。使用过程监测乙型肝炎病毒标志物、HBV-DNA、肝功能。

六、出院和随访

患者病情稳定后可以考虑出院。出院后予继续护肝、抗病毒治疗。

（钟庆荣）

第12章　妊娠与肾脏疾病

第1节　妊娠期高血压

妊娠期高血压（gestation hypertension）是指妊娠前无高血压和慢性肾脏疾病，在孕20周后新发高血压［收缩压≥140mmHg和（或）舒张压≥90mmHg］。当妊娠高血压伴水肿和蛋白尿或肾功能不全等肾脏损害表现时称为子痫前期。子痫前期合并肝酶升高、血小板减少和神经系统症状，如抽搐或者昏迷时，称为子痫。其基本病理生理改变是全身小动脉痉挛。

一、病史采集

（1）现病史：应仔细询问患者有无水肿、水肿的部位、是否为凹陷性水肿，有无尿量减少，尿量减少的时间、诱因和缓解情况，有无头晕、头痛、恶心呕吐、腹痛、视力障碍、抽搐、意识状态是否有改变等。外院诊断治疗情况，疗效如何。

（2）过去史：既往有无肾脏病、高血压病史，有无糖尿病、地中海贫血等，有无药物、食物过敏史等。

（3）婚姻、月经及生育史：应仔细询问患者停经日期、妊娠年龄和胎次，特别是既往妊娠情况。

（4）家族史：家族中有无高血压病史，有无类似病史。

二、体格检查

注意检查血压情况，眼底检查，注意患者有无凹陷性水肿，子宫大小，是否与孕期相符。

三、辅助检查

（1）实验室检查：三大常规检查，尿比重、24h尿蛋白定量、肝肾功能、尿酸、电解质、血脂、血糖测定，凝血功能检测，必要时查血气分析。

（2）器械检查：子宫胎儿B超、双肾脏输尿管B超检查。

（3）特殊检查：必要时肾穿刺活检（有条件的医院）。

四、诊断

1. 诊断要点

（1）妊娠期高血压：妊娠20周以后首次出现血压≥140/90mmHg，无蛋白尿，产后12周血压恢复正常，可伴上腹不适或者血小板减少等。

（2）子痫前期

轻度：血压≥140/90mmHg，尿蛋白≥300mg/d或（+）或随机尿蛋白/血肌酐≥0.3。

重度：达到以下一项或者多项。

① 收缩压≥160mmHg，或舒张压≥110mmHg。

② 血小板持续性下降并低于100×10^9/L。

③ 右上腹或上腹疼痛，肝功能损害（血清转氨酶大于正常值2倍以上）。

④ 肾功能损伤（血肌酐升高大于97.2μmol/L或正常值的2倍）。

⑤ 肺水肿。

⑥ 新发生的脑功能或视觉障碍如：头痛、头晕、视物模糊、盲点、复视力等。

⑦ 胎儿生长受限（FCG）。

（3）子痫：子痫前期的孕妇抽搐或者昏迷而无其他原因。

2. 鉴别诊断

本病应与妊娠合并慢性高血压、慢性高血压并发子痫前期、妊娠合并慢性肾小球肾炎鉴别。

五、治疗

妊娠性高血压伴肾脏损坏者应住院治疗，治疗原则是：解痉、镇静、降压，适时终止妊娠。

1. 一般治疗

（1）患者应卧床休息（以左侧卧位为佳）；一级护理，病危通知，心电监护。

（2）记24h出入量。

（3）注意电解质、酸碱平衡。

（4）避免使用肾毒性药物。

2. 降压

当舒张压≥100mmHg或者平均动脉≥140mmHg或经硫酸镁治疗血压仍≥160mmHg时，应该使用降压药治疗。可选择不减少胎盘血液灌注的药物如硝苯地平、甲基多巴、肼屈嗪等（表12-1），不宜用普萘洛尔和利尿剂，禁用ACEI和ARB。

表12-1　子痫前期抗高血压药物治疗

高血压类型	药物	治疗方案
急性高血压	肼屈嗪	每隔20～30min静脉推注5mg，最大剂量不超过20mg，然后改为5～10mg/h静脉滴注
	拉贝洛尔	每隔20min静脉推注5mg，最大剂量不超过300mg

续表

高血压类型	药物	治疗方案
急性高血压	硝苯地平片	每隔20min口服或者舌下含服5～10mg，最大剂量30mg
	二氮嗪	少用
慢性高血压		
一线用药	甲基多巴	0.5～2g/d，口服
	可乐定	0.2～0.8mg/d，口服
	氧烯洛尔	80～840mg/d，口服
	阿替洛尔	20～200mg/d，口服
二线用药	肼屈嗪	25～200mg，口服
	长效硝苯地平片	40～100mg，口服

【说明】ACEI和ARB可导致胎儿低血压综合征、宫内发育迟缓、关节挛缩、肺血管低灌注、颅骨发育不全、胎儿肾小管发育不全和新生儿急性肾衰竭等；利尿剂常会加剧先兆子痫患者的低血容量状态。

3. 子痫处理

硫酸镁为较理想的解痉药，预防和控制子痫发作首选硫酸镁，镁离子有促进内皮细胞分泌前列腺素的作用，改善胎盘的血供。抽搐时常静脉推注地西泮以控制症状，硫酸镁和苯妥英钠可预防抽搐。

（1）控制发作：10％葡萄糖注射液　20ml /
25％硫酸镁注射液　10ml / iv（15～20min）（硫酸镁总量可达25～30g）

5％葡萄糖注射液　100ml /
25％硫酸镁注射液　10ml / iv 快速 继而1～2g/h静滴维持

地西泮注射液　5～10mg　iv

（2）预防发作：5%葡萄糖注射液　100ml
25%硫酸镁注射液　10ml　/ iv drip 维持 6～12h（24h 总量不超过 25g）

4. 终止妊娠

终止妊娠的指征：

（1）子痫前期治疗 24～48h 血压仍难以控制，孕妇器官功能不全加剧、肝肾功能恶化、血小板进一步减少以及出现神经系统症状和体征；

（2）子痫前期患者孕周≥36 周；

（3）胎儿发育不全；

（4）子痫控制后 6～12h。

5. 其他治疗

由于存在毛细血管通透性增加，静脉补液易诱发肺水肿，扩容应谨慎，因此仅存在明显血容量不足情况下才补充液体。补充胶体一般不超过 1L，间隔 4～6h 才能再次补充。

六、出院和随访

患者病情稳定后可以考虑出院。出院后继续监测血压及尿蛋白情况。

（钟庆荣）

第 2 节　妊娠合并急性肾损伤

妊娠合并急性肾损伤（AKI）是危及母婴死亡的高危

产科疾病之一。妊娠期合并 AKI 呈双峰出现，第一个高峰在妊娠 10～20 周，与感染性流产及妊娠剧吐有关，第二个高峰在妊娠 34～40 周，与先兆子痫、胎盘早剥及血容量不足有关，偶也见于羊水栓塞和急性脂肪肝。孕妇最常见的 AKI 是急性肾小管坏死（ATN），临床表现与非妊娠者相似。

妊娠合并急性肾损伤病因分类见表 12-2。

表 12-2 妊娠合并急性肾损伤病因分类

病因分类	与妊娠相关	与妊娠无关
肾前性	(1)出血(胎盘早剥、前置胎盘、子宫破裂、子宫收缩乏力、术中出血、产后出血) (2)呕吐(子痫前期、HELLP综合征、AFLP、妊娠呕吐) (3)感染(感染性流产、绒毛膜炎)	(1)大出血(外伤等) (2)肾盂肾炎 (3)利尿剂 (4)充血性心衰 (5)呕吐(胃肠炎、脓血症)
肾性	(1)ATN、ACN(子痫前期、HELLP 综合征、AFLP、羊水栓塞) (2)TMA(TTP、HUS、子痫前期、HELLP 综合征、AFLP、DIC)	(1)ATN (2)原发性或继发性肾小球疾病 (3)急性间质性肾炎、肾毒性药物
肾后性	(1)极少数情况下压迫导致双侧积水 (2)医源性膀胱或输尿管损伤	(1)双侧输尿管梗阻(结石、肿瘤) (2)肾小管阻塞(尿酸结晶等)

注：AFLP 为妊娠急性脂肪肝；ATN 为急性肾小管坏死；ACN 为急性肾皮质坏死；TMA 为血栓性微血管病；TTP 为血小板减少性紫癜；HUS 为溶血尿毒综合征；DIC 为弥漫性血管内凝血。

一、病史采集

（1）现病史：应仔细询问患者有无尿量改变，体重变化情况，有无水肿、水肿的部位、是否为凹陷性水肿，有无黄疸、黄疸部位。起病前有无剧吐，有发热、咳嗽、腰痛、尿频尿急等感染症状，外院诊断治疗情况，疗效如何。

（2）过去史：既往有无感染、系统性疾病等，有无出血史，有无药物、食物过敏史等。

（3）婚姻、月经及生育史：应仔细询问患者停经日期、胎儿生长发育情况、有无阴道流血、有无胎盘早剥等。

（4）家族史：家族中有无类似病史。

二、体格检查

注意检查患者体温、血压，有无凹陷性水肿，有无皮肤、黏膜黄疸，有无肝脾肿大，有无肾区叩击痛。

三、辅助检查

（1）实验室检查：三大常规检查，24h尿蛋白定量、肝肾功能、电解质、血脂、血糖测定，凝血功能及血气分析检测。

（2）器械检查：肝、胆、脾、双肾脏输尿管B超、X线胸片、肾动脉造影、肝肾CT检查。

（3）特殊检查：肾活检是诊断妊娠期急性肾衰竭的金标准，但此时患者可能因种种原因不能接受肾活检，有报道CT或者MRI检查在诊断肾皮质坏死方面有一定意义。急性脂肪肝可行肝穿活检（有条件的医院）。

四、诊断

1. 诊断要点

（1）参照2012年3月改善全球肾脏病预后组织

（KDIGO）确立的最新 AKI 诊断标准：48h 内血清肌酐水平升高≥≥26.5μmol/L（0.3mg/dL）或≥基础值的 1.5 倍，且明确或经推断上述情况发生＜7d；或持续 6h 尿量＜0.5ml/(kg·h)。根据血清肌酐和尿量的变化，AKI 可分为 3 期（详见本书 13 章）。由于妊娠期生理变化可能掩盖了 AKI 的早期病理生理变化，妊娠正常血肌酐为 44.2～53.0μmol/L（0.5～0.6mg/dL），当血清肌酐超过 8.8μmol/L（1.0mg/dL）时，提示肾功能受损，这些增加了妊娠合并 AKI 诊断的难度。

（2）妊娠合并急性肾损伤的分类

① 急性肾小管坏死（ATN）：主要是由脓毒血症或肾缺血引起。特点是经补液扩容后尿量仍减少，血尿素氮、肌酐迅速升高，多无严重贫血，B 超双肾增大或正常大小。

② 急性肾皮质坏死：多见于胎盘早剥，也可见于宫内死胎延滞、严重宫内出血及羊水栓塞等。当妊娠 26～30 周突然出现发热、腰痛、血尿、少尿或无尿，持续 7～10 天，应警惕有无急性肾皮质坏死，可行肾脏 CT 或者 MRI 检查。选择性肾动脉造影可以显示病变范围。

③ 妊娠期急性脂肪肝：主要发生于初产妇妊娠晚期或产褥早期。特点是黄疸、严重肝功能不全及肾功能不全，常出现恶心、呕吐、黄疸、少尿或无尿，可伴意识障碍、全身出血倾向。

④ 特发性产后肾功能衰竭：特点是妊娠及分娩均正常，产后数日至十多日出现少尿或无尿性 ARF 伴微血管病性溶血性贫血。发病前可有病毒感染、胎盘残留、应用麦角胺、催产素等。

2. 鉴别诊断

本病应与慢性肾功能不全基础上急性加重鉴别。

五、治疗

1. 一般治疗

(1) 患者应卧床休息(以左侧卧位为佳);一级护理,病危通知,心电监护。

(2) 记24h出入量。

(3) 注意电解质、酸碱平衡。

(3) 维持液体平衡。

2. 肾替代治疗

在肾功能持续恶化的危重状态下,透析是有效的治疗手段。

开始透析的适应证:尿毒症(血清肌酐309.4~442μmol/L或肾小球滤过率降低至小于20ml/min)、容量负荷过重、严重代谢性酸中毒造成循环障碍、高钾血症(血钾>7mmol/L)、肺水肿、对利尿剂治疗无效。

肾替代治疗方式:包括腹膜透析、血液透析、血液滤过和血液透析滤过、持续性肾脏替代治疗,其中持续性肾脏替代治疗和间歇性腹膜透析是透析治疗的主要方式。间歇性腹膜透析效率较低,且有发生腹膜炎危险,但因其无须抗凝和很少发生心血管并发症,目前应用广泛;持续性肾脏替代治疗具有血流动力学稳定、溶质清除效率高且能提供充分营养支持,适用于多器官功能衰竭患者,但需注意肝素用量以及监护。

3. 几种常见妊娠急性肾损伤的处理

(1) 急性肾小管坏死的治疗

① 妊娠中ATN与一般ATN相同。

② 产科原发病的治疗。

③ 对有出血的患者应及早输血,补足血容量。

（2）急性肾皮质坏死的治疗：无特效治疗方法，20%～40%患者1年内肾功能可逐渐恢复，而大部分进入终末期肾病，需长期透析。

（3）妊娠期急性脂肪肝

① 应尽快终止妊娠。

② 该病出现肾功能衰竭多属轻中度，很少需要透析治疗，个别严重者可行透析治疗。

③ 对有严重肝、肾功能衰竭患者要加强支持治疗。

④ 防治DIC。

（4）特发性产后肾功能衰竭

① 抗凝治疗：应早期用肝素、尿激酶、抗血小板药物、前列环素治疗，也可输新鲜血浆。

② 透析疗法：血液透析或腹膜透析，部分需要长期透析。

③ 血浆置换：有报告认为血浆置换效果好，但缺乏确切疗效。

④ 刮宫术：如发病与分娩密切相关，且不能排除有胎盘碎化滞留者，应尽快做刮宫术。

六、出院和随访

患者病情稳定后可以考虑出院。如肾功能不能恢复出院后需长期透析治疗。

（钟庆荣）

第13章 急性肾损伤（AKI）

急性肾损伤（acute kidney injury，AKI），以前称为急性肾衰竭（acute renal failure，ARF），是由各种原因引起的肾功能在短时间（几小时至几天）内突然下降而出现的临床综合征。可以发生在原来无肾功能不全的患者；也可发生在原已稳定的慢性肾脏病（CKD）患者，突然有急性恶化（acute on chronic）。致使机体不能保持摄入与排泄的平衡，引起尿毒症综合征。主要表现为氮质化合物——血肌酐（SCr）和尿素氮（BUN）升高，水、电解质和酸碱平衡紊乱，及全身各系统并发症。常伴有少尿（＜400ml/d），也可无少尿。正确诊断、及时处理AKI后，有望逆转肾功能损害。

2004年，ADQI（acute dialysis quality initiative）会议提出了AKI的RIFLE分级诊断标准（表13-1）。2005年9月，急性肾损伤网络（acute kidney injury network，AKIN）专家组在阿姆斯特丹举行的会议上修订了RIFLE标准，将AKI分为1、2、3期（表13-2），分别对应于RIFLE标准的Risk、Injury和Failure阶段。以“急性肾损伤（AKI）”命名取代传统的“急性肾衰竭（ARF）”。AKI定义为：不超过3个月的肾脏功能或结构方面的异常，包括血、尿、组织检测或影像学方面的肾损伤标志物的异常。2006年，“改善全球肾脏病预后组织（KDIGO)”，在ADQI和AKIN的工作基础上开展了制定《急性肾损伤临床实践指南》的工作。2012年KDIGO发布了最新的

AKI诊断及分期标准（表13-3）。

一、病史采集

（1）现病史：应仔细询问患者有无液体丢失、出血、口渴等；肾损害前有无明确的用药情况，若有应询问是否有使用氨基糖苷类、非甾体类抗炎镇痛药等肾毒性药物；有无尿量和尿液颜色（红色、茶色或酱油色）的改变。

（2）过去史：既往有无高血压、糖尿病、尿路结石等病史，有无药物、食物过敏史等。

二、体格检查

对患者进行体格检查时应注意观察患者的颜面部和四肢是否水肿、四肢皮肤温度；注意检查患者有无两肋脊角压痛和两肾区叩击痛，以除外尿路结石引起的梗阻性肾病；注意检查有无腹部特别是肝区压痛、叩痛，同时注意观察患者有无皮肤和黏膜黄染，除外急性溶血和横纹肌溶解；测量体温、血压，观察患者有无高热和持续发热，有无明显低血压。

三、辅助检查

入院患者需要做如下检查项目：心电图、泌尿系统B超；尿常规、尿渗透压、尿钠、尿尿素、尿肌酐；血常规、肾功能、电解质、血气分析、游离血红蛋白、肌红蛋白、血糖、血脂等检查。

必要时做肾活检。

四、诊断

1. 诊断要点

（1）临床表现：少尿或无尿。

（2）实验室检查：无贫血或轻度贫血；血尿素氮（BUN）、血肌酐（SCr）升高。

（3）影像学检查：腹部平片（KUB）、IVP 或 CT 等检查尿路结石或梗阻；B 超示双肾大小形态正常或稍大、肾实质结构基本正常。

（4）肾活检：当病因不明或不能与急进性肾小球肾炎（RPGN）相鉴别时可在 B 超引导下进行肾穿刺活检。若病理类型为新月体和坏死性肾小球肾炎，则诊断 RPGN。

2. 分型

狭义的 ARF 是指急性肾小管坏死（acute tubular necrosis，ATN）。广义的 ARF 可分为肾前性、肾性和肾后性三类。

（1）肾前性：血管内有效循环血容量减少，使肾血液灌注量减少、肾小球滤过率（GFR）降低。肾小管对 BUN、水及钠的重吸收相对增加，从而引起血 BUN 升高、尿量减少及尿比重和渗透压增高，称为肾前性氮质血症。占 ARF 的 29.3%。

（2）肾性：由于下列各种疾病所致：肾小球疾病、肾小管疾病、急性肾间质性疾病及肾脏的小血管炎。

（3）肾后性：可见于结石、肿瘤、血块、坏死的肾组织或前列腺肥大所致的尿路梗阻；或见于因肿瘤的蔓延、转移或腹膜后纤维化所致的粘连、压迫引起的输尿管外梗阻。各种原因引起的急性尿路梗阻使梗阻上方的压力增高，引发的肾盂积水、肾实质受压致使肾脏功能急剧下降。

3. 诊断标准与分期

（1）诊断标准：2004 年，ADQI 的 AK 诊断标准为：

在48h内肾功能的突然减退，表现为SCr≥26.5μmol/L；或SCr较基础值升高≥150%；或尿量减少，尿量<0.5ml/(kg·h)，时间超过6h。相当于RIFLE分期的第1期（高危阶段）。

2005年9月，急性肾损伤网络（acute kidney injury network，AKIN）专家组的诊断标准为：肾功能在48h内迅速减退，血肌酐升高绝对值≥26.5μmol/L（0.3mg/dL），或较基线水平升高≥50%（增至1.5倍）；和或尿量≤0.5ml/(kg·h）超过6h。

2006年“改善全球肾脏病预后组织（Kidney Disease：Improving Global Outcomes，KDIGO）”的诊断标准为：具有以下任一情况，可诊断为AKI：

❖ 在48h内，血清肌酐（SCr）增加≥≥26.5μmol/L（0.3mg/dL），或

❖ 已知或推测在之前的7天内，SCr增加到基线值的≥1.5倍（即：增加基线值的50%及以上）。

❖ 尿量<0.5ml/(kg·h)，持续达6h。

（2）分期

① 2004年美国肾脏病学会继续教育项目ADQI会议提出的RIFLE分期标准见表13-1。

表13-1 AKI分期标准（RIFLE）

AKI分期	RIFLE分期特点
第1期：高危阶段(risk)	SCr↑×1.5或GFR↓>25%，尿量<0.5ml/(kg·h)×6h
第2期：损伤阶段(injury)	SCr↑×2或GFR↓>50%，尿量<0.5ml/(kg·h)×12h
第3期：衰竭阶段(failure)	SCr↑×3或GFR↓>75%，尿量<0.3ml/(kg·h)×24h或无尿12h

续表

AKI 分期	RIFLE 分期特点
第 4 期：丢失阶段（loss of kidney function）	肾功能丧失持续 4 周以上
第 5 期：终末期肾脏病（end-stage kidney disease，ESKD）	肾功能丧失持续 3 个月以上

注：↑表示升高；↓表示降低。

② 急性肾损伤网络专家组的分期标准见表 13-2。

表 13-2 AKI 的分期标准（AKIN 专家组，2005）

分期	血清肌酐值	尿　　量
Ⅰ	增加≥26.5μmol/L（0.3mg/dL），或增至基线值的 150%～200%	<0.5ml/(kg·h) 超过 6h
Ⅱ	增至基线值的 200%～300%	<0.5ml/(kg·h) 超过 12h
Ⅲ	增至基线值的 300% 以上，或≥353.6μmol/L（4.0mg/dL），且急性增加≥44.2μmol/L（0.5mg/dL）。	<0.3ml/(kg·h) 超过 24h 或无尿持续 12h 以上

该标准最突出的特点是将 AKI 诊断大大提前，提高早期诊断率，用轻微的血肌酐的变化值去诊断 AKI，增加了诊断的敏感性。

③ 改善全球肾脏病预后组织的分期标准见表 13-3。

表 13-3 KDIGO 的分期标准（KDIGO，2012）

分期	血清肌酐值	尿　　量
Ⅰ	增加≥26.5μmol/L（0.3mg/dL），或增至基线值的 1.5～1.9 倍	<0.5ml/(kg·h)，持续 6～12h
Ⅱ	增至基线值的 2.0～2.9 倍	<0.5ml/(kg·h)，超过 12h

续表

分期	血清肌酐值	尿量
Ⅲ	增至基线值的3倍以上，或≥353.6μmol/L(4.0mg/dL)，或开始肾替代治疗(RRT)，或患者年龄<18岁，eGFR下降至<35ml/(min·1.73m)^2	<0.3ml/(kg·h)，超过24h或无尿持续12h以上

4. **鉴别诊断**

首先根据贫血情况、肾脏大小、形态等鉴别是急性肾损伤或慢性肾衰竭；血红蛋白（Hb）快速下降者要考虑RPGN。AKI要注意区分为肾前性、肾性、肾后性（表13-4），肾性AKI可以是急性肾小管坏死，也可由肾小球疾病、急性间质性肾炎或系统性小血管炎肾损害所致，应注意鉴别。肾前性AKI及缺血性AKI的尿液诊断指标见表13-5。急危重症患者要注意急性严重溶血（游离血红蛋白）、横纹肌溶解（肌红蛋白）及感染性休克致ARF。

表13-4　各型急性肾损伤的鉴别诊断

项目	肾前性	肾实质性			肾后性
		肾小球	肾小管	肾间质	
病史	血容量不足病史		血容量不足 药物、毒物应用 溶血、肌溶解	药物过敏 感染、自身免疫病	突发无尿或有尿、无尿交替，身躯放射性疼痛
体检	脱水体征	水肿、血压升高		过敏或自身免疫的全身系统性受累表现	积尿膀胱、前列腺增大
尿蛋白	(－)	大量	(－)	(＋、＋＋)	(－)

续表

项目	肾前性	肾实质性			肾后性
		肾小球	肾小管	肾间质	
尿沉渣	(-)	变形红细胞及红细胞管型	脱落肾小管上皮细胞或含色素管型	白细胞、嗜酸粒细胞及管型	(-)或新鲜正常形态红细胞
尿中低分子量蛋白质	(-)	(+)	(++)	(±)	(-)或盐类、药物结晶
尿钠/(mmol/L)	<20	<20	>30	>30	<20 早期 >40 发生梗阻性肾病后
尿渗透压/(mOsm/kg)	>400	>400	<350	<350	<350
特殊免疫检查		特异血清免疫学检查、血管内溶血指标		血嗜酸粒细胞升高、血沉快、IgG↑、CRF↑	

表 13-5 肾前性及缺血性急性肾损伤的鉴别诊断指标

诊断指标	肾前性急性肾损伤	缺血性急性肾损伤
尿比重	>1.018	<1.015
尿渗透压/(mOsm/L)	>500	<350
尿钠浓度/(mmol/L)	<20	>20
血尿素氮/血肌酐	>20	<20
肾衰指数(RF)①	<1	>1
滤过钠分数(FENa)②	<1	>1
尿素排泄分数(FeUrea,%)③	<35	>35
尿沉渣	透明管型	棕色颗粒管型

① RF=UNa÷UCr/SCr。

② FENa=[(尿钠×血肌酐)/(血钠×尿肌酐)]×100%，但利用袢利尿剂后，滤过钠排泄分数（FENa）失去意义。

③ 尿素氮排泄分数（FeUrea）可弥补此不足；FeUrea＝UUrea/BUN÷UCr/SCr×100%。

五、治疗

1. 一般治疗及治疗原则

① 患者应卧床休息；

② 记 24h 出入量，少尿型 ARF 患者要限制每天入液量，必要时进行血液透析治疗；

③ 低盐低脂优质蛋白饮食，部分患者有水肿和高血压，应低盐饮食；

④ 要在使用利尿药之前留尿液查尿钠，以免干扰滤过钠排泄分数（FENa）的计算；

⑤ 注意与去除肾前性、肾后性因素鉴别；

⑥ 病因不明确的肾性 ARF 患者，无禁忌证时应行肾穿刺活检、肾脏病理检查；

⑦ 注意电解质（特别是血钾）、酸碱平衡。

2. 药物治疗处方

（1）纠正可逆的病因，预防额外的损伤

① 积极治疗感染

处方（可选下列一种或两种药物）

0.9%氯化钠注射液 100ml /
头孢哌酮 1.5g / iv drip q8h　皮试（　）

0.9%氯化钠注射液 100ml /
阿莫西林钠舒巴坦 1.5g / iv drip q8h　皮试（　）

【说明】根据感染轻重选择青霉素类或头孢菌素类抗生素。

② 维持体液电解质平衡和酸碱平衡

处方一　5%碳酸氢钠注射液 150～250ml iv drip qd（根据代谢性酸中毒程度确定用量）

处方二　液体补充的同时，纠正体内电解质紊乱。

【说明】与血容量不足有关的肾前性 AKI 患者，应酌情补液；非血容量不足患者注意勿诱发或加重心力衰竭。

(2) 强心与利尿治疗

处方一 （可选下列一种或两种药物）

50%葡萄糖注射液 20ml
西地兰 0.2mg　/ iv 慢 prn

地高辛片 0.125mg po qd

处方二 （可选下列一种或两种药物）

呋塞米（速尿）20～100mg iv prn

低分子右旋糖酐 250ml
呋塞米（速尿）80mg / iv drip prn

【说明】根据病情需要，决定是否使用强心药物。呋塞米用量不宜盲目加大，利尿效果不佳时要考虑肾灌注不足，予联合低分子右旋糖酐注射液扩容。进行紧急血液透析（HD）治疗，对清除患者容量负荷的效果最确切。

(3) 高钾血症的治疗（可选下列一种处方）

处方一 50%葡萄糖注射液 20ml
10%葡萄糖酸钙注射液 10ml / iv 慢

处方二 50%葡萄糖注射液 50ml
普通胰岛素 6～8U / iv 静脉泵入（速度要慢）

处方三 5%碳酸氢钠注射液 150～250ml iv drip

处方四 离子交换（降钾）树脂 15～30g po tid

【说明】以上处理无效或血钾≥6.5mmol/L 时应紧急进行血液透析（HD）治疗。严重代谢性酸中毒患者 HD 中及 HD 后继续补碱。

3. 出院和随访

患者病情稳定后可出院。定期复查血尿常规、肾功能、双肾B超。

患者肾功能完全恢复正常后，除单纯ATN外，还应治疗原发病，控制各种危险因素。肾功能不能完全恢复，又不需血透的患者，可予护肾排毒中药物治疗。

院外治疗处方如下。

(1) 抗血小板聚集药双嘧达莫片（潘生丁）50mg po tid和（或）氯吡格雷片75mg po qd。

(2) 血压控制钙拮抗药、α受体阻滞药、β受体阻滞药、ACEI、ARB（具体应用参考第14章慢性肾衰竭）。

(3) 排泄代谢毒素：药用炭片5片 po tid；

海昆肾喜胶囊2粒 po tid；

尿毒清颗粒5g/包 冲服tid（晚上剂量加倍，服10g）（或尿毒清颗粒10g 冲服 tid）。

（石宏斌）

第14章　慢性肾衰竭（CRF）

慢性肾脏病（chronic kidney disease，CKD），为各种原因引起的肾脏损伤，病史＞3个月，表现为下列之一：①肾脏病理损伤；②尿成分异常；③影像学检查异常；④GFR＜60ml/(min·1.73m^2)＞3个月，有或无肾损害。

慢性肾衰竭（chronic renal failure，CRF）是常见的临床综合征。它是由各种原发、继发性肾脏病引起的慢性进行性肾损害，最终出现肾功能减退而致衰竭。临床表现为体内代谢产物蓄积，水、电解质及酸碱平衡紊乱，以及全身多器官损害；是各种原发和继发性肾脏病持续进展的共同转归，CRF晚期称之为终末期肾病（end stage renal disease，ESRD），也称之为尿毒症。

一、病史采集

（1）现病史：应仔细询问患者的尿量情况，有无夜尿增多、少尿、泡沫尿、血尿；有无水肿；有无食欲缺乏、厌食、恶心、呕吐、腹泻、便血等消化道症状；有无头痛、头昏等高血压症状；有无腰胀、乏力、失眠、注意力不集中；有无胸闷、憋气等心力衰竭表现；有无咳嗽、咳痰、出血、皮肤瘙痒、骨痛等症状。

（2）过去史：既往有无类似病史，有无慢性肾炎、肾病综合征、慢性肾盂肾炎、糖尿病、高血压、系统性红斑狼疮、尿路结石、痛风、多囊肾以及先天遗传性肾病等病史。若有上述病史应询问诊治过程。有无长期服用中草药，有无药物、食物过敏史等。

(3) 个人史：询问有无吸烟及饮酒史。

(4) 家族史：询问家族中有无类似病史，有无肾炎、肾病综合征、糖尿病、高血压、系统性红斑狼疮、尿路结石、痛风、多囊肾等病史。

二、体格检查

CKD早期可无阳性体征，CRF患者常有面色萎黄、水肿、贫血、高血压、浆膜腔积液体征，查体时应注意有无腹部移动性浊音，下肺听诊有无呼吸音减弱或消失、叩诊呈浊音等；重症患者常有憋气、呼吸困难、颈静脉怒张等心力衰竭体征及酸中毒呼吸深长体征。

三、辅助检查

入院的CKD/CRF患者要做血常规、尿常规、电解质、血糖、血脂、肝功能、肾功能、血气分析、双肾B超、胸片、腹部平片（可选做)、心电图、心脏彩超（可选做）等检查；CKD早期为明确肾小球疾病诊断，必要时可考虑肾活检。

四、诊断

1. 诊断要点

(1) 有原发或继发肾脏病史，并出现尿毒症症状（水钠潴留、高血压、心力衰竭；高钾血症；酸中毒；口中尿味、食欲缺乏、恶心、呕吐、消化道出血等症状；贫血、出血倾向、白细胞减少；疲乏、失眠、注意力不集中、性格改变、肌肉颤动、痉挛、呃逆；皮肤瘙痒；面色萎黄）等，及时行肾功能检查基本可确诊，当病因不清只出现一些常见内科症状时，应及时做尿、肾功能检查、B超检查，否则易漏诊。

（2）寻找促使慢性肾衰竭恶化的原因，如血容量不足；感染；尿路梗阻；心力衰竭和严重心律失常；肾毒性药物；急性应激状态，如严重创伤、大手术；高血压；高钙血症、高磷血症或转移性钙化。纠正这些使肾衰竭加重的可逆因素，可使肾功能获得改善。

2. 分期

慢性肾功能不全分期见表14-1。

表14-1　慢性肾功能不全分期

中华内科杂志1993,32(2):132					CKD分期(K/DOQI)		
分期	GFR /[ml/(min·1.73m²)]	BUN /(mmol/L)	SCr /(μmol/L)	SCr /(mg/dL)	分期	GFR /[ml/(min·1.73m²)]	说明
					1	≥90	肾损害：GFR正常或↑
代偿期	50～80	<7.1	133～177	1.5～2.0	2	60～89	肾损害伴GFR↓
失代偿期	20～50	7.1～17.9	186～442	2～5	3	30～59	中度GFR↓
肾衰竭期	10～20	17.9～28.6	451～707	5～8	4	15～29	重度GFR↓
尿毒症期	<10	>28.6	>707	>8	5	<15（或透析）	肾衰竭

3. 诊断思路

应与急性肾衰竭相鉴别，结合病史并查贫血情况、

PTH，B超测双肾大小及检测血肌酐，必要时可行肾活检；确定为CRF后寻找有无急性加重的危险因素；再分析原发病，如慢性肾炎、高血压病、糖尿病、梗阻性肾病、慢性间质性肾炎等；明确有无并发症。

五、治疗

(一) 一般治疗及治疗原则

(1) 慢性肾脏病一体化治疗以保护肾功能、延缓尿毒症的进展为原则，包括生活方式、调整饮食和营养治疗、原发病治疗、并发症处理和替代治疗，早期肾衰竭或肾功能不全短时间内进展，应考虑入院治疗，积极寻找及治疗原发病，寻找加重肾功能损害的可逆因素并治疗，肾功能有望得到不同程度的改善。

(2) 延缓慢性肾衰竭的进展应在CKD的早期进行，包括个体化的优质低蛋白［0.5～0.8g/(kg·d)］、高热量饮食，可减轻肾脏负荷、延缓“健存”肾单位的破坏。优质蛋白指高生物效价蛋白，其中动物蛋白如鸡蛋、牛奶、瘦猪肉、牛肉、鸡肉、鱼肉等应占60%以上，植物蛋白(如花生、黄豆及其制品等) 应占40%以下。并保证热量每天达126～147kJ/kg (30～35kcal/kg)。非透析患者应予优质低蛋白高热量饮食。

① CKD1～2期［GFR 60～89ml/(min·1.73m^2)］，原则上宜减少饮食蛋白，推荐蛋白入量为0.8g/(kg·d)。

② CKD3期［GFR<60ml/(min·1.73m^2)］，即应开始低蛋白饮食治疗，推荐蛋白入量0.6～0.7g/(kg·d)，并可补充复方α-酮酸制剂0.12g/(kg·d)。

③ CKD4期以上GFR已重度下降［<25ml/(min·1.73m^2)］，推荐蛋白入量可减至0.4g/(kg·d) 左右，并

补充复方α-酮酸制剂0.20g/(kg·d)。

④ 维持性血液透析患者推荐蛋白入量为1.2g/(kg·d)，当患者合并高分解状态的急性疾病时，蛋白入量应增加至1.3g/(kg·d)，维持性腹膜透析患者推荐蛋白入量为1.2～1.3g/(kg·d)，可同时补充复方α-酮酸制剂0.075～0.120g/(kg·d)。

(3) 对症治疗及注意监测患者的尿量、血压、电解质、血气分析等变化。

(4) 早中期肾衰竭患者可行结肠透析，尿毒症期患者应规律地进行肾脏替代治疗（腹膜透析、血液透析）或肾移植。透析患者不需要严格限制蛋白质的摄入，一般应保持1.2～1.3g/(kg·d)。

【说明】慢性肾衰竭患者发展至尿毒症期即应进行透析治疗，具体指标如下。

(1) 血肌酐≥707μmol/L（8mg/dL)、血尿素氮≥28.6mmol/L（80mg/dL)、肌酐清除率（CCr)≤10ml/min；有水钠潴留的患者主张更早进入肾脏替代治疗。

(2) 糖尿病肾病尿毒症患者透析指征应放宽，血肌酐≥450μmol/L或GFR 15ml/(min·1.73m^2）时，就应该开始透析。若尿毒症症状明显，GFR 15～20ml/(min·1.73m^2)时，即应开始透析治疗。

（二）药物治疗处方

1. 必需氨基酸或α-酮酸

处方（可选下列一种药物）

必需氨基酸注射液0.1～0.2g/(kg·d)，po（分次）或iv drip qd

α-酮酸片（开同）4～8片　po tid

【说明】服用α-酮酸后，少数患者可出现高钙血症，停药或减药后可自愈，故高钙血症者应禁用或慎用。

2. 维生素类药物

处方（可选下列一种或多种药物）：

维生素 B_6 10～20mg po tid

复合维生素 B 片 1～2 片 po tid

维生素 C 片 0.1g po tid

3. 控制高血压

CKD非透析患者严格控制高血压，对延缓肾损害极为重要，应将血压严格控制至如下目标值：尿蛋白<1g/d者，血压控制在130/80mmHg；尿蛋白>1g/d者，血压应控制在125/75mmHg以下。血压不能达标时提倡降压药物联合治疗，并应严格控制钠盐摄入量（每天食盐<3g)。

（1）ACEI或ARB，参见第1章第3节慢性肾小球肾炎。

（2）钙通道阻滞药（CCB）

处方（可选下列一种药物）

硝苯地平缓释片（伲福达）20mg po q12h

硝苯地平控释片（拜新同）30mg po qd～q12h

苯磺酸氨氯地平片（络活喜）5～10mg po qd

苯磺酸左旋氨氯地平片（施慧达）2.5～5mg po qd

【说明】CCB有以下几点优点：

① 可迅速并稳定地降低外周血管阻力和血压，疗效维持时间较长；

② 不影响糖和脂质代谢；

③ 有利钠作用，此与传统的直接扩张血管药有钠潴留的副作用不同。

（3）利尿药

处方（可选下列一种药物）

呋塞米（速尿）片 20～40mg po tid

氢氯噻嗪（双氢克尿噻）片 25～50mg po tid

0.9%氯化钠注射液 20ml /
呋塞米（速尿）20～80mg / iv qd

4. 降脂治疗

处方（可选下列一种药物）

非诺贝特 0.1g po tid

阿托伐他汀钙（立普妥）20mg po qd

【说明】降脂类药分两类：如主要为三酰甘油升高，则选用非诺贝特；如为胆固醇高，则选用他汀类治疗。

5. 中药

处方（可选下列一种药物）

海昆肾喜胶囊 2～3 粒 po tid

尿毒清颗粒 5g po qid

6. 排泄代谢废物药物

处方（可选下列一种药物）

药用炭片 3～5 片 po tid

包醛氧化淀粉 5～10g po tid

7. 纠正肾性贫血

处方一 注射用重组人红细胞生成素（CHO 细胞）2000～3000U ih q2d～q3d

【说明】成人皮下注射重组人红细胞生成素（CHO 细胞）开始剂量为每周 80～120U/kg（分 2～3 次注射）：血液透析患者亦可从血管通路静脉端注射，剂量为每周 120～150U/kg（分 3 次注射），以使血红蛋白每月上升 10～20g/L 或血细胞比容（HCT）每周平均升高 1%（0.5%～1.5%）。剂量调整方法：在开始治疗或增加剂量的 2～4 周，Hb 上升<10g/L，则增加 25%的剂量；用药过程中，当每月血红蛋白上升超过 20g/L，或血红蛋白超过目标值

时，则剂量减少25%～50%或暂停用药。

处方二 （可选下列一种药物）

乳酸亚铁片 0.1g po tid

多糖铁胶囊 150mg po qd

处方三 （不能口服或口服后吸收不佳者，可选静脉用蔗糖铁）

蔗糖铁注射液 0.1g/5ml iv（血液透析结束从血管通路静脉端注射，每周2次）

0.9%氯化钠注射液 100～250ml / 蔗糖铁 0.1g / iv drip 30～60滴/min（非血液透析时给予，每周2～3次）

【说明】

(1) 如果转铁蛋白饱和度（TFS）<20%和（或）血清铁蛋白（SF）<200ng/ml，每次血透后可以给予100mg铁剂，共10次。

(2) 如果转铁蛋白饱和度仍<20%和（或）血清铁蛋白<200ng/ml，可进行下1个疗程的治疗（每周给予100mg铁剂，共10周）。

(3) 使用静脉用铁剂时，要注意监测转铁蛋白饱和度和血清铁蛋白，并随时调整剂量。

(4) 第1周用蔗糖铁注射液0.2g，第2周以后每次血液透析用蔗糖铁注射液0.1g，直至完成补铁总量。

总补铁量(mg)=体重(kg)×[血红蛋白目标值－血红蛋白实际值(g/L)]×0.24＋储存铁总量(mg)，以后每月用静脉用蔗糖铁100mg维持。

处方四 叶酸片 10～20mg po tid

维生素 B_{12} 片 5～10μg po tid

8. 治疗钙磷代谢失调和继发性甲状旁腺功能亢进症（可选择以下一种处方）

处方一 碳酸钙片 0.5～2g po tid

醋酸钙片 0.667～1.334g po tid

碳酸司维拉姆片 0.8～1.6g po tid

处方二 骨化三醇（罗钙全） 0.25μg po qd

氢氧化铝凝胶 10～15ml po tid

【说明】(1) 口服碳酸钙可起到补钙、降磷、纠正酸中毒的作用，骨化三醇可补钙降磷，对肾性骨营养不良及继发性甲状旁腺功能亢进症有较好疗效。使用中注意监测血钙、血磷、甲状旁腺激素，一旦出现高钙血症，应减量或停药，防止钙磷乘积＞55mg/dL，以免发生转移性钙化。

(2) 服用氢氧化铝凝胶可降磷，长期服用可发生铝中毒，引起痴呆、贫血、骨病等，故服用一段时间应停用。

9. 纠正水、电解质及酸碱平衡紊乱

(1) 水钠潴留

处方一 （可选下列一种或两种药物）

5％葡萄糖注射液 250ml /
肌苷 0.4g / iv drip qd

0.9％氯化钠注射液 100ml iv drip qd

【说明】血容量不足时应酌情补液，对少尿患者应注意观察其血压、心功能状态，注意勿补液过多诱发或加重心力衰竭。

处方二 （可选下列一种或两种药物）

布美他尼（丁尿胺）片 1mg po tid

0.9％氯化钠注射液 20ml /
呋塞米（速尿）20～160mg / iv（酌情应用）

【说明】单一运用效果欠佳时，可联合使用，一定程度上可减轻水钠潴留、缓解高血压，但对严重水钠潴留者应尽早行血液透析。利尿药易导致电解质紊乱，应注意监测；连续使用某种利尿药后，易产生利尿药抵抗，可更换其他药物；利尿药可使血尿酸增高，因此痛风患者慎用；尚应注意利尿药其他不良反应，如耳毒性、B族维生素缺乏、药物过敏等。

处方三　低分子右旋糖酐注射液 250ml /
　　　　呋塞米（速尿）针 40mg　/ iv drip qd

处方四　20%人血白蛋白注射液 50ml iv drip 后 呋塞米（速尿）针 40mg　iv

【说明】低分子右旋糖酐可引起肾小管损害，不宜连续或长期使用。

（2）钾异常

① 高钾血症：血清钾高于 5.5mmol/L 时称为高钾血症。心电图可表现 T 波高尖；血清钾 > 6.5mmol/L 时 P-R 间期延长、QRS 波增宽以及 S 波加深；血清钾 > 7.0mmol/L 时 P 波扁平或消失；血清钾 > 8.0mmol/L 时可见房室传导阻滞；血清钾 > 10mmol/L 时则出现心室颤动，心搏骤停。患者可能出现神经、肌肉系统症状：表现为迟钝、嗜睡、意识模糊、肌无力、肌肉酸痛、肢端麻木等。

A. 促使钾向细胞内转移。

处方一　5%葡萄糖注射液 500ml /
　　　　普通胰岛素 10U / iv drip（持续 1h 以上）

处方二　需控制液体量并紧急时

50%葡萄糖注射液 50ml /
普通胰岛素 8～10U / iv 微泵注入（持续 1h 以上）

处方三　5%碳酸氢钠注射液 150～250ml iv drip

【说明】疗效最肯定的是注射胰岛素与葡萄糖，联合应用葡萄糖和胰岛素（一般 4g 葡萄糖：1U 胰岛素）。碳酸氢钠还起到对抗钾对心脏抑制作用。

B. 对抗钾的心脏抑制作用

50%葡萄糖注射液　20ml /
10%葡萄糖酸钙注射液 10～20ml / iv（速度要慢）

【说明】静脉注射时应严密注意心率、心律的变化，1～2h 后可重复一次，但 10%葡萄糖酸钙注射液 24h 总量不超过 40ml。

C. 促进排钾

处方一　呋塞米 20～40mg iv 或 po

处方二　氢氯噻嗪片 20～40mg po

【说明】适用于肾功能正常无血容量不足者，有较强的排钾作用。呋塞米最大有效剂量为口服 400mg，静脉注射为 200mg，超过此剂量不会获得更大效果。

处方三　离子交换树脂 15～30g po tid

D. 其他治疗方法的选择

经以上处理血钾仍≥6.5mmol/L 或存在严重心律失常时应进行紧急血液透析（HD）治疗。

② 低钾血症：血清钾低于 3.5mmol/L 为低钾血症。注意检查患者的神志、呼吸的频率和深度、心率、心律、腹型、肠鸣音、肌力、肌张力。心电图出现 T 波低平、ST 段下降、U 波明显、Q-T 间期延长中的一项或多项。

A. 治疗原则：积极治疗原发病，了解患者的酸碱状态，决定用哪种钾制剂。纠正低钾血症的即时目的是防止致命性心脏和肌肉并发症（心律失常，膈肌无力，横纹肌溶解），最终目的是补充机体钾的储存，纠正导致低钾血症的病因。严重心律失常须进行动态心电监护，呼吸困难者应予吸氧，呼吸肌麻痹时进行呼吸机辅助通气。

B. 轻中度缺钾处理

处方　10％氯化钾口服液 10～20ml po tid

【说明】原则上先口服补钾，经口服补钾效果欠佳、不能口服或存在严重症状应尽快纠正时予静脉补钾。如需长期补钾，可予缓释剂型的氯化钾（如补达秀）以减少对胃肠道的刺激和血钾浓度的波动。

C. 重度缺钾或不宜口服补钾时（选择以下一种静脉补钾方式）

处方一　5％葡萄糖注射液 500ml
　　　　10％氯化钾注射液 15ml　iv drip　（慢！）

处方二　5％葡萄糖注射液 50ml
　　　　10％氯化钾注射液 15ml　静脉泵入（慢！）

【说明】静脉滴注补钾时，钾浓度不超过 0.3％，严重者钾最高浓度不超过 0.45％；需控制输液量的患者用静脉泵入，速度宜在 20～40mmol/h（相当于氯化钾 1.5g）以内，不能超过 50～60mmol/h；钾进入细胞较慢，一般需补钾 4～6 天才能纠正细胞内缺钾；伴代谢性酸中毒者在纠正酸中毒时可进一步加重低钾血症，此时应在允许的范围内相应提高补钾的剂量和速度；注意检查肾功能和尿量，每日尿量＞700ml，每小时＞30ml 补钾安全。

（3）代谢性酸中毒（metabolic acidosis）：最常见的一种酸碱平衡紊乱，以原发性血 HCO_3^- 浓度降低（＜21mmol/L）

和 pH 值降低（＜7.35）为特征。可根据阴离子间隙（AG）是否增加分为两类：AG 增加类代谢性酸中毒，患者血浆 Cl^- 水平正常，亦即文献上经常提到的正常血氯性代谢性酸中毒；AG 正常类代谢性酸中毒，患者血浆 Cl^- 水平升高，亦即高血氯性代谢性酸中毒。固定酸生成过多、肾脏排酸障碍、酸进入体内过多均可引起代谢性酸中毒。

代谢性酸中毒的诊断和鉴别诊断示意图见图 14-1。

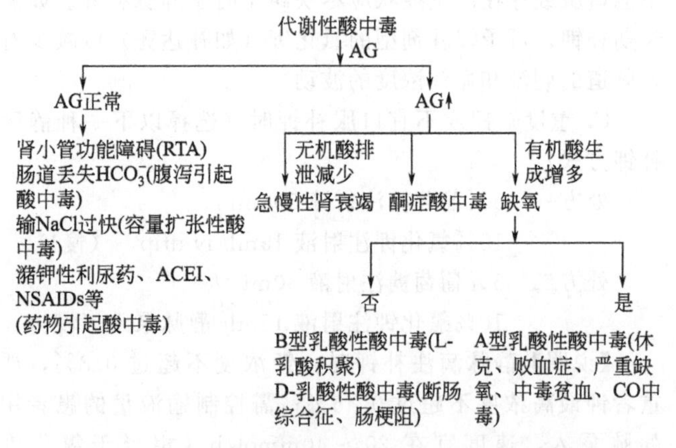

图 14-1 代谢性酸中毒的诊断和鉴别诊断示意图

ACEI—血管紧张素转化酶抑制剂；NSAIDs—非甾体抗炎药

① 治疗原则：积极治疗原发病。病因不同对饮食的要求不同，如肾功能衰竭患者予低盐、低脂、优质蛋白饮食，糖尿病患者予糖尿病饮食。由呼吸系统疾病引起的以积极治疗原发病为主，代谢性疾病所致的在积极治疗原发病的同时应积极纠正酸中毒。

② 药物治疗处方（补碱纠正酸中毒）

处方一　碳酸氢钠片　0.5～1g po tid

处方二　5%碳酸氢钠注射液 100～250ml iv drip

【说明】补碱量计算方法如下。

补充碱(mmol)=(正常 CO_2CP－测定 CO_2CP)×体重(kg)×0.2

或=(正常 SB－测定 SB)×体重(kg)×0.2

临床上可先补给计算量的 1/3～1/2（1g $NaHCO_3$ 含有 11.9mmol 的 HCO_3^-），再结合症状及血液检查结果，调整补碱量。在纠正酸中毒时大量钾离子转移至细胞内，会引起低钾血症，要检测血钾随时注意纠正低血钾；积极防治引起代谢性酸中毒的原发病；纠正水、电解质平衡紊乱，恢复有效循环血量，改善组织血液灌流状况，改善肾功能等；有明显心衰患者要防止碳酸氢钠输入过多而导致心脏负荷加重，可适当使用速尿增加尿量，防止钠潴留；严重肾功能衰竭引起的酸中毒，则需进行腹膜透析或碳酸氢盐血液透析，以纠正其水、电解质、酸碱平衡紊乱以及代谢产物潴留等。

处方三　（可选下列一种或两种药物）

碳酸氢钠片 0.5～2.0g po tid

5%碳酸氢钠注射液 150～250ml iv drip（根据酸碱平衡酌情应用）

【说明】CRF 患者应使其血浆中碳酸氢根（HCO_3^-）的浓度维持在 22mmol/L 以上，轻度酸中毒者可酌情予口服碳酸氢钠，若 $HCO_3^- < 15$mmol/L，则应静脉滴注碳酸氢钠，注意水负荷，如严重水钠潴留心衰者应尽早行血液透析。

10. 中药大黄制剂口服或保留灌肠（根据病情可选下列一种处方）

处方一　参苓白术散合右归丸加减：党参15g、茯苓15g、白术10g、山药15g、薏苡仁20g、熟地黄15g、山茱萸6g、杜仲10g、当归10g、枸杞子12g、菟丝子12g等。适用于脾肾气虚型。

处方二　大补元煎加减：党参15g，熟地黄15g，山药15g，山茱萸6g，茯苓15g，黄芪15g，枸杞子15g，当归10g。适用于气阴俱虚型。

处方三　真武汤加减：茯苓12g，白术9g，附子6g，草果10g，干姜10g，大腹皮15g，甘草6g。适用于脾肾阳虚型。

处方四　杞菊地黄丸合二至丸加减：熟地黄15g，山茱萸6g，山药15g，茯苓15g，牡丹皮9g，枸杞子12g，菊花12g，莲子15g，女贞子15g。适用于肝肾阴虚型。

处方五　地黄饮子加减：熟地黄9g，巴戟天15g，山茱萸12g，石斛12g，肉苁蓉10g，附子（制）6g，五味子9g，肉桂6g，茯苓12g，麦冬10g，甘草3g。适用阴阳俱虚型。

【说明】在上述方剂中，加用大黄（后下）9～12g，并随患者的个体差异进行剂量调整，使患者每天排软便2次为度，每天一剂，水煎服。

处方六　灌肠方：大黄20g，牡蛎（煅）30g，蒲公英30g，黄芪20g，益母草30g，白花蛇舌草25g，水煎至150ml保留灌肠，每天一剂。

六、出院和随访

患者病情稳定后可考虑出院，出院后门诊随诊，定期复查血常规、尿常规、肾功能、电解质等，随诊频度视病情而定。继续延缓肾损害进展及并发症治疗。

院外治疗原则如下。

① 优质低蛋白高热量饮食。

② 控制高血压。

③ 促进代谢产物的排除。

④ 维持水、电解质和酸碱平衡。

⑤ 纠正肾性贫血。

⑥ 治疗钙磷代谢紊乱和继发性甲状旁腺功能亢进症。

门诊处方可参考治疗剂量。

（廖　兵）

第15章　尿路感染

第1节　急性尿路感染

尿路感染（urinary tract infection，UTI）是指各种病原微生物（包括细菌、真菌、支原体、衣原体乃至病毒及寄生虫）侵入尿路黏膜，所引起的炎症反应。可分为急性膀胱炎（下尿路感染）和急性肾盂肾炎（上尿路感染）。病原体常为大肠杆菌等细菌，主要感染途径是上行感染。

一、病史采集

（1）现病史：了解患者有无易感因素，如梗阻（尿路梗阻、前列腺梗阻）、膀胱输尿管反流、尿路的器械使用、妊娠、糖尿病、各种慢性肾脏疾病，对已婚女性了解发病前有无性生活史；临床症状，如有无排尿困难（烧灼感或排尿不适感）、尿频、尿急、耻骨弓上的不适，约10%育龄妇女每年可因这些症状而就诊。肾盂肾炎患者可出现腰痛、高热、恶心、呕吐等症状。

（2）过去史：既往有无类似发作史，有无糖尿病、梗阻及各种慢性肾脏病史，若有，应询问诊治经过；男性了解有无前列腺炎病史。

（3）个人史：有无吸烟、酗酒及嗜酸、辣等嗜好。

（4）婚育史：对再发性尿路感染病史的患者应了解性生活史，对女性患者应询问有无妇科炎症、白带情况。

二、体格检查

急性膀胱炎一般无特异体征，检查患者低热（通常体温不大于38.5℃）。急性肾盂肾炎患者注意有无肋脊点和肋腰点压痛、上输尿管压痛及肾区叩痛。

三、辅助检查

三大常规、清洁中段尿尿培养、尿涂片镜下找细菌、抗酸杆菌及超声等检查。

四、并发症

见于急性肾盂肾炎。

1. 肾乳头坏死

指肾乳头及其邻近肾髓质缺血性坏死，常发生于伴有糖尿病或尿路梗阻的肾盂肾炎，为严重并发症。主要表现为寒战、高热、剧烈腰痛或腹痛和血尿等，可同时伴发革兰阴性杆菌败血症和（或）急性肾衰竭。当有坏死组织脱落从尿中排除，阻塞输尿管时可发生肾绞痛。静脉肾盂造影可见肾乳头区有特征性“环形征”。

2. 肾周围脓肿

为严重肾盂肾炎扩展而致，多有糖尿病、尿路结石等易感因素。致病菌常为革兰阴性杆菌，尤其是大肠埃希菌。除原有症状加剧外，常出现明显的单侧腰痛，且在向健侧弯腰时疼痛加剧。超声波、X线及CT有助于诊断，治疗上主要是加强抗感染和（或）局部切开引流。

3. 革兰阴性杆菌败血症

常见于复杂性尿路感染患者，偶见于严重的单纯急性肾盂肾炎患者，病情急剧、凶猛，患者出现寒战、高热及休克。预后不良，死亡率高。

4. 尿路结石和尿路梗阻

变形杆菌可产生尿素酶分解尿素，使尿液碱性化，从而使尿中磷酸盐超饱和析出结晶，形成结石。反复尿路感染形成的瘢痕和结石可引起尿路梗阻，导致肾盂积液和反流性肾病，加重肾功能损伤。

五、诊断

诊断思路：判断是否是尿路感染→对尿路感染进行定位→确定有无易感因素。

典型尿路感染有尿路刺激征、感染中毒症状、腰部不适等，结合尿液改变和尿液细菌学检查可诊断。凡是有真性菌尿均可诊断为尿路感染。真性菌尿是指：①膀胱穿刺尿定性培养有细菌生长；②导尿细菌定量培养，菌落数≥10^5/ml；③清洁中段尿定量培养，菌落数≥10^5/ml。

1. 诊断标准

① 正规清洁中段尿（要求尿停留在膀胱中4～6h以上）细菌定量培养，菌落数≥10^5/ml。

② 参考清洁离心中段尿沉淀白细胞数>10个/HFP，或有尿路感染症状者。

具备上述两点可以确诊。如无②则应再做尿细菌计数复查，如仍≥10^5/ml，且两次的细菌相同，可以确诊。

或③ 做膀胱穿刺尿培养，如细菌阳性（不论菌数多少），亦可确诊。

④ 未有条件做细菌培养计数的单位，可用治疗前清晨清洁中段尿离心尿沉渣革兰染色找细菌，如细菌>1个/油镜视野，结合临床尿感症状，亦可确诊。

⑤ 尿细菌数在10^4～10^5/ml者，应复查，如仍为10^4～10^5/ml，需结合临床表现或做膀胱穿刺尿培养来确诊。

2. 定位诊断

以下情况考虑上尿路感染（急性肾盂肾炎）：①明显的全身感染症状，如发热、寒战、体温升高，恶心、呕吐、肌肉酸痛及末梢血白细胞明显升高；②明显的腰痛，腰肋角压痛及叩击痛；③尿中白细胞管型和/或颗粒管型；④尿抗体包裹细菌阳性；⑤尿液 NAG 酶升高；⑥尿液视黄醇结合蛋白升高；⑦尿 Tamm-horsfall 蛋白升高或 Tamm-horsfall 蛋白抗体阳性；⑧肾小管功能损伤，如夜尿增多、低渗尿、低比重尿及肾性尿糖等；⑨急性肾衰竭、肾周脓肿及肾乳头坏死等并发症。急性上、下尿路感染主要依靠临床表现和化验来做定位诊断。

3. 确定有无易感因素

对于反复发作 UTI、50 岁之前的男性 UTI 等，均应积极寻找是否存在易感因素及复杂因素。

4. 明确有无并发症。

5. 鉴别诊断

本病应注意与慢性肾盂肾炎、肾结核、慢性肾小球肾炎及尿道综合征等引起尿路刺激征相鉴别。

六、治疗

1. 一般治疗及治疗原则

治疗原则为清淡饮食，多饮水，勤排尿，注意休息；积极控制感染，根据药敏选择抗生素。

2. 药物治疗

（1）抗菌治疗：没有药敏结果前，应选用对革兰阴性杆菌有效的抗生素。药物应无肾毒性或毒性小（妥布霉素等氨基糖苷类抗生素只宜短期应用，肾功能不全患者及老年人慎用）。

① 单剂疗法（可选择以下一种处方）

处方一　复方磺胺甲噁唑片4片　（顿服）

处方二　氧氟沙星片0.4g　（顿服）

② 三日疗法（可选择以下一种处方）

处方一　复方磺胺甲噁唑片2片　po bid×3d

处方二　氧氟沙星片0.2g　po bid×3d

处方三　阿莫西林0.5g　po tid×3d

处方四　环丙沙星片0.25g　po bid×3d

【说明】单剂疗法对非复杂性膀胱炎初诊时，应用短期疗程效果好（见图15-1），但不宜应用于复杂性尿感、男性患者及孕妇。

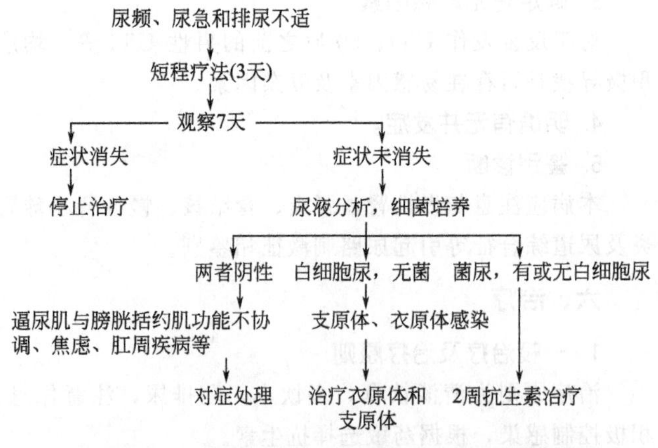

图15-1　女性急性非复杂性膀胱炎的处理流程图

③ 轻度肾盂肾炎（可选择以下一种处方）

处方一　复方磺胺甲噁唑片（每片含磺胺甲基异噁唑0.4g，甲氧苄氨嘧啶0.08g）2片 po bid

处方二　左氧氟沙星片0.2g po bid ×14d

④ 严重感染或有败血症（可选择以下一种处方）

处方一　0.9%氯化钠注射液 100ml / 左氧氟沙星注射液　0.4g / iv drip qd

处方二　0.9%氯化钠注射液 100ml / 头孢噻肟钠注射液 2g / iv drip q8h　皮试（　）

处方三　0.9%氯化钠注射液 100ml / 头孢曲松钠注射液 2g / iv drip qd　皮试（　）

处方四　0.9%氯化钠注射液 100ml / 头孢他啶注射液 1～2g / iv drip q12h　皮试（　）

【说明】一般疗程为 2～3 周，先予静脉用药，如 3～5 天症状好转或体温正常后可改为口服。若感染菌为葡萄球菌、克雷伯杆菌、变形杆菌、铜绿假单胞菌、大肠杆菌时可选处方一或处方二，敏感率在 90%以上；有复杂因素的肾盂肾炎，其致病菌多有耐药性，按药敏结果选用处方三、处方四、处方五。

⑤ 无症状细菌尿：a. 老年无症状性菌尿无需治疗；b. 尿路有复杂情况的患者，无症状性菌尿无须治疗，但出现尿路感染症状，因立即治疗；c. 妊娠期间发生的无症状性菌尿、伴有高危因素（如中性粒细胞减少、肾移植等）的无症状性菌尿以及进行尿路器械前后的无症状性菌尿需要治疗。

（2）碱化尿液

处方　碳酸氢钠片 1.0g　po　tid

【说明】碱化尿液可减轻细菌对膀胱的刺激，缓解症状，可增强氨基糖苷类抗生素、青霉素、红霉素及磺胺类的疗效，但会降低四环素及呋喃妥因的疗效。

(3) 中药（可选择以下一种处方）

处方一　三金片 3 片　po　tid

处方二　银花泌炎灵 4 片　po　tid

中医辨证施治：本病中医病机是湿热毒邪蕴结肾与膀胱所致，属于实证者居多。根据急则治其标，治疗以清利下焦湿热为主，邪去则正安。

① 膀胱湿热予清热泻火，利湿通淋。

处方　八正散加减：萹蓄 9g，瞿麦 9g，滑石 18g，栀子 9g，甘草 3g，大黄 6g，金银花 20g，连翘 20g，墨旱莲 30g。小便红赤加茜草 9g，白茅根 15g。

② 肝胆郁热予清利肝胆，解毒通淋。

处方　龙胆泻肝丸加减：龙胆 6g，泽泻 9g，车前草 15g，柴胡 10g，黄芩 10g，栀子 10g，生地黄 10g，半夏 10g，甘草 5g，蒲公英 15g。湿重者加滑石 10g，豆蔻 10g。

③ 阴虚湿热予滋阴补肾，清热利湿。

处方　知柏地黄丸加减：知母 9g，黄柏 9g，生地黄 15g，牡丹皮 9g，茯苓 12g，泽泻 9g，石韦 12g，车前草 30g。气阴两虚加黄芪 15g，党参 15g，麦冬 12g。

④ 脾肾阳虚者予温肾健脾利湿。

处方　无比山药丸加减：山药 20g，生地黄 10g，茯苓 20g，泽泻 15g，菟丝子 12g，赤石脂 10g，炒杜仲 15g，川牛膝 12g，五味子 9g，白茅根 30g。偏脾气虚加黄芪 15g，党参 15g。

【说明】中医治疗多用清热祛湿通淋。可根据不同的辨证分型选用不同的方药。

3. 随访

原则上，非复杂性膀胱炎可不住院，门诊治疗即可。

膀胱炎治疗不及时，可发展为急性肾盂肾炎，应及时治疗。必要时行X线胸片、腹部X线平片、静脉肾盂造影、排泄性尿路造影、同位素肾图等及膀胱镜检查。清洁中段尿尿培养要求未用抗生素前、尿液在膀胱停留时间>6h。停用抗生素后第7天、第14天、第30天若无尿路刺激征出现，也应分别查尿常规各一次，尿检正常为治愈。1个月后再次发病为重新感染，需再做中段尿细菌定量培养，根据药敏结果选择抗生素治疗。1个月内再次发病为复发，中段尿细菌定量培养且为同种致病菌，应注意有无复杂因素，并给予14天抗生素（根据药敏试验给药）的常规疗程。如仍有症状，常规行中段尿尿细菌定量培养和尿常规检查，可按药敏结果选择敏感抗生素，给予14天常规疗程。14天常规疗程结束后，中段尿细菌定量培养仍为阳性者，应根据药敏结果选用强有力的抗生素以允许范围内的最大剂量口服6周，并完善相关检查了解有无尿路解剖学异常。急性肾盂肾炎常规治疗后症状缓解，患者可以带口服抗生素出院。停药后第2、6周应复查尿培养，以便及时发现和处理。注意休息，坚持多饮水，勤排尿；注意阴部清洁。与性生活有关的反复发作的尿感，于性生活后立即排尿，并按常用量服用一个剂量的抗生素做预防。

第2节　慢性肾盂肾炎

慢性肾盂肾炎（chronic pyelonephritis）的临床表现多不典型，诊断较困难。目前认为诊断慢性肾盂肾炎应具备以下条件：影像学检查发现有局灶粗糙的肾皮质瘢痕，伴肾盂肾盏变形；有慢性间质性肾炎临床及实验室表现；

有尿路感染病史和（或）尿细菌检验阳性。需综合检查分析才能诊断。

一、病史采集

（1）现病史：临床表现不典型。注意患者有无间歇性排尿困难（烧灼感或排尿不适感）、尿频、尿急、耻骨弓上的不适、乏力、腰痛、高热、恶心、呕吐等症状，有无反复血尿，有无夜尿增多、血压升高等慢性肾功能不全表现。

（2）既往史：既往有无类似发作史（半数以上患者有急性肾盂肾炎病史，此为慢性肾盂肾炎的首发症状）、有无糖尿病、梗阻及各种慢性肾脏病史，若有应询问诊治经过。

（3）个人史：有无吸烟、酗酒及嗜酸、辣等嗜好。

（4）婚育史：应了解患者性生活史，对女性患者应询问有无妇科炎症、白带情况。

二、体格检查

急性发作期注意检查患者有无肋脊点和肋腰点压痛、上输尿管压痛及肾区叩痛，有无高血压、高钾血症及酸中毒表现。

三、辅助检查

三大常规、清洁中段尿尿培养、亚硝酸盐还原试验、尿液抗体包裹细菌检查、尿酶检查、肾功能、尿 α_1 微球蛋白、β_2 微球蛋白、视黄醇结合蛋白、禁水 12h 尿渗透压、腹部 X 线平片、静脉肾盂造影、排尿期膀胱输尿管反流造影、膀胱镜、CT、正电子发射型计算机断层(PET) 等。

四、诊断

1. 诊断要点

(1) 反复尿路感染病史及尿液细菌检查。

(2) 影像学检查（静脉肾盂造影等）发现肾盂肾盏变形、缩窄和（或）肾表面凹凸不平、两肾大小不等。

(3) 持续性肾小管功能损害，尤其远端肾小管浓缩功能障碍常首先出现。

注意：①不能以反复尿路感染的时间长短作为慢性肾盂肾炎的诊断依据；②要注意对不典型慢性肾盂肾炎（如呈现长期低热及菌尿，乃至无症状性菌尿等）的识别；③对慢性肾盂肾炎患者要检查有无复杂尿路感染因素存在（对反复尿路感染者更应检查，特别是婴儿及儿童要注意有无 VUR）。慢性肾盂肾炎确诊后还需对患者做进一步检查，以确定有无尿路解剖（如梗阻及畸形等）或功能（如膀胱输尿管反流等）障碍，或免疫功能低下等因素，如有则为复杂性慢性肾盂肾炎，易进展至慢性肾衰竭。

2. 分型

慢性肾盂肾炎表现常不典型，临床可见如下几型：复发型（反复发作急性肾盂肾炎）、低热型、血尿型、高血压型及隐匿型（仅尿液异常，尿细菌培养阳性）。

3. 鉴别诊断

本病应注意与急性膀胱炎、急性肾盂肾炎、肾及泌尿道肾结核、尿道综合征、非感染性慢性间质性肾炎等疾病相鉴别。

五、治疗

1. 一般治疗及治疗原则

有尿路梗阻或畸形情况者，解除尿路梗阻及反流。同时注意休息、避免劳累，宜清淡饮食，进食新鲜蔬菜水果，增加营养，避免辛辣食物、烟酒等。有感染者，应积极控制感染，纠正水、电解质、酸碱平衡紊乱。已出现肾功能损害者，给予护肾排毒等对症治疗。

2. 药物治疗

(1) 抗菌治疗（急性发作期）（可选择以下一种处方）

处方一　0.9%氯化钠注射液 100ml
头孢哌酮舒巴坦注射液 1～2g / iv drip q12h～q8h 皮试（ ）

处方二　左氧氟沙星注射液 0.2g iv drip bid

【说明】两种抗生素联合；注意做药敏，根据药敏调整抗生素，对确定为多重耐药的革兰阴性菌引起的复杂尿路感染，可选用哌拉西林他唑巴坦，或头孢吡肟联合阿米卡星治疗，效果差时推荐使用碳青霉烯类抗生素治疗；对碳青霉烯类耐药，需使用多黏菌素类抗生素。对多重耐药的革兰阳性菌引起的复杂性尿路感染，需选用达托霉素或利奈唑胺治疗。一般疗程为 2～4 周，若无效或再发，可行长疗程抗菌治疗，选用敏感药物治疗 2～4 周，转换应用，每组用药 1 个疗程，疗程结束停药 3～5 天，总疗程为 2～4 个月；如无效或常复发，可选择一种肾脏排泄为主的口服抗生素（这些药物尚可轮换应用），每晚睡前排尿后服 1 次剂量，疗程可达 6 个月至 1 年。积极寻找并去除易感因素。

(2) 碱化尿液

处方　碳酸氢钠片 1.0g　tid

【说明】碱化尿液可减轻细菌对膀胱的刺激，缓解症状。

(3) 中药（可选择以下一种处方）

处方一　三金片　3 片　po　tid

处方二　银花泌炎灵 4 片　po　tid

【说明】中医治疗多用清热祛湿通淋。对于膀胱湿热者，可清热泻火、利湿通淋。

（4）护肾排毒：对于出现慢性肾功能损害患者可服用冬虫夏草、螺旋藻等中成药或中药灌肠排毒（见第 9 章相关内容）。

（5）其他：外科手术纠正尿路梗阻或畸形。术前积极进行抗生素治疗，使尿菌落少于 10^3/ml，术后再用抗生素，以免发生败血症。

3. 出院和随访

原则上，常规治疗后症状缓解，患者可以带药出院。检测尿常规及肾功能，以及时发现和处理。同时注意坚持多饮水，勤排尿；注意阴部清洁。与性生活有关的反复发作的尿感，于性生活后立即排尿，并按常用量服用一个剂量的抗生素预防感染。尽量避免使用尿路器械，以往有尿感或尿路异常者，在尿路器械检查后 48h 内服用抗生素预防感染。如出现肾功能衰竭应进行血液透析。

（唐丽萍）

第16章 急性间质性肾炎

急性肾小管间质性肾炎（acute tubulointerstitial nephritis，ATIN）简称急性间质性肾炎（acute interstitial nephritis，AIN），是由多种病因引起、临床表现为急性肾衰竭、病理以肾间质炎症水肿、炎症细胞浸润、肾小管呈不同程度变性为基本特征的一组临床病理综合征。而肾小球和肾血管大多数正常，或轻度病变。发展至慢性小管间质肾炎之前无小管萎缩，这是鉴别要点。本病常见的病因是感染和药物，另外部分患者寻找不出特异性病因而称之为特发性急性间质性肾炎。急性间质性肾炎一般不包括以下两种情况：严重的肾小球肾炎伴发的间质性炎症；由于局部的缺血，或毒物对肾脏的直接毒害引起的急性肾小管坏死伴有的明显的肾间质浸润。

一、病史采集

1. 现病史

仔细询问患者发病前是否服用过容易引起间质性肾炎的药物，如抗生素、非甾体抗炎药、抗惊厥药、抗结核药、利尿药等；需询问患者发病前是否有过感染症状，如发热、淋巴结肿大、呼吸系统或泌尿系统感染的症状等；了解患者发病前是否出现过全身变态反应的症状，如腰痛、发热、皮疹、关节痛、乏力、食欲减退等。注意了解发病时间的长短，发病时有无高热、寒战、恶心、呕吐等感染中毒症状。需详细询问患者尿的改变，有无尿量的减少、泡沫尿、肉眼血尿等。要了解患者有无尿频、尿急、尿痛及腰痛等症状，便于与肾盂肾炎、膀胱感染等尿路感染性疾病鉴别。

2. 过去史

既往有无用药及食物过敏史；有无自身免疫性疾病，如系统性红斑狼疮、干燥综合征等；有无血液系统疾病，如淋巴瘤、白血病等；近期有无眼葡萄膜炎症等。

二、体格检查

注意测量体温了解有无高热和持续热；观察有无皮肤和黏膜黄染，面部、胸部、腹部和背部及四肢近心端皮肤是否有斑片状红色药疹，该药疹的特点是指压可褪色和伴有皮肤瘙痒、脱皮症状；注意检查患者颈下和腋下有无淋巴结肿大；注意眼部检查有无睫状充血、渗出等眼炎表现；按压脐周，有无腹部压痛，有无两肋脊角压痛和两肾区叩击痛等。

三、辅助检查

（1）实验室检查：血常规（注意血嗜酸粒细胞计数）、尿常规（注意尿嗜酸粒细胞）检查，24h尿蛋白定量、尿放免试验、尿渗量试验、肾功能、体液微生物检查、血气分析、抗TBM抗体及免疫球蛋白IgE测定等。

（2）器械检查：肾脏B超、肾图检查。

（3）特殊检查：肾穿刺活检。

四、诊断

1. 诊断要点

（1）有寒战、高热、乏力等全身感染的毒血症症状，或有可疑药物过敏所致的发热、皮疹、关节痛、淋巴结肿大等全身过敏表现。

(2) 腰痛突然发作，呈持续性酸痛或胀痛。两肋脊角压痛，两肾区有叩击痛。

(3) 尿有无菌性白细胞尿，其中30%以上为嗜酸粒细胞和（或）蛋白尿。

(4) 滤过钠排泄分数（FENa）测定：大多数患者尿钠排泄量增加，FENa分数多大于1%，有助于诊断。

(5) 肾功能检查异常。

(6) 血清IgE升高。

(7) 对病因不明，症状不典型，临床表现隐潜，突然出现急性非少尿型肾功能下降，有中度蛋白尿、糖尿、血沉快及高γ球蛋白血症的患者，警惕特发性急性间质性肾炎。肾组织学检查才能提供可靠的诊断依据。

2. 临床分型

(1) 药物过敏性ATIN：①过敏药物应用史；②全身过敏表现（药疹、药物热、血嗜酸粒细胞增多）；③尿检异常（轻度蛋白尿、血尿、无菌性白细胞尿及白细胞管型）；④急性肾衰竭及肾小管功能损害（肾性尿糖及低渗透压尿等）临床上可基本诊断；有条件者行肾穿病理检查；⑤病理：光镜检查的典型病变为肾间质水肿，肾间质内弥漫性或多灶状淋巴细胞及单核细胞浸润（主要为T淋巴细胞和单核-巨噬细胞），可伴有数量不等的嗜酸粒细胞或浆细胞浸润，少数情况下可见中性粒细胞，有时可见肾间质的上皮细胞性肉芽肿。肾小管上皮细胞通常呈退行性变，有时可见T淋巴细胞穿过肾小管基底膜（TBM）进入肾小管细胞，即出现“肾小管炎”的征象，偶可伴有肾小管上皮细胞的小灶状坏死及再生。通常肾小球及肾血管正常。免疫荧光一般均为阴性，但有时可见IgG及C_3沿肾小球基底膜呈线样或颗粒样沉积。

（2）感染相关性ATIN：有明确感染史，而后出现ATIN肾损害表现（轻度尿检异常、急性肾衰竭及肾小管功能损害）考虑此病，及时进行肾活检病理检查确诊。

（3）特发性ATIN（TINU综合征）：常发生于青少年，女性居多，病前常有乏力、食欲减退、体重下降及发热等非特异性症状，而后出现肾损害（尿化验异常、急性肾衰及肾小管功能异常）及眼色素膜炎（虹膜睫状体炎或全色素膜炎，常两侧同时出现），眼色素膜炎可出现在肾损害前、后，多数同时出现，伴有血沉增快，C反应蛋白及γ球蛋白增高。及时进行肾活检病理检查确诊。

3. 鉴别诊断

见图16-1。

五、治疗

治疗原则：去除病因，支持治疗以防止并发症及促进肾功能恢复。

急性肾小管间质性肾炎的治疗思路见图16-2。

1. 一般治疗

对于有可疑药物使用者，应停用可疑药物，同时注意休息、避免劳累，宜清淡饮食，进食新鲜蔬菜水果，选择具有清热解毒、利尿通淋作用的食物，避免辛辣食物、烟酒等，低盐低脂优质蛋白饮食。感染严重者，积极控制感染，纠正水、电解质、酸碱失衡。出现急性肾衰竭者根据病情行血液透析治疗。

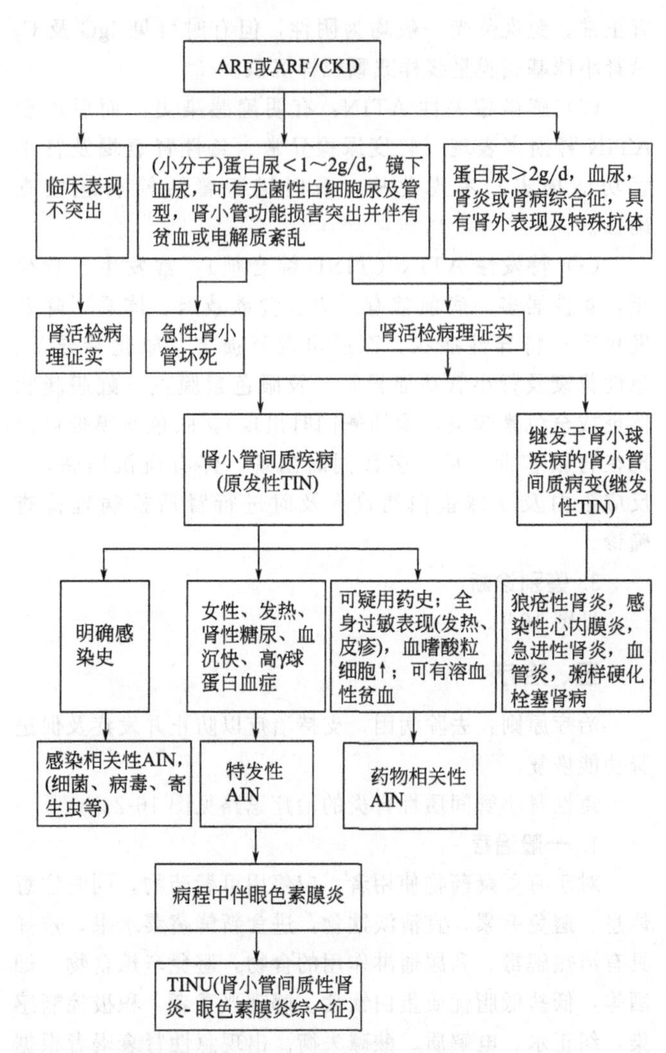

图 16-1 急性间质性肾炎的诊断与鉴别思路

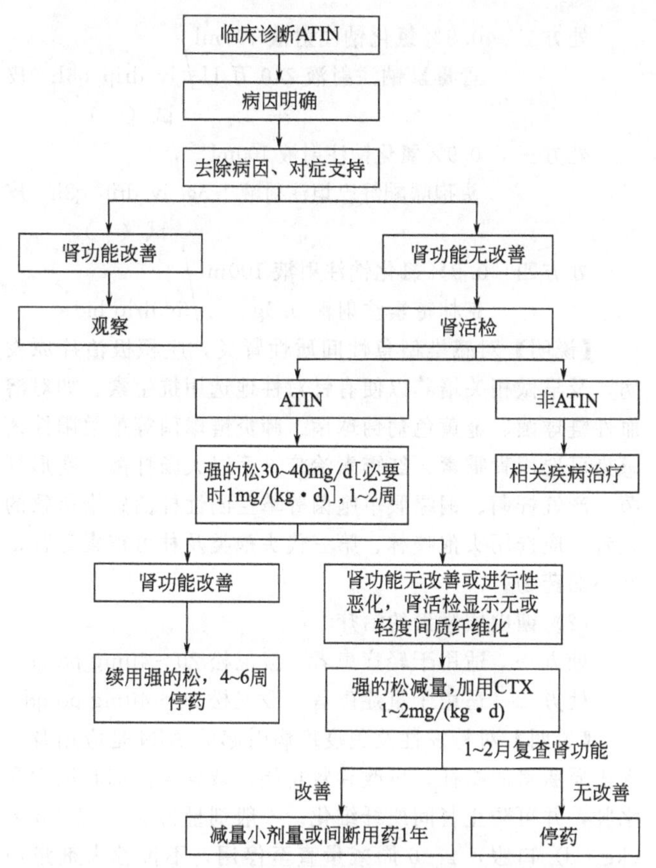

图 16-2 急性肾小管间质性肾炎的治疗思路

2. 药物治疗

(1) 抗感染治疗（根据病情选择以下一种处方）

处方一 0.9%氯化钠注射液 100ml / 头孢唑林注射液 1.5g / iv drip q8h 皮试（ ）

处方二　0.9%氯化钠注射液 100ml／
　　　　青霉素钠注射液 240 万 U／iv drip q8h　皮试（　）

处方三　0.9%氯化钠注射液 100ml／
　　　　头孢哌酮舒巴坦注射液 1.5g／iv drip q8h　皮试（　）

处方四　0.9%氯化钠注射液 100ml／
　　　　克林霉素注射液 0.6g／iv drip bid

【说明】对感染型急性间质性肾炎，应积极治疗原发病，及早做相关培养以便有针对性地选用抗生素。如对溶血性链球菌、金黄色葡萄球菌、肺炎链球菌等革兰阳性菌感染可选用青霉素、红霉素治疗，而以大肠杆菌、变形杆菌、产气杆菌、铜绿假单胞菌等革兰阴性杆菌感染所致的患者，应选用头孢唑林、第三代头孢类及林可霉素等肾毒性小的药物。

(2) 糖皮质激素的治疗

处方一　适用于轻症患者　泼尼松 20～40mg po qd

处方二　适用于重症患者　泼尼松 30～40mg po qd

【说明】对特发性及免疫疾病引起的 AIN 是应用肾上腺皮质激素的指征，可改善肾功能，减少炎性细胞浸润和水肿，并可防止肾间质纤维化。一般剂量为 0.5～1.0mg/(kg·d) 口服，4～6 周减量直至停用，不推荐大剂量甲泼尼龙冲击，肾间质炎症发生 10～14 天后即可发生间质纤维化，若病理检查已发现肾间质明显纤维化，激素不宜使用，故建议使用免疫抑制剂前行肾活检。激素的使用指征为：

① 停用致敏药物数日后肾功能无明显改善；

② 肾活检提示肾间质炎症严重或肉芽肿形成；

③ 肾功能急剧恶化；

④ 严重肾衰竭透析治疗。

（3）免疫抑制剂治疗

处方一　环磷酰胺片 1～2mg/(kg·d)（即 2～4 片 tid） po

处方二　0.9%氯化钠注射液 100ml
　　　　注射用环磷酰胺 200mg　　/ iv drip qod

处方三　吗替麦考酚酯 0.5～1.0g po bid

【说明】药物过敏性 ATIN 一般不需要使用，但若激素治疗 2 周无效及 TINU 综合征对激素疗效差或（和）肾间质出现上皮样细胞肉芽肿者，也可考虑使用免疫抑制剂。一般用 4～6 周，若 6 周肾功能无改善，应停用，无论有效与否，时间不宜过长，防止药物引起的并发症。

（4）血管扩张药与利尿药治疗

处方一　0.9%氯化钠注射液 100ml
　　　　山莨菪碱（654-2）针 10mg / iv drip

处方二　0.9%氯化钠注射液 100ml
　　　　酚妥拉明针 10mg　　/ iv drip

处方三　0.9%氯化钠注射液 100ml
　　　　呋塞米（速尿）针 20mg　/ iv drip

【说明】对急性间质性肾炎排尿困难、少尿或无尿，宜及早应用血管扩张药扩张血管，增加肾血流量，并酌量使用利尿药。

（5）中药治疗（根据病情选择以下一种处方）

处方一　5%葡萄糖注射液 100ml
　　　　丹参注射液 20ml　/ iv drip qd（10～14 天为 1 个疗程）

处方二　5%葡萄糖注射液 100ml / 川芎嗪注射液 120mg / iv drip qd（10～14天为1个疗程）

处方三　5%葡萄糖注射液 100ml / 生脉注射液 20ml / iv drip qd

【说明】血瘀者可用丹参、川芎嗪，气虚者可用生脉注射液。急性间质性肾炎中医认为主要是感受湿热、毒热之邪、蕴结三焦、伤及脏腑、阻滞气机，致肾失开合、膀胱气化失司、脾胃升降失调而致病。具体可根据不同的辨证分型选用不同的治疗方药。

（6）中医辨证施治：本病病因病机主要是感受湿热、毒热之邪，蕴结三焦，伤及脏腑，阻滞气机，致肾失开合，膀胱气化失司，脾胃升降失调而致病。或素体虚弱，加之有害物质中毒，伤及肾脏，脾肾亏虚，气阴两伤。

① 热毒炽盛予清热解毒，凉血化瘀。

处方　清瘟败毒饮加减：石膏（先煎）30g，知母10g，水牛角（先煎）30g，栀子10g，赤芍10g，玄参10g，牡丹皮10g，竹叶8g，猪苓15g，黄连3g，连翘12g，甘草（炙）5g。

② 湿热下注型予清热利湿通淋。

处方　八正散加减：车前草30g，萹蓄30g，瞿麦20g，通草6g，石韦15g，滑石20g，生地黄15g，黄柏10g，栀子10g，大黄10g，墨旱莲30g。口感明显可加麦冬12g，玄参10g养阴生津止渴。

③ 肝肾阴虚者予滋养肝肾，兼凉血止血。

处方　知柏地黄丸加减：知母10g，黄柏10g，生地黄15g，山茱萸15g，山药15g，牡丹皮10g，泽泻15g，大、小蓟各15g，藕节15g，淡竹叶10g，心烦失眠者，加炒酸枣仁10g，远志6g以宁心安神。

④ 脾肾气虚者健脾益气补肾。

处方　四君子汤合金匮肾气丸：党参30g，黄芪30g，白术12g，茯苓12g，熟地黄12g，山药20g，山茱萸12g，桂枝6g，熟附子（先煎）6g，牡丹皮9g，茯苓15g。食欲缺乏加砂仁（打碎）6g，麦芽15g；腹胀加川厚朴6g，陈皮6g。

3. 其他治疗

（1）血液透析

【说明】对于急性间质性肾炎急性肾功能衰竭者，宜尽早做血液透析，透析6～12h，可清除体内50%～70%的肾毒性药物。

（2）结肠透析疗法（可选择以下一种处方）

处方一　大黄（生）30g，六月雪30g，牡蛎（煅）30g，煎成300ml，保留灌肠，每天一次。

处方二　大黄20g，草果（仁）15g，加水250ml，煎至60ml，每次取20ml，加5%碳酸氢钠5ml，经输液管瓶于5min内快速滴注由肛门灌入结肠，每天3～4次。

4. 出院和随访

患者病情稳定后可出院。若是过敏型急性间质性肾炎，应继续服用泼尼松（2～3个月），并定期复查血尿常规。若是系统性疾病所致，以治疗原发病为主。

影响疾病预后的因素：①治疗不及时，一般认为发病＞3周未及时停用致敏药物进行治疗；②年龄：老年患者预后差；③病理检查提示肾间质纤维化程度重，出现上皮样细胞肉芽肿者预后差。

院外治疗原则如下。

(1) 避免食用或服用易致敏的药物。

(2) 控制原发病。

(3) 加强身体锻炼，增强体质。

(4) 泼尼松（过敏型急性间质性肾炎）门诊随诊，按医嘱减量激素。

（唐丽萍）

第17章 慢性间质性肾炎

慢性肾小管间质性肾炎（chronic tubulointerstitial nephritis，CTIN）简称慢性间质性肾炎（chronic interstitial nephritis，CIN），是由多种病因引起、临床表现为肾小管功能异常及进展性慢性肾衰竭、病理以肾小管萎缩和肾间质纤维化、炎症病变为基本特征的一组临床病理综合征。通常早期肾小球和肾血管不受累或受累相对轻微，晚期病变累及肾小球，可出现肾小球硬化及小血管壁增厚及管腔闭塞。

一、病史采集

（1）现病史：详细询问患者有无尿的改变，如尿量的减少、泡沫尿、肉眼血尿等。要了解患者有无尿频、尿急、尿痛等尿路刺激症状。中晚期可出现肾功能减退的相应多系统症状。

（2）过去史：既往有无长期使用药物或重金属、毒物接触史；有无系统性疾病如系统性红斑狼疮、干燥综合征；有无血液系统疾病如淋巴瘤、白血病；有无代谢性疾病如低钾肾脏病、糖尿病及先天遗传性疾病或梗阻性肾病等。

二、体格检查

慢性间质性肾炎无特异的体征。中晚期会出现各系统损害的相应体征，查体时注意检查患者有无两肋脊角压痛和两肾区叩击痛，注意有无贫血面容、高血压、水肿、肌力减退及心律失常的体征如心动过缓、室性早搏、心室颤动甚至心脏停搏等。

三、辅助检查

（1）实验室检查：血常规、尿常规、肾功能、电解质、24h尿蛋白定量、尿放射性免疫试验、尿渗量试验、血气分析及免疫球蛋白 IgE 测定等检查。

（2）器械检查：超声、CT、肾图、肾盂静脉造影等检查。

（3）特殊检查：肾穿刺活检（必要时）。

四、诊断

1. 诊断慢性间质性肾炎的临床线索

① 有较长期尿路梗阻者、有长期接触肾毒性药物或毒物史；

② 不明原因的多尿、夜尿、低比重尿；

③ 原因不明的肾功能不全，无明显水肿、高血压；

④ 轻度小分子蛋白尿；

⑤ 不明原因的低磷血症、高钾血症或低钾血症及代谢性酸中毒；

⑥ 不明原因的骨软化；

⑦ 存在全身疾病时，可能原发疾病的临床表现较为突出，注意不要忽略原发疾病可能掩盖慢性间质性肾炎的临床表现。

2. 诊断要点

（1）详细询问病史：有助于病因诊断，如原发于肾间质的疾病（如慢性肾盂肾炎等）及原因不明的特发性间质性肾炎；继发于肾血管或泌尿系统的疾病（肾动脉狭窄、梗阻性肾病）；继发于全身性疾病（如系统性红斑狼疮、干燥综合征等）。因原发病临床表现突出，常掩盖了间质性肾炎的临床表现。

（2）尿检查：多数患者尿中只有少量白细胞，常无管型及红细胞；尿蛋白多数不超过 1.5g/24h，定量常少于 0.5g；肾小管性小分子蛋白、尿溶菌酶及 β_2-微球蛋白增多（一般大于 1000ng/ml 有助于诊断）。感染急性发作时，尿可有较多的白细胞或白细胞管型。伴有肾乳头坏死时，可见血尿及脱落的坏死组织。

（3）肾功能：尿比重降低，禁水 12h 尿渗量浓度小于 500～600mOsm/(kg・H_2O）提示肾小管浓缩功能障碍；以肾小管功能减退为主时可测出尿糖、氨基酸等；可有电解质紊乱、难以纠正的酸中毒。

（4）其他辅助检查：B 超检查、X 线检查、肾盂静脉造影、指甲肌酐检查，有助于急、慢性病变的判断。

（5）肾活检：对病因不明，症状不典型，临床表现隐潜，肾功能逐渐下降的患者，可做肾组织学检查，对确诊有意义。

3. 鉴别诊断

本病应注意与原发高血压肾损害、慢性肾小球疾病引起的水肿、高血压、蛋白尿及后期出现的肾功能损害以及糖尿病肾病相鉴别。

4. 临床分类

（1）肾小管浓缩功能障碍：临床可见烦渴多饮、多尿、夜尿，甚至发生肾性尿崩症，在小儿还有遗尿症状。

（2）肾小管尿酸化机制障碍：临床以肾小管酸中毒为主，部分患者可表现为失盐或低钾血症。

（3）慢性肾盂肾炎：以尿路刺激症状为主。

(4) 肾乳头坏死：以肉眼血尿，腰或上腹部绞痛，尿中可见坏死组织脱落为主。

(5) 慢性肾功能不全：以贫血、恶心、呕吐，或以伴有高血压，或以伴有水肿为主。

五、治疗

主要治疗目标是根治，其次是改善病情，延长生存期，减轻痛苦，为达此目标，应遵循“病因治疗”“综合治疗”“替代治疗”三个原则。

1. 一般治疗及治疗原则

控制或消除原发病因，治疗诱发因素、加重因素及并发症。对于有可疑药物使用及重金属接触者，应停用或脱离相关药物及重金属；有尿路梗阻情况者，解除尿路梗阻及反流。同时注意休息、避免劳累，宜清淡饮食，进食新鲜蔬菜水果，避免辛辣食物、烟酒等，低盐低脂优质蛋白饮食。有感染者，应积极控制感染，纠正水电解质和酸碱失衡。

2. 药物治疗

(1) 抗感染治疗（根据病情选择以下一种处方）

处方一　呋喃妥因片 0.2g po tid

处方二　羧苄西林 2g im qid

处方三　复方磺胺甲噁唑片 2 片 po bid×6 周

【说明】对感染性慢性间质性肾炎常为复杂性尿路感染，致病菌多为变形杆菌、铜绿假单胞菌、粪链球菌等，故抗感染治疗应首选药物敏感而耳肾毒性最小的抗生素。可选择处方一或处方三。铜绿假单胞菌感染则选择处方二。

(2) 纠正水、电解质、酸碱平衡紊乱参考第 14 章 慢性肾衰竭的治疗相关内容。

(3) 中药治疗（可选择以下一种处方）

处方一 5%葡萄糖注射液 100ml / 丹参注射液 20ml / iv drip qd（10～14d 为 1 个疗程）

处方二 5%葡萄糖注射液 100ml / 川芎嗪注射液 120mg / iv drip qd（10～14d 为 1 个疗程）

处方三 5%葡萄糖注射液 100ml / 生脉注射液 20ml / iv drip qd

处方四 百令片 0.5g×4 片 po tid

处方五 金水宝胶囊 0.33g×3～5 粒 po tid

【说明】血瘀者可用丹参、川芎嗪；气虚者可用生脉；肺肾气虚者可用金水宝胶囊、百令胶囊等。

(4) 中医辨证施治：本病病因病机主要是因饮食起居不调，湿热内生，或感受湿热之邪，湿热内蕴，下注膀胱，损伤肾络而致病；有因久服止痛之剂或肾毒性药物或虫内侵，损伤肾阴，肾阴亏虚，虚火内生，热移膀胱而致病；有因情志不畅，肝郁气滞，气郁化火，木火刑金，肺失宣肃，治节失职，水谷精微不得布散周身而直入膀胱；有因久病伤肾，或房事不节，或劳倦内伤，损伤肾气，肾精不足，气化失常而致病。

① 湿热下注型予清利湿热。

处方 八正散加减：萹蓄 30g，瞿麦 20g，通草 6g，车前草（包煎）30g，石韦 15g，滑石 20g，黄柏 10g，栀子 10g，生大黄（后下）10g，白茅根 15g，墨旱莲 15g，甘草 10g。腰痛明显可加杜仲 15g，怀牛膝 10g，补肾强精。

② 阴虚火旺型予滋阴降火。

处方　知柏地黄丸合二至丸加减：知母10g，黄柏10g，生地黄12g，山茱萸10g，牡丹皮12g，茯苓15g，女贞子15g，墨旱莲15g，白茅根15g，茜草20g，小蓟20g，地榆15g，淡竹叶10g；心烦多梦者，加炒酸枣仁10g，远志6g以宁心安神。

③ 肺胃热盛型予清热润肺，生津止渴。

处方　消渴方合石膏知母人参汤加减：天花粉15g，黄连3g，生地黄20g，藕汁10ml，石膏30g，知母10g，粳米10g，太子参10g，甘草5g。大便干结者可加郁李仁10g，松子仁15g，陈皮8g，以行气润肠通便。

④ 肾气虚弱者益气补肾。

处方　肾气丸加减：熟附子6g，肉桂（冲服）3g，熟地黄15g，山药15g，牡丹皮8g，茯苓15g，泽泻10g，牛膝10g，车前子（包煎）15g。

3. 血液透析

对于慢性间质性肾炎发展成尿毒症应做血液透析或异体肾移植。

4. 出院和随访

患者病情稳定后可出院，但对长期服用某些药物或接触环境毒物者应该定期复查肾功能，发病后避免促使肾功能恶化的因素如劳累、外感、失水和饮食不洁等。若需长期血透应定期住院进行血液透析。

门诊治疗原则如下。

（1）避免服用含马兜铃酸中草药及接触环境毒物。

（2）注意休息、避免劳累。

（3）控制原发病。

（4）血液透析（肾衰竭患者）。

（唐丽萍）

第18章　肾小管酸中毒

肾小管酸中毒（renal tubule acidosis，RTA）是由于各种病因导致肾小管转运功能障碍所致的一组疾病，共同特征为远端肾小管分泌氢离子（H^+）和（或）近端肾小管重吸收碳酸氢盐（HCO_3^-）障碍的阴离子间隙（anion gap AG）正常的高氯血症性代谢性酸中毒。与肾衰竭时的酸中毒不同，血中的硫酸根和磷酸根等阴离子可正常的排泄。

一、病史采集

（1）现病史：注意询问患者有无临床症状，特别是出现消化道症状、乏力、骨痛、肌无力、呼吸困难、心悸、多饮、烦渴、尿量异常增多；儿童注意有无生长发育迟缓、眼部疾病、智力低下等。

（2）既往史：既往有无类似的发作史，有无糖尿病、高血压、低血压、肾结石、慢性间质性肾病、心律失常以及肝硬化、自身免疫性疾病等病史，如有则询问诊治经过，有无药物过敏史。

（3）家族史：家族中有无类似本病患者，有无遗传疾病如肾小管缺陷、周期性瘫痪等。

二、体格检查

一般无特异体征，检查患者是否出现呼吸加深、增强；有无呼吸困难、肌张力减退、腱反射减退或亢进、心律失常、体位性低血压、肠鸣音减弱或消失；有无血压升高、血压下降；有无定向力障碍；有无抽搐、幼儿发育不良、佝偻病、骨质软化等。

三、辅助检查

（1）实验室检查：三大常规、肝肾功能、血糖、血尿酸、血气分析、电解质、尿比重、尿 pH、尿渗透压、尿电解质、肾素、血管紧张素、醛固酮等检查。

（2）器械检查：X 线胸片、双肾 B 超、腹部 X 线平片和 IVP、骨骼 X 线片。

（3）特殊检查：氯化铵酸负荷试验、碳酸氢钠负荷试验等。

四、诊断

1. 诊断标准

（1）Ⅰ型（远端）肾小管酸中毒：实验室检查发现典型的正常阴离子间隙的高血氯性代偿性酸中毒、低钾血症、化验尿液中可滴定酸和（或）胺离子（NH_4^+）减少、尿 pH 始终＞5.5，则远端肾小管酸中毒诊断成立。如出现低血钙、低血磷、骨病、尿路结石和肾钙化则更支持该诊断。

对于不完全性远端肾小管酸中毒患者，可进一步行氯化铵负荷试验（有肝病者可用氯化钙替代），停用碱性药物 2 天后给予 NH_4Cl 0.1g/kg，分三次口服，连续三天后测尿 pH。也可采用一天法，将上述剂量在 3～5h 服完，以后每小时测尿 pH 一次，共测 5 次。如不能降到 5.5 以下，则不完全性 dRTA 成立。其他检查如尿 PCO_2/血 PCO_2；呋塞米试验及硫酸钠试验等。

（2）Ⅱ型（近端）肾小管酸中毒：①阴离子间隙正常

的高氯血症性代偿性酸中毒；②低钾血症，尿钾排出增多；③尿中碳酸氢根增多，HCO_3^- 排泄分数＞15％，酸中毒不严重时尿液呈碱性，酸中毒严重时尿液呈酸性，则近端肾小管酸中毒可成立。疑似病例可行碳酸氢盐重吸收试验，口服法：口服碳酸氢钠，从 1mmol/(kg·d) 开始，逐渐增加剂量，直至 10mmol/(kg·d)，当酸中毒被纠正后，同时测血尿的 HCO_3^- 及肌酐，计算 HCO_3^- 排泄分数。静脉滴入法：给患者静脉滴注 500～700mmol/L 浓度的碳酸氢钠，速度 4ml/min，每隔 30～60min 收集尿标本 1 次，间隔中间收集血标本，而后测血尿的 HCO_3^- 及肌酐，计算 HCO_3^- 排泄分数。若＞15％即可诊断。

HCO_3^- 排泄分数（％）＝尿 HCO_3^- ×血肌酐×100/血 HCO_3^- ×尿肌酐

式中，血尿的 HCO_3^- 单位为 mmol/L；肌酐单位为 μmol/L。

（3）Ⅲ型肾小管酸中毒：同时具有远端及近端 RTA 的表现，尿中可滴定酸及铵离子均减少，伴有碳酸氢根的增多、尿 PCO_2/血 PCO_2 比值减低，并且在严重酸中毒的情况下也不能将尿液最大限度酸化，临床症状较重。

（4）Ⅳ型肾小管酸中毒：轻中度肾功能不全患者出现 AG 正常的高氯性代谢性酸中毒及高钾血症，化验尿 NH_4^+ 减少，pH＞5.5，可诊断成立。患者血清醛固酮水平降低或正常。

2. 鉴别诊断

（1）临床上应注意与急性肾功能衰竭、慢性肾功能不全、肾小管钾分泌功能障碍、糖尿病酮症酸中毒、乳酸酸中毒及周期性麻痹等疾病引起的酸中毒或电解质紊乱相鉴别。

(2) 各型肾小管酸中毒的鉴别见表18-1。

表18-1 各型RTA的鉴别诊断

鉴别项	Ⅰ型	Ⅱ型	Ⅲ型	Ⅳ型
血清 Cl^-	↑	↑	↑	↑
血浆 HCO_3^-	↓	↓	↓	↓
血浆 pH	可有↓	可有↓	可有↓	可有↓
血 K^+	正常或↓	正常或↓	正常或↓	常有↑
尿 pH	>5.5	可变	>5.5	可变
尿 NH_4^+	↓	正常	↓	↓
尿 TA	可↓	正常	可↓	可↓
尿 Na	可↓	正常	可↓	可↓
FE_{HCO_3}	<3%～5%	一般>5%	5%～10%	1%～15%
U-B_{PCO_2}/mmHg	<20	>20	<20	<20
尿 Ca	可增多	正常	可增多	减少
其他	可伴肾结石肾性骨病	可伴范可尼综合征	可有肾结石	常有醛固酮缺乏症

注：尿TA—尿中可滴定酸；尿Na—尿钠（UNa）；FE_{HCO_3}—HCO_3^-排泄分数。

五、治疗

（一）一般治疗及治疗原则

一般以高热量、高蛋白、多种维生素的清淡饮食为主，注意休息，避免使用有损肾功能的药物和食物，纠正水、电解质、酸碱紊乱。注意治疗基础疾病。

（二）药物治疗

治疗原则为积极治疗原发病、去除诱因、改善症状、减轻痛苦。

1. Ⅰ型（远端）肾小管酸中毒的治疗

（1）纠正代谢性酸中毒（可选择以下一种处方）

处方一　碳酸氢钠片 1～2g po qid（1g 碳酸氢钠约等于 12mmol HCO_3^-）。

处方二　枸橼酸钠合剂 30～120ml po tid

【说明】补碱治疗非常有效，不但可以纠正酸中毒，而且随着酸中毒的纠正，体内钠消耗减少，尿中钙和钾等丢失量也减少。枸橼酸在体内经代谢氧化为二氧化碳而排出，不会加重酸中毒；同时可使肠道酸度降低而有利于肠道对钙的吸收，尿中枸橼酸钙盐可溶性大，减少发生肾结石和肾钙化的危险。调整剂量使用尿 pH 值和二氧化碳结合力及高钙尿症作为指标。婴儿患者每日枸橼酸或碳酸氢盐用量需达 5～8mmol/kg，儿童需 3～4mmol/kg，成人用量可减少到 1～2mmol/kg。枸橼酸钠合剂的配制：枸橼酸 140g 和枸橼酸钠 98g 溶于 1000ml 蒸馏水中，每天用量一般是 0.5～2.0mmol/kg，如能充分治疗，可改善骨病，降低尿钙排泄至每天＜12mg/kg。

（2）纠正电解质紊乱

处方一　枸橼酸钾颗粒 1g po tid

处方二　枸橼酸合剂 10ml po tid

【说明】根据患者电解质情况具体补充电解质，应注意低钾血症不宜使用氯化钾，以免加重高氯血症，同时补钾应从小量开始，以免因大量补钾抑制肾小管 H^+ 与 Na^+ 交换，加重酸中毒。枸橼酸合剂的配制：每 1000ml 蒸馏水中加入枸橼酸钾及枸橼酸钠各 100g 配制而成。

处方三　碳酸钙（钙尔奇 D、迪巧钙）片 1 片 po qd

【说明】如有低钙血症，应予补充钙剂。

（3）肾性骨病的治疗（可选择以下一种处方）

处方一　骨化三醇（罗钙全、法能）0.25μg po qd

处方二　苯丙酸诺龙 10mg im qw

【说明】使用过程中应注意监测电解质，以免发生高钙血症。骨质疏松者应予处方二，以促进骨质生长。

（4）其他

① 继发性远端肾小管酸中毒者，应治疗其原发疾病。

② 不完全性远端肾小管酸中毒者，可予氢氯噻嗪治疗。

2. Ⅱ型（近端）肾小管酸中毒

（1）纠正代谢性酸中毒（可选择以下一种处方）

处方一　碳酸氢钠片 1g po qid

处方二　枸橼酸钠合剂 30～120ml po tid～qid

【说明】Ⅱ型 RTA 补碱量较Ⅰ型 RTA 大，此症多见于婴幼儿。以儿童为例，补充碳酸氢钠量为 10～20ml/(kg·d)，以维持血中 HCO_3^- 浓度于正常范围调整剂量。

（2）补充活性维生素 D

处方　骨化三醇（罗钙全、药友立庆、法能等）片 0.25μg po qd

【说明】在补维生素 D 的过程中，有可能发生骨痛、手足抽搐等。主要因为加强了甲状旁腺素（PTH）溶骨作用，继续治疗，血钙和血磷升高、骨质正常钙化后，症状可逐渐消失。

（3）其他

① 补钾（可选择以下一种处方）

处方一　枸橼酸钾颗粒 1g po tid

处方二　枸橼酸合剂 10ml po tid

② 噻嗪类利尿药

处方　氢氯噻嗪片 20mg po tid

【说明】纠酸补碱后，可加重低钾血症，因有部分碳酸氢盐以钾盐的形式从尿中排出，故应予适当补钾。另外使用噻嗪类利尿药，加上低盐饮食，可引起轻度体液容量不足，从而增加近曲小管重吸收碳酸氢钠，因此可减少碳酸氢钠的用量。

（4）继发性近端肾小管酸中毒者，应治疗其原发疾病。

3. Ⅲ型肾小管酸中毒

治疗与Ⅰ型、Ⅱ型肾小管酸中毒相同。

4. Ⅳ型肾小管酸中毒

（1）纠正代谢性酸中毒

处方　碳酸氢钠片 1～2g po qid

（2）降低血钾

① 限钾：食物含钾＜30mmol/kg。

② 避免使用含钾药物：如青霉素钾盐（每百万单位含钾为 1.6mmol/L）。

③ 使用排钾利尿药（可选择以下一种处方或联合应用）

处方一　氢氯噻嗪片 20mg po tid

处方二　呋塞米（速尿）片 20mg po qd～tid

处方三　呋塞米（速尿）20mg iv qd

【说明】高钾血症可危及生命，运用上述方法不能降低血钾者，还可口服离子交换树脂、使用钙剂或小剂量胰岛素静脉滴注，一旦出现严重高钾血症（＞6.5mmol/L）时进行血液透析。

（3）盐皮质激素

处方　氟氢可的松片 0.1～0.2mg/d po（必要时 0.3～0.5mg/d）

【说明】对于低肾素低醛固酮血症者，考虑使用氟氢可的松治疗。常配合呋塞米减少其对水钠潴留副作用。

(4) 治疗原发病

(三) 中医治疗 (根据病情选择以下一种处方)

处方一　5%葡萄糖注射液 100ml / 黄芪注射液 30ml / iv drip qd

处方二　5%葡萄糖注射液 100ml / 生脉注射液 30ml / iv drip qd

【说明】肾精不足、脾肾阳虚、胃阴亏虚可选处方二；脾气虚损或有蛋白尿者可选处方一。

(四) 中医辨证施治

① 肾精不足者予滋补肾精

处方　六味地黄丸、左归丸或左归饮等：熟地黄 15g，山茱萸 10g，山药 15g，牡丹皮 6g，茯苓 12g，泽泻 10g。蛋白尿明显可加生黄芪 30g、益母草 15g、仙茅 10g、淫羊藿（仙灵脾）10g、枸杞子 15g 等补肾固摄。

② 脾气虚损予健脾理气

处方　香砂六君丸加减：党参 30g，生黄芪 30g，茯苓 15g，白术 10g，木香 6g，砂仁 6g。脾胃不和者可加旋覆花 12g、橘络 6g、姜半夏 10g、竹茹 12g、枳实 10g 等降逆和胃。

③ 胃阴亏损予滋养胃阴

处方　益胃汤、玉女煎或沙参麦冬汤和生脉散加减：党参 30g，麦冬 15g，五味子 15g，沙参 15g，天花粉 25g，生石膏 25g，生地黄 15g，知母 15g。

④ 脾肾阳虚者温补脾肾

处方　金匮肾气丸、防已黄芪汤加减：熟附子 10g，肉桂 5g，熟地黄 25g，山药 50g，山茱萸 25g，茯苓 15g，泽泻 15g，黄芪 50g，白术 15g，粉防己 10g，杜仲 15g，狗脊 25g。

（五）出院和随访

患者病情稳定后可出院，出院后继续予纠酸补碱、补钙等对症治疗。但应经常复查各项生化指标，以免矫枉过正。

门诊治疗原则如下。

（1）碳酸氢钠、枸橼酸钠。

（2）枸橼酸钾颗粒。

（3）维生素 D_2、维生素 D_3。

（4）控制原发病。

（5）加强身体锻炼。

（6）严禁食用对肾功能有损害的药物及食物。

（7）氢氯噻嗪、呋塞米（速尿）主要用于Ⅳ型肾小管酸中毒。

药物使用剂量参考治疗剂量。

（唐丽萍）

第19章 多 囊 肾

多囊肾病（polycystic kidney disease，PKD）是人类最常见的单基因遗传性肾脏疾病。按遗传方式多囊肾病可分为常染色体显性多囊肾病（autosomal dominant polycystic kidney disease，ADPKD）和常染色体隐性多囊肾病（autosomal recessive polycystic kidney disease，ARPKD）。ADPKD的主要病理特征表现为双肾出现无数大小不等的液性囊泡，囊肿进行性增大，破坏肾脏的正常结构和功能，最终导致终末期肾衰竭。ADPKD除累及肾脏外，还引起肝、胰囊肿、心瓣膜病、结肠憩室和颅内动脉瘤等肾外病变。在临床上，最常见的多囊肾病是常染色体显性多囊肾病。

一、病史采集

（1）现病史：仔细询问患者是否有腰胀、腰痛、血尿、腹部胀痛、头痛、高血压、夜尿增多等表现。

（2）过去史：既往有无肾囊肿相关诊断、动脉瘤破裂和蛛网膜下腔出血病史或手术史。

（3）家族史：父母、兄弟姐妹有无多囊肾、多囊肝病史。

二、体格检查

早期无特异体征，后期可有血压高，腹部可触及肿大肾脏、肝脏、可有肝肾区叩击痛等。

三、辅助检查

（1）实验室检查：血常规、尿常规、肾功能等。

（2）器械检查：肾脏B超、CT、MRI。

（3）特殊检查：基因连锁分析、直接检测基因突变以及单个核苷酸多态性检测等方法。

四、诊断

ADPKD的诊断主要根据家族遗传病史、影像学检查和基因诊断。

1. 诊断标准

ADPKD临床诊断标准分为主要诊断标准和次要诊断标准，见表19-1，只要符合主要诊断标准和任意一项次要诊断标准就可诊断。

表19-1　ADPKD临床诊断标准

主要诊断标准	肾皮质、髓质布满多个液性囊肿 明确的ADPKD家族史
次要诊断标准	多囊肝 肾功能不全 腹部疝 心脏瓣膜异常 胰腺囊肿 颅内动脉瘤 精囊囊肿

2. 诊断方法

（1）询问家族史、症状及体征。

（2）影像学检查：B型超声检查是诊断ADPKD最常用方法，具有方便、价廉和无创等优点。2009年Pei等在JASN上发表了最新的ADPKD超声诊断和排除标准：有阳性家族史，15～39 岁，双肾囊肿数需≥3 个；40～59 岁，每侧肾脏囊肿数需≥2 个；年龄≥60 岁时，每侧肾脏囊肿数需≥4 个。排除标准为：40 岁以上，如果双侧肾脏囊肿数小于 2 个，即可以排除。CT 和磁共振成像（MRI）诊断 ADPKD 很有价值，当囊肿发生出血或感染时，CT 和 MRI 可提供有用信息。

（3）基因诊断：主要有基因连锁分析、直接检测基因突变以及单个核苷酸多态性检测等方法。

3. 鉴别诊断

ADPKD 与其他囊肿性肾病鉴别要点见表 19-2。

表 19-2　ADPKD 与其他囊肿性肾病鉴别要点

疾　病	鉴别要点
遗传性	
von Hippel-Lindau 病	常合并肾细胞癌、视网膜血管瘤等
结节硬化症	有癫痫发作、肾脏错构瘤、面部血管纤维瘤等
成人髓质囊性病	双肾缩小，囊肿位于皮髓交界处
常染色体隐性遗传	多囊肾病、肺发育不全、门脉高压及肾脏囊肿
非遗传性	
髓质海绵肾病变	局限于髓质和乳头区
单纯性肾囊肿	不引起肾脏轮廓改变，不影响肾功能
获得性肾囊肿	终末期肾衰竭时发生，不伴其他器官囊肿

五、治疗

缺乏特异的干预和药物治疗，治疗目的：治疗并发症，缓解症状，保护肾功能。

1. 一般治疗

忌巧克力、咖啡、浓茶等含咖啡因的饮料；低蛋白饮食无延缓肾功能恶化作用，但病程晚期推荐低蛋白饮食；

避免应用非甾体抗炎药物，注意休息，大多数早期患者无须改变生活方式或者限制体力活动，当囊肿较大时，应避免剧烈体力活动和腹部受创，以免囊肿破裂出血。如果疼痛严重，镇痛药不能缓解且影响患者生活，可考虑囊肿穿刺硬化治疗、囊肿去顶减压术甚至肾脏切除术。

2. 对症治疗

（1）疼痛：背部或肋腹部疼痛是PKD患者最常见的症状，随着年龄及囊肿增大症状逐渐显著，女性更为常见。急性疼痛或疼痛突然加剧常提示囊肿破裂出血、结石或血块引起的尿路梗阻和合并感染。慢性疼痛多为增大的肾脏或囊肿牵拉肾被膜、肾蒂，压迫邻近器官引起。巨大肝囊肿也可引起右肋下疼痛。如患者的疼痛为一过性，可继续观察。疼痛持续或较重时可给予止痛剂，首选非阿片类止痛药，避免长期使用止痛药和非类固醇抗炎药，以防肾损害。囊肿出血、感染或结石等导致的急性疼痛需用麻醉止痛剂，局部麻醉药与类固醇联合阻断内脏神经，可延长疼痛缓解时间。如果疼痛严重可考虑手术治疗。

（2）止血：PKD患者一旦发生肉眼血尿或囊肿出血，以后极易再发，但这种出血多为自限性，一般减少活动或卧床休息，适当饮水防止血凝块阻塞输尿管等保守治疗效果较好。垂体后叶素、醋酸去氨加压素（desmopressin acetate，DDAVP）和抑肽酶（aprotinin）能有效控制严重出血。极少数出血量大的患者需要输血治疗。一些血液透析患者有反复发作的血尿，应选用小分子肝素或无肝素透析，并可考虑经导管选择性节段性肾动脉栓塞术。严重的出血可行单肾切除。

（3）感染：常见并发症，及时治疗膀胱炎及无症状性菌尿，能防止病菌进一步进行感染。怀疑囊肿感染，行CT或MRI检查。尽早进行致病菌培养，选用敏感抗生素，可获得较好疗效。一般水溶性抗生素通过肾小球滤过、近曲小管分泌，脂溶性抗生素通过囊壁弥散进入囊肿。因此，联合使用水溶性和脂溶性抗生素作为首选。抗生素治疗1～2周，仍有发热，应行感染囊肿引流术；如感染反复发作，应检查有无梗阻、肾周脓肿或结石等并发症存在；必要时延长治疗时间。

（4）结石：多为尿酸和（或）草酸钙结石。诱发结石的因素包括氨排泄、尿pH值和枸橼酸盐浓度降低等。静脉尿路造影和CT检查可确诊。治疗与非PKD患者相同，鼓励患者多饮水，结石如有症状做经皮肾镜取石术，成功率80%。体外震波碎石并发症多，故不采用。

（5）高血压：是PKD常见的并发症之一，是影响PKD患者肾功能进展的重要因素，严格控制血压可延缓肾功能减退，降低死亡率。ADPKD患者降压目标值为130/80mmHg。早期应限盐，保持适当体重，适量运动。在PKD患者中，肾素－血管紧张素－醛固酮系统（RAAS）处在持续的激活状态，而且在疾病早期即可观察到肾小球高滤过现象，表明RAAS系统的激活在患者高血压的发生中起了重要作用，因此RAAS系统可能是PKD患者高血压的最佳治疗靶标，疗效在病程早期尤其明显。其他降压药包括：β受体阻滞剂、钙通道抑制剂、中枢降压药和利尿剂。对于药物不能控制的高血压，可考虑行肾囊肿去顶减压术，肾动脉栓塞术或肾脏切除术。

（6）颅内动脉瘤：对于18～35岁有动脉瘤家族史的PKD患者，应进行MRI或血管造影。如无阳性发现，则5年后复查；如有阳性结果，应通过血管造影确定动脉瘤大小，小于5mm的动脉瘤每年随访1次，大于10mm的动脉瘤应采取经皮颅内动脉栓塞。

3. 肾脏替代治疗

当肾衰竭进展至终末期，需采取替代治疗。对于肾脏增大明显的PKD患者，透析首选血液透析，而非腹膜透析，因增大的肾脏占据了腹腔大部分空间，使有效腹膜透析面积下降，影响腹膜透析效果。肾移植前有囊肿感染、反复囊肿出血、严重高血压及巨大肾脏突入盆腔等表现者，可行肾切除术。PKD患者肾移植后主要并发症之一是感染，其中尿路感染最常见。因此，移植后应对感染进行仔细监测和早期治疗。

4. 其他延缓多囊肾病患者肾功能进展的措施

多囊肾病是国内外终末期肾衰的第4位病因，因此延缓多囊肾病患者肾功能的进展显得尤为重要。目前对于多囊肾病患者的囊肿治疗还处在临床试验的摸索阶段，还没有确切有效的药物来控制囊肿的生长。最近几年在肾脏病领域取得了较好的进展，如ACEI/ARB控制多囊肾病患者高血压的作用，mTOR抑制剂（rapamycin）、细胞周期依赖性蛋白激酶（CDK）抑制剂（roscovitine）、抗利尿激素V_2受体拮抗剂（VPV_2RA）和雷公藤内酯等在动物和临床试验中都显示出了对囊肿生长的抑制以及延缓肾功能进展的作用。

5. 中医辨证施治

① 气滞血阻予行气和血，兼调脾肾。

处方　宣明三棱汤加减：当归12g，白术12g，三棱12g，莪术12g，木香9g，槟榔15g，丹参15g，杜仲12g，山药12g，茯苓15g，党参15g，车前子15g。

② 寒湿凝聚予温化寒湿，消癥除饮。

处方　春泽汤合肾着汤加减：党参 15g，白术 15g，桂枝 6g，茯苓 15g，泽泻 12g，三棱 12g，莪术 12g，细辛 6g，干姜 6g，甘草 6g，车前子 15g。

③ 瘀血内结者活血化瘀，软坚散积。

处方　膈下逐瘀汤或鳖甲煎丸加减：人参 10g，鳖甲 12g，生熟地黄各 12g，地鳖虫 9g，牡丹皮 9g，芍药 12g，大黄 6g，桃仁 12g，红花 10g，三棱 12g，莪术 12g，丹参 15g。

④ 肝肾亏损予养肝益肾，活血化瘀。

处方　济生肾气丸或杞菊地黄丸加减

偏阳虚：附子 9g，制大黄 9g，熟地黄 12g，山茱萸 10g，山药 12g，牡丹皮 9g，茯苓 15g，泽泻 12g，莪术 15g，丹参 15g。

偏阴虚：枸杞子 12g，菊花 10g，生地黄 12g，牡丹皮 9g，泽泻 12g，茯苓 15g，山药 15g，山茱萸 12g，丹参 15g，鳖甲 12g，制大黄 12g。

⑤ 湿热内蕴者滋阴补肾，清热利湿。

处方　知柏地黄丸合八正散加减：黄柏 12g，知母 12g，生地黄 12g，牡丹皮 10g，茯苓 15g，泽泻 12g，山茱萸 12g，山药 15g，车前子 30g，萹蓄 15g，瞿麦 15g。

6. 出院和随访

患者病情稳定后可出院。注意监测血压及肾功能情况。

（唐丽萍）

第20章　中毒与肾脏损害

第1节　马兜铃肾病

马兜铃酸（aristolochic acid，AA）肾病是指服用含有马兜铃酸（AA）类药物而导致的肾小管-间质损害的一组疾病。广义讲，包括所有中草药所造成的肾小管-间质病变；狭义讲，单指AA所导致的肾小管-间质病变；临床上，特别是疾病早期，以肾小管功能损害为主要表现，为小分子蛋白尿；可表现急性肾损伤，至疾病后期则表现为慢性肾衰竭。含马兜铃酸的中药包括关木通、广防己、马兜铃、天仙藤、青木香、寻骨风等。

一、病史采集

（1）现病史：临床表现主要为肾小管间质病变。注意询问有无服用含有马兜铃酸类中草药，服药剂量、时间；有无尿量减少，恶心、呕吐，可表现非少尿性或少尿性急性肾衰竭；有无夜尿增多、血压升高等慢性肾功能不全表现。

（2）既往史：有无长期使用中药史，尤其是含马兜铃酸的中药；有无系统性疾病如系统性红斑狼疮、干燥综合征，若有应询问诊治经过，询问药物、食物过敏史。

（3）个人史：有无吸烟、酗酒等嗜好。

（4）家族史：应了解有无先天性肾病病史。

二、体格检查

一般无特异的体征，查体时注意有无两肾区叩击痛，注意有无贫血面容、高血压、水肿等。明显水钠潴留时注意有无胸腹水体征。

三、辅助检查

检查尿常规［尿液改变：呈低分子肾小管性蛋白尿，尿β_2-MG、NAG酶升高，肾性糖尿，氨基酸尿，近端肾小管酸中毒（Fanconi综合征），低渗尿］。血常规提示贫血；肝肾功能；双肾超声。肾穿刺病理诊断为急性肾小管坏死或广泛少细胞性肾间质纤维化。

四、诊断

1. 诊断要点

（1）有明确服用肾毒性中药史。

（2）以肾小管-间质病变为特征，具体分型如下。

① 急性AAN：常在短期（或一次）大量服用含AA的中药后发生少尿或非少尿性ARF，常伴有肾性糖尿，可有大量蛋白尿和低蛋白血症。常伴肾外表现，如恶心、呕吐、贫血、血小板减少、肝功能损害及神经系统异常（视听力障碍，震颤）等。肾穿刺病理诊断为急性肾小管坏死。

② 慢性AAN：持续或间断小剂量服用含AA药物史，尿检呈肾性糖尿，轻度蛋白尿，低比重及低渗透压尿，常伴贫血（贫血出现早）及轻、中度高血压，双肾缩小且双肾大小不对称（长径相差1cm以上）。肾穿刺病理诊断为广泛少细胞性肾间质纤维化。

③ 肾小管功能障碍型AAN：间断小量服用含AA药

物数月后出现症状，表现为肾小管性酸中毒或/和Fanconi综合征，同时伴肾小管浓缩功能障碍，血Cr、BUN基本正常。

2. 鉴别诊断

本病应注意与西药及其他原因引起的肾小管-间质病变的疾病相鉴别；明确的用药史，毒物接触史是鉴别的关键。

五、治疗

1. 一般治疗

(1) 适当休息、避免过劳；

(2) 进食清淡高热量饮食，多饮水，保证充足尿量；

(3) 避免应用有肾毒性药物；

2. 药物治疗

(1) 糖皮质激素（根据病情选下列一种处方）

处方一

泼尼松（或泼尼松龙）片 po 30～40mg/d

处方二

0.9%氯化钠注射液 250ml /
甲泼尼龙 40mg / iv drip qd

【说明】① 对于急性或慢性马兜铃酸肾病患者早期，可每天口服强的松30～40mg治疗，4～6周减量。有文献观察使用糖皮质激素1年，可延缓肾间质纤维化的进展。

② 糖皮质激素治疗：一般为强的松0.5～1.0mg/(kg·d)，有轻、中度肾功不全者仍为激素应用的指征。

③ 有肝功能损害者将泼尼松片改为泼尼松龙片0.5～1mg/(kg·d) 或甲泼尼龙片0.4～0.8mg/(kg·d) 顿服。

(2) ACEI或ARB（可选下列一种处方）

处方一 （可选下列一种ACEI类药物）

福辛普利片10～20mg po tid

依那普利片 10～20mg po qd

苯那普利片 10～20mg po qd

培哚普利（雅思达）片 4mg po qd

处方二 （可选下列一种ARB类药物）

氯沙坦片 50～100mg po qd

缬沙坦片 80～160mg po qd

替米沙坦片 40～80mg po qd

【说明】ACEI类药物和ARB类药物具有抗纤维化作用，早期使用可能会减轻马兜铃酸肾病的肾间质损害，延缓肾损害进展。肾功能不全时（透析患者例外）应注意此类药物的副作用，如高血钾、干咳、肾损害加重（血肌酐超过265μmol/L），使用中注意查血钾、血肌酐。

（3）抗氧化剂的应用（可选下列一种和/或多种药物）

维生素E 0.2g po tid

维生素C 0.2～0.5g po tid

5%葡萄糖注射液 250ml
维生素C 1.0g
肌苷 0.4g
CoA 100U
三磷酸腺苷（ATP）40mg | iv drip qd

5%葡萄糖注射液 250ml
还原型谷胱甘肽 1.2g | iv drip qd

（4）免疫调节治疗（可选下列一种处方）

处方一 百令胶囊5粒 po tid

处方二 金水宝胶囊3粒 po tid

【说明】冬虫夏草及虫草制剂可改善机体的免疫力，

促进肾小管间质病变的修复。

(5) 其他治疗

① 血液透析

【说明】对于进入终末期肾功能衰竭的患者，需采取替代治疗，即透析或肾移植；急性肾衰竭宜尽早做血液透析。

② 中药抗纤维化治疗（可选择以下一种处方）

处方一　黄芪 30g，当归 20g，丹参 30g，龟甲 15g，山茱萸 20g，枸杞子 25g，川芎、茯苓各 15g，大黄 10g，冬虫夏草 5g

处方二　熟附子 9g，干姜 5g，白术、红参各 15g，茯苓 12g，制大黄 6g，制半夏 8g，炙甘草 6g

六、出院和随访

患者病情稳定后可出院。定期复查血常规、尿常规、肾功能、电解质等，随诊频度视病情而定。继续延缓肾损害进展及并发症治疗。若需长期血透应定期进行血液透析。

门诊治疗原则如下。

① 避免服用有损肾功能的药物及接触环境毒物。

② 注意休息、避免劳累。

③ 规律服用糖皮质激素 30～40mg/d。

④ ACEI 或 ARB 抗纤维化治疗，处方同治疗方案。

（廖　兵）

第 2 节　对比剂肾病

对比剂肾病（contrast associated nephropathy，CAN）指使用对比剂后 72h 内发生的肾功能急骤下降。高渗的造影剂含碘量高达 37%，在体内以原形由肾小球滤过而不被肾小管吸收，脱水时该药在肾内浓度增高，可致肾损害而发生急性肾损伤。对比剂所致的急性肾功能衰竭报道日趋增多，甚至其发生率超过了氨基糖苷类抗生素所致。

一、病史采集

(1) 现病史：询问使用对比剂时间、剂量，有无尿少、血尿，有无恶心、呕吐；有无皮疹、心悸出冷汗、血压下降，严重者出现过敏性休克表现；尿检异常、夜尿增多等小管间质损害，注意肾功能急骤变化情况。

(2) 既往史：有无原有慢性肾脏病、伴有肾功能不全的糖尿病、充血性心力衰竭、肾病综合征、肝硬化伴肾功能损害、血容量减少或脱水、多发性骨髓瘤、高血钙等情况，若有应询问诊治经过。

(3) 个人史：有无吸烟、酗酒等嗜好。

(4) 家族史：了解家族中有无自身免疫疾病、高血压病、糖尿病患者。

二、体格检查

接诊时注意检查患者有无肢体湿冷、低血压等休克表现，有无皮疹、出血点等；患者常常有急性肾衰竭，注意有无水肿、肺部啰音、胸腹水体征；有无高血压、高钾血症及酸中毒表现。

三、辅助检查

三大常规，尿渗透压，尿钠，*N*-乙酰-*β*-氨基葡萄糖苷（*N*-acetyl-*β*-D-glucosaminidase，NAG）酶活性增高说明对比剂造成肾损害。尿微量蛋白测定（尿 α_1-MG、β_2-MG 升高）。尿视黄醇结合蛋白（RBP）升高。尿渗透压降低至300～400mOsm/(kg·H_2O)，少尿期低尿钠或钠滤过分数降低。肾小球功能检查：血BUN、血清肌酐、血尿酸均可升高，内生肌酐清除率降低。B超双肾增大或正常。

四、诊断

1. 诊断要点

（1）临床上有应用对比剂史。

（2）在24～48h出现少尿、无尿、皮疹、心悸、出冷汗、血压下降，严重者出现过敏性休克。

（3）尿检异常，肾功能急骤变化，尤其以小管功能明显异常。

（4）一般注入对比剂后血清肌酐值高于基础值的25%或50%即有诊断意义。

2. 鉴别诊断

本病应注意与止痛药肾病（由于长期滥用止痛药所致）、氨基糖苷类抗生素引起的肾损害、胆固醇微栓塞引起的肾功能衰竭（胆固醇栓子系在造影过程中导管安插损伤血管所致）鉴别。

五、治疗

1. 一般治疗及治疗原则

① 目前无特效解毒药，主要治疗措施为对症处理，必要时透析处理AKI。

② 关键在于预防，要掌握用药适应证，对于有高危因素的患者，应尽量避免做造影检查，如原有肾功能不全者、老年人、脱水、糖尿病、多发性骨髓瘤及高尿酸血症等患者。在用B超等检查后尚不能明确诊断而必须做造影检查时，严格掌握指征，则应在造影前补充盐水，纠正

脱水、低血压、电解质紊乱后再作造影检查。

③ 避免在短期内重复造影：在第一次造影后3个月内不宜再次造影，避免对比剂引起的肾损害。

④ 改换对比剂种类：对于有高危因素或碘过敏的患者应选用不含碘的对比剂（如碘普胺），或选用非离子性、低渗性对比剂，可降低其肾毒性。

2. 急性肾衰竭处理

积极治疗急性肾衰，一旦发生少尿型急性肾功能衰竭，经扩容、利尿等仍无效者，应紧急透析治疗并按急性肾衰处理（详见急性肾衰竭处方）。

3. 药物治疗（可选择以下处方）

处方一 20%甘露醇 250～500ml iv drip qd

处方二 0.9%氯化钠注射液 250ml / 呋塞米注射液（速尿）40～100mg / iv drip qd

处方三 5%碳酸氢钠注射液 250ml iv drip qd

【说明】造影后水化治疗及碱化尿液：在应用大剂量对比剂时，为了避免或减轻其肾毒性，可用20%甘露醇250～500ml及呋塞米（速尿）40～100mg静脉滴注，于造影前1h开始应用，可增加肾组织的灌注，降低血黏度，增加肾血流量，加强利尿，促进对比剂的排泄。造影结束后鼓励患者多饮水，用5%碳酸氢钠250ml静脉滴注以碱化尿液，增加尿酸盐排泄。

4. 其他治疗

① 钙通道阻滞药（CCB）

处方（可选下列一种药物）

硝苯地平缓释片（伲福达） 20mg po q12h

硝苯地平控释片（拜新同） 30mg po qd～q12h

苯磺酸氨氯地平片（络活喜） 5～10mg po qd

【说明】钙通道阻滞药能抑制对比剂所致的肾内血管收缩。钙拮抗药通过抑制细胞内钙的内流防止肾缺血，并能阻断肾血管收缩，防止肾小管细胞死亡。

② 抗氧化剂的应用

处方（可选下列一种和/或多种药物）

维生素 E　0.2g po tid

维生素 C　0.2～0.5g po tid

5%葡萄糖注射液 250ml
维生素 C 1.0g
肌苷 0.4g
辅酶 A 100U
三磷酸腺苷（ATP）40mg
| iv drip qd

5%葡萄糖注射液　250ml
还原型谷胱甘肽 1.2g
| iv drip qd

③ 血管扩张剂

a. 房钠肽（ANP）：对 CAN 具预防作用，在主动脉内 ANP 可阻断对比剂所致的肾血流和 GFR 降低。

b. 腺苷拮抗剂：现认为其对对比剂引起的肾内血管收缩具一定保护作用。

六、出院和随访

患者病情稳定后可出院，一般停用对比剂后多数患者病变是可逆的，若能及时对症治疗，预后尚好，部分临床综合征可自发缓解，但如未能及时确定并停药，治疗不及时则肾功能可持续恶化并出现不可逆转肾功能衰竭者，需要长期维持透析。

院外治疗原则如下。

① 定期复查检测尿常规及肾功能。

② 同时注意坚持多饮水，勤排尿。

③ 避免在短期内重复使用对比剂。

（廖 兵）

第3节 抗肿瘤药物的肾损害

抗肿瘤药物的肾损害是指抗肿瘤药物造成肾小管中毒性损害，或损伤血管内皮细胞，造成血栓性微血管病所致的肾脏疾病。抗肿瘤药物的肾毒性呈剂量依赖性，并且与药物种类密切相关，包括烷化剂、抗代谢药、抗肿瘤抗生素、铂酸盐制剂、免疫治疗药等。

一、病史采集

（1）现病史：询问使用抗肿瘤药物时间、剂量，有无腰痛、肾绞痛、肉眼血尿、少尿等急性肾损伤表现，有无恶心、呕吐、腹痛、黄疸；有无皮疹、皮下出血、血便等。

（2）既往史：既往有无糖尿病、梗阻及各种慢性肾病病史，若有应询问诊治经过。有无药物、食物过敏史。

（3）个人史：有无吸烟、酗酒等嗜好。

（4）家族史：应了解有无遗传性肾脏病患者。

二、体格检查

注意检查患者有无肾区叩痛，腹部压痛、反跳痛，有无水肿、高血压、高钾血症及酸中毒表现。

三、辅助检查

尿常规（肾小管重吸收功能障碍，呈现肾性糖尿、氨基酸尿及磷酸盐尿等）、肝肾功能、电解质、腹部X线平片、泌尿系彩超等。

四、诊断

1. 诊断要点

（1）临床上有应用抗肿瘤药物病史。

（2）轻症仅呈现肾小管功能损伤，表现为范可尼综合征或（和）肾小管酸中毒，伴轻度蛋白尿；也可有中度蛋白尿、糖尿、血尿等；重者可突然出现急性肾功能下降，主要为肾功能急骤变化尤其小管间质功能明显异常。

2. 临床分型

（1）烷化剂：主要包括环磷酰胺及异环磷酰胺、卡莫司汀、洛莫司汀及司莫司汀等。长期反复应用能引发范可尼综合征（近端肾小管重吸收功能障碍，呈现肾性糖尿、氨基酸尿及磷酸盐尿等），还可导致肾小管坏死，如肾损害继续进展，最终进展至终末肾衰竭，需要透析治疗。

（2）铂酸盐制剂：主要包括顺铂及卡铂。发病率高低及病情轻重均与用药剂量相关。主要临床表现为急性肾损害，其病理基础为肾小管上皮细胞死亡（凋亡及坏死）。出现急性肾损害后，如能及时停药，肾功能常可恢复。另外一个肾毒性表现是低镁血症，且常伴发低钾血症及低钙血症形成低镁综合征。

（3）抗代谢药：最常见的具有肾毒性的抗代谢药物是甲氨蝶呤和吉西他滨，甲氨蝶呤肾毒性主要表现为肾内梗阻性肾病及急性肾小管坏死，临床出现血尿及急性肾衰竭。吉西他滨导致的肾损害主要是溶血性尿毒综合征，发病也与剂量相关，主要临床表现为毛细血管内溶血、贫血、血小板减少及急性肾衰竭（常伴血尿、蛋白尿及高血压，需要透析治疗），可导致死亡。

（4）抗肿瘤抗生素：丝裂霉素导致的肾损害主要是溶血性尿毒症综合征，临床呈典型的溶血性尿毒症综合征表现，但是循环免疫复合物增多是其突出特点，提示体液免疫致病。

（5）免疫治疗药：白介素-2 常常导致慢性系统性毛细血管漏综合征，一方面造成弥漫性皮下水肿、脏器间质水肿及胸、腹腔积液；另一方面又造成低蛋白血症、低血容量及低血压，最终诱发急性肾衰竭。白介素-2 的另一个肾毒性作用是诱发急性间质性肾炎。α-干扰素可能引起多种肾损害，包括：肾小球疾病（微小病变病、局灶节段性肾小球硬化症等），患者出现蛋白尿（发生率为 15%～20%），甚至肾病综合征；急性肾小管坏死；也有时出现急性间质性肾炎或溶血性尿毒症综合征等。

（6）机体产生内源性毒物导致的肾损害：应用抗肿瘤药物化疗，特别是对白血病或淋巴瘤治疗时，体内大量肿瘤细胞坏死溶解，细胞核内核酸释放，嘌呤在体内代谢生成尿酸，可导致高尿酸血症，胞浆中磷及钾释放，可导致高磷血症、低钙血症及高钾血症，进而继发急性肾衰竭，它们被统称为肿瘤溶解综合征。

3. 鉴别诊断

本病应注意与止痛药肾病（由于长期滥用止痛药所致）、氨基糖苷类抗生素引起的肾损害、对比剂肾病鉴别。

五、治疗

1. 一般治疗及治疗原则

（1）主要为对症处理。

（2）关键在于预防，预防措施主要是用药前后碱化尿液及水化治疗，减少抗肿瘤药物的肾毒性。

（3）根据病情尽可能选用肾毒性较小的药物。

（4）监测尿及肾功能变化，出现急性肾损伤时及时行血液净化清除毒物。

2. 急性肾衰竭处理

积极治疗急性肾衰，一旦发生急性肾损伤，应紧急血液透析治疗并按急性肾衰处理。（详见急性肾衰竭处方）

3. 预防治疗

（1）水化治疗（可选择以下处方）

处方一　5%葡萄糖注射液 500ml iv drip qd/bid

处方二　0.9%氯化钠注射液 500ml iv drip qd/bid

处方三　0.9%氯化钠注射液　　250ml /
　　　　呋塞米注射液（速尿）40～60mg / iv drip qd

（2）碱化尿液、抑制尿酸形成治疗（可选择以下处方）

处方一　5%碳酸氢钠注射液 250ml iv drip qd

处方二　别嘌呤醇片 0.1g po tid

【说明】通过水化可减少抗肿瘤药物的肾毒性；碱化尿液减少尿酸/尿酸盐可沉积于肾小管引起肾内梗阻，并毒性损伤肾小管，诱发急性肾衰竭。使用抗肿瘤药物前、后进行水化处理，水化的方法是输注等渗盐水或葡萄糖液3000～3500ml，并用氯化钾、甘露醇及呋塞米，使每日尿量在2000～3000ml；用5%碳酸氢钠250ml静脉滴注以碱化尿液，保持尿液 pH 值＞7.0，增加尿酸盐排泄；化疗前后服用别嘌呤醇抑制尿酸形成。

4. 其他治疗

抗氧化剂的应用：

处方（可选下列一种和/或多种药物）

5%葡萄糖注射液	250ml	iv drip qd
维生素 C	1.0g	
肌苷	0.4g	
辅酶 A	100U	
三磷酸腺苷（ATP）	40mg	

5%葡萄糖注射液	250ml	iv drip qd
还原型谷胱甘肽	1.2g	

六、出院和随访

患者病情稳定后可出院，抗肿瘤药物的肾损害对肿瘤患者的生存和生活质量影响重大，要充分了解和掌握抗肿瘤药物的常见不良反应及其防治措施对提高肿瘤患者的治疗效果和改善生活质量具有重要的临床意义。

（廖　兵）

第21章 ANCA相关小血管炎

原发性小血管炎中，部分疾病与抗中性粒细胞胞浆抗体（anti-neutrophil cytoplasmic autoantibodies，ANCA）密切相关，ANCA是第一个被证实与血管炎病相关的自身抗体，可作为这些疾病的特异性血清诊断指标，因此称之为ANCA相关性小血管炎（ANCA associated small vessel vasculitides）。主要包括韦格纳肉芽肿病（Wegener's granulomatosis，WG）、显微镜下型多血管炎（microscopic polyangiitis，MPA）、变应性肉芽肿性血管炎（Churg-Strauss syndrome，CSS）和原发性坏死性新月体肾炎（NCGN）。由于认识和诊断水平提高，确诊的患者数呈上升趋势，本病在我国并不少见。

一、病史采集

(1) 现病史：临床表现复杂多样而且无特异性，常多脏器受累，肾和肺是最易受累的两个器官，应仔细询问患者有无尿量变化和血尿、蛋白尿情况，肾功能是否急剧恶化；有无过敏性哮喘、呼吸困难，其诱因和缓解情况；有无咳嗽、胸痛、咯血及其量；有无鼻塞、鼻窦部疼痛、脓性或血性分泌物；有无肢体麻木疼痛、运动和感觉障碍；有无发热、皮疹、关节肌肉疼痛、乏力、食欲减退和体重下降；有无腹痛、腹泻及恶心、呕吐等消化道症状。

(2) 过去史：既往有无系统性红斑狼疮（SLE）、类风湿关节炎（RA）、过敏性紫癜、甲状腺功能亢进症（甲亢)、淋巴瘤性肉芽肿等病史，若有应询问诊治过程。特别注意有无丙基硫氧嘧啶、肼苯达嗪的用药史。

(3) 家族史：了解家族中有无自身免疫疾病患者。

二、体格检查

一般无特异的体征，肺部病变严重者会出现明显干湿性啰音和心力衰竭的体征；大量蛋白尿或 ARF 少尿期患者有水钠潴留，故查体时注意观察有无水肿、胸腹水等体征。注意皮肤瘀斑、紫癜或溃疡的情况；还要注意皮疹分布、关节肌肉疼痛性质；有腹痛者要注意检查腹部有无包块，有无压痛、反跳痛。

三、辅助检查

1. ANCA 检测方法

以下两种方法同时应用可增加敏感性和特异性。

(1) 根据间接免疫荧光法(indirect immunofluorescent, IIF) 检测 ANCA 的染色模型的差异，将 ANCA 分为核周型 ANCA (perinuclear ANCA, p-ANCA) 和胞质型 ANCA (cytoplasmic ANCA, c-ANCA)，介于两者之间的为非典型性 ANCA (n-ANCA)。

(2) 根据酶联免疫吸附法 (enzyme-linked immunosorbent assay, ELISA) 检测 ANCA 的靶抗原，将 ANCA 分为 MPO-ANCA 和 PR3-ANCA。p-ANCA 的靶抗原主要为髓过氧化物酶 (myeloperoxidase, MPO)，c-ANCA的靶抗原主要为蛋白酶 3 (proteinase3, PR3)。我国患者以 MPO-ANCA (p-ANCA) 为主，占 70%～80%。MPO-ANCA 主要见于 MPA、CSS、NCGN，约占 90%的 NCGN 患者出现 MPO-ANCA 阳性，PR3-ANCA (c-ANCA) 主要见于 WG 患者，PR3-ANCA 是 WG 非常敏感的

血清学标志物，65%～70%的 WG 呈 PR3-ANCA 阳性，但约有 10%的典型 WG 或 MPA 患者 ANCA 为阴性，因此 ANCA 阴性并不能排除此类疾病。

2. 组织病理检查

（1）肾脏病理光镜：局灶性、节段性肾小球肾炎为特征，肾小球毛细血管襻坏死和新月体性肾炎，多新旧不等；小动脉纤维素样坏死少见，新月体和硬化性改变经常见于不可逆的肾脏病变。免疫病理和电镜：免疫球蛋白沉积测定微量或阴性。

（2）鼻窦和副鼻窦病理示坏死性肉芽肿和（或）血管炎，血管炎常呈节段性坏死性血管炎，累及小动脉、细动脉、小静脉、毛细血管及其周围组织。

（3）肺病病理表现血管炎、肉芽肿、坏死三者的结合，可见弥漫性肺出血、坏死性微小肉芽肿，伴有嗜酸粒细胞浸润。

（4）皮肤活检示白细胞破碎性血管炎。

3. 器械检查

X 线胸片、肾脏 B 超。

4. 其他检查

C 反应蛋白（CRP）、ESR、γ 球蛋白、补体 C_3、血常规、尿常规、肾功能等。

四、诊断

（一）诊断要点

ANCA 相关小血管炎缺乏特异性症状、体征，对于伴有进行性肾损害和（或）肺出血的中、老年肾炎患者，或全身症状明显的患者，应考虑本病的可能性，及时进行 ANCA 检测和肾活检病理检查。

1. 韦格纳肉芽肿病

(1) 经典的 WG 临床上具有下述三联征：

① 临床具有系统性血管炎综合征的表现（包括肾炎、腹痛、外周神经病变、皮疹和关节炎等）；

② 上呼吸道、下呼吸道炎症性和坏死性肉芽肿病变；

③ 节段性坏死性肾小球肾炎。

(2) 1990 年美国 WG 诊断标准

① 鼻或口腔炎，口腔溃疡，脓性或血性鼻分泌物；

② X 线胸片示结节，固定性浸润或空洞；

③ 尿沉渣示镜下血尿（红细胞＞5 个/HP），或红细胞管型；

④ 活检见动脉壁、动脉周围或血管外部有肉芽肿性炎症。

具有以上 4 项中的 2 项阳性，即可诊断为 WG。

2. 显微镜下多血管炎

MPA 为非肉芽肿性的系统性小血管炎，不仅侵犯小动脉、微小动脉，还可侵犯毛细血管和小静脉。故将原来的名称显微镜下多动脉炎改为显微镜下多血管炎。MPA 可侵犯全身多数器官，如肺、肾、眼、皮肤、关节、肌肉、消化道及神经系统。MPA 较为特殊的一个临床表现是肺肾综合征，可表现为肾脏病较重，也可表现为肺部症状较重，大量肺出血可威胁患者的生命。

1990 年美国结节性多动脉炎（PAN）及 MPA 的诊断标准如下：

(1) 体重下降≥4kg；

(2) 网状青斑；

(3) 睾丸痛或压痛；

(4) 肌痛、无力、腿肌压痛；

（5）单发或多发神经病变；

（6）舒张压≥90mmHg；

（7）血尿素氮或肌酐升高；

（8）血清 HBV 标记阳性；

（9）动脉造影异常；

（10）活检示中、小动脉炎症。

具有以上 10 项中的至少 3 项可以考虑 PAN（包括 MPA）。

3. 变应性肉芽肿性血管炎（CSS）

CSS 是以过敏性哮喘、嗜酸粒细胞增多、发热和全身性肉芽肿血管炎为特征的疾病；组织病理有嗜酸粒细胞和结缔组织肉芽肿形成。

美国 1990 年 CSS 诊断标准如下：

（1）哮喘史；

（2）血嗜酸粒细胞增高＞10％；

（3）单神经炎，多发性单神经炎；

（4）游走性或一过性肺浸润；

（5）副鼻窦炎；

（6）病理示血管壁及血管壁外嗜酸粒细胞浸润，甚至肉芽肿形成。

具有以上 6 项中的至少 4 项可以考虑诊断 CSS。

4. 原发性坏死性新月体肾炎（NCGN）

现认为原发性坏死性新月体肾炎（NCGN）是 MPA 的一个肾脏局限型。早期可以表现为肾小球毛细血管襻局灶性、节段性纤维素样坏死，病情严重者可为新月体性肾炎。免疫病理无或少量免疫复合物沉积，称为寡免疫复合物型节段性坏死性新月体性肾小球肾炎，相当于过去的原发性 RPGN Ⅲ型。

NCGN中50%～70%为p-ANCA阳性，特异性靶抗原为MPO，抗体滴度与临床病情密切相关。病情发展过程中也可以出现其他脏器，甚至全身器官受累，其中最为常见的为肺部小血管炎。

（二）鉴别诊断

在其他许多的疾病中亦可检出ANCA：如SLE、RA、IgA肾病、链球菌感染后肾小球肾炎、过敏性紫癜肾炎、溃疡性结肠炎、原发性硬化性胆管炎、慢性活动性肝炎等，应注意鉴别。

原发性小血管炎的肺肾综合征和肺出血肾炎综合征很相似，ANCA和抗肾小球基底膜（GBM）抗体的检测可以鉴别。

服用异烟肼、丙基硫氧嘧啶、D-penacillamine、二甲胺四环素可引起高滴度MPO-ANCA阳性，相关的血管炎症状可有可无。

有发热、皮疹、关节肌肉疼痛的患者应注意与药疹和皮肌炎相鉴别。有发热、腹痛患者要注意排除阑尾炎等急腹症。

（三）损害类型

ANCA相关小血管炎既可发生全身多系统损害（如WG、MPA），又可仅限于单一器官（如NCGN），临床表现复杂、变异。

1. 肾受累

表现为血尿、蛋白尿、管型尿。急性肾衰竭（多为非少尿性），可缓慢发生，也可急骤进展。

2. 肺受累

（1）咳嗽、咳痰、咯血、呼吸困难，易误诊为感染、肺水肿；

（2）X线胸片见阴影、结节和空洞，易误诊为感染、肿瘤和结核；

（3）弥漫性肺泡毛细血管炎，肺大出血可导致窒息。

3. 头颈部受累

（1）眼：色素膜炎，结膜炎，视网膜炎，球后视神经炎；急性感染性结膜炎，畏光流泪，视力下降和眼球突出。

（2）耳：渗出性中耳炎，耳鸣，听力下降，鼓膜穿孔，外耳道溢液（溢脓）。

（3）鼻：鼻炎，副鼻窦炎，鼻息肉，鼻甲肥大；脓性或血性分泌物，鼻出血，鼻痂，鞍鼻。

（4）咽喉：声门下狭窄，呼吸困难，声音嘶哑。

4. 其他脏器受累

（1）外周神经系统：感觉过敏、迟钝，关节肌肉痛。

（2）皮肤：皮疹，溃疡，坏疽，结节，网状青斑。

（3）消化道：食管炎、溃疡、出血。

（4）泌尿系统：前列腺炎、睾丸炎。

（四）危险度评估

预后不好的因素有如下几点。

（1）有少尿或无尿。

（2）SCr＞350μmol/L，血白细胞＞16×10^9/L。

（3）肾小球毛细血管襻坏死严重，新月体多并且体积大。

（4）大量咯血。

（5）血压高。

（6）神经系统受累。

与预后无关的因素：发热、贫血及皮肤、关节受累。

五、治疗

1. 一般治疗及治疗原则

（1）卧床休息、心电监护、病重或病危通知、吸氧。

（2）低脂、半流质饮食或鼻饲。

（3）记24h尿量及保持液体出入量平衡。

（4）本病重症患者常进展迅速，要尽早获得ANCA、抗GBM抗体检测结果。

（5）及时进行甲泼尼龙冲击及血透、血浆置换、抗炎等处理。

（6）及时进行X线胸片检查。

（7）监测肝肾功能、血气分析、电解质。

2. 治疗原则

早期诊断，早期治疗。

药物治疗处方

（1）首选糖皮质激素联合环磷酰胺

糖皮质激素（根据病情选下列一种处方）

处方一 （可选下列一种药物）

泼尼松（或泼尼松龙）片1mg/(kg·d) po

甲泼尼龙片0.8mg/(kg·d) po

处方二 0.9%氯化钠注射液 250ml /
甲泼尼龙 1g / iv drip qd

【说明】① 甲泼尼龙（MP）冲击治疗用于病情较重患者，肾活检以急性病变为主（如细胞性新月体广泛形成、小动脉纤维素样坏死等）；MP 0.5～1g/次，连用3天，1周后可重复，间歇期及维持阶段口服泼尼松（泼尼松龙）片40～60mg/d，每天一次。

② 对病情不太重的患者，强化阶段可用泼尼松（泼尼

松龙）片 1mg/(kg·d) 顿服，4～8 周后开始减量，10～15mg/d 维持。

③ 有肝功能损害者将泼尼松片改为泼尼松龙片 1mg/(kg·d) 或甲泼尼龙片 0.8mg/(kg·d) 顿服。

环磷酰胺

处方　0.9%氯化钠注射液 250ml /
　　　环磷酰胺　　　　　1.0g / iv drip　每 1～3 个月一次

【说明】① 病情较重患者环磷酰胺（CTX）静脉冲击治疗，1g/次，可分 2 天使用，每个月一次，连续 6 个月；然后再改为每 3 个月一次维持治疗，总疗程 2 年，用药期间要检测血常规和肝肾功能。

② 对病情不太重的患者，泼尼松治疗 10～14 天后，口服 CTX 2mg/(kg·d)，共 12 周；维持阶段也可用甲氨蝶呤片（MTX），每次 15～25mg，每周一次；或硫唑嘌呤片 1～2mg/(kg·d) 长期维持治疗 1～2 年。

③ 环磷酰胺（CTX）是治疗本病首选的免疫抑制剂，由于 CTX 长期治疗副作用多，诱导治疗一旦达到缓解（通常 4～6 月）或对不能耐受者可选用甲氨蝶呤片（MTX）每次 15～25mg，每周一次；或硫唑嘌呤片 1～2mg/(kg·d)。

④ 在用糖皮质激素和细胞毒药物过程中，患者可用磺胺类药物预防卡氏肺囊虫感染，并减少复发。

(2) 抗感染治疗（根据病情选择以下一种处方）

处方一　（可选下列一种药物）

0.9%氯化钠注射液 100ml /
头孢哌酮舒巴坦　　1.5g / iv drip q8h

0.9%氯化钠注射液 100ml /
头孢他啶 2g / iv drip q12h

【说明】控制肺炎，并行病原学检查（包括痰培养、血尿培养），检查胸片，根据结果调整抗生素；一般抗炎2周。

处方二 （可选下列一种药物）

复方磺胺甲噁唑片 2片 po bid

莫匹罗星软膏 鼻腔局部用

【说明】可清除金黄色葡萄球菌，减少WG复发。

3. 其他治疗方式选择

（1）血浆置换可去除血中的自身抗体，从而缓解病情，尤其适用于有肺出血、抗GBM抗体的ARF患者。初期可采用强化血浆置换疗法，2～4L/d，每天一次，连续7天，其后间隔时间延长，在置换时，必须同时给予糖皮质激素和CTX。

（2）免疫吸附。

（3）透析和肾移植：少数进入终末期肾衰竭，需要维持性血透或肾移植，肾移植后仍有少数患者会复发，复发后仍可用肾上腺皮质激素和免疫抑制剂治疗。

（4）抗淋巴细胞抗体治疗：抗淋巴细胞球蛋白（ALG），抗胸腺细胞球蛋白（ATG）主要用于治疗加速性和急性排斥反应，其中以针对细胞介导的细胞性排斥反应为主。

（5）抗独特型抗体治疗。

六、出院和随访

患者病情稳定后可出院，出院后定期复查血尿常规、肾功能、双肾B超。

诱导缓解期治疗及维持缓解期的治疗需 2～4 年，应交代患者坚持治疗。

门诊治疗原则如下。

（1）口服泼尼松（或泼尼松龙）片，诱导缓解期控制病情后逐步减量，约 6 个月后减至 10～15mg/d，再维持治疗。

（2）CTX 0.6～1.0g/次，每个月一次，连续 6 个月后改为每 3 个月一次，维持 2 年。

（3）吗替麦考酚酯片（骁悉）0.25～0.5g po bid。

（4）来氟米特片（爱诺华）20～30mg/d po。

（廖　兵）

第22章 溶血性尿毒综合征

溶血性尿毒综合征（hemolytic uremic syndrome，HUS）是一种以毛细血管病性溶血性贫血、血小板减少和急性肾衰竭伴（或不伴）有神经精神症状为临床特点的综合征，又称微血管性溶血性贫血（microangiopathic hemolytic anemia）。其临床特点是：①微血管溶血性贫血；②急性肾衰竭；③血小板减少，构成三联征。1955年由Gasser首先报道。本病的基本病理变化为微血管内皮细胞损害、微血管内血栓形成。本病多发于儿童，是导致儿童急性肾衰竭的重要病因。

一、病史采集

（1）现病史：仔细询问患者腹痛、腹泻、呕吐的情况，注意腹泻的时间、大便形状和缓解情况。患者是否存在溶血的临床表现，如畏寒发热、腰痛、黄疸、血尿、酱油样尿。有无皮肤瘀血瘀斑等出血表现；询问患者尿量变化情况。注意有无嗜睡、抽搐、昏迷等神经系统症状；女性患者要注意是否为重度妊娠高血压综合征或处于围产期。

（2）过去史：询问是否存在其他可能诱发血栓性微血管病（thrombotic microangiopathy，TMA）的疾病：如肿瘤（如乳腺肿瘤、肺癌等）、异基因骨髓移植、肾脏移植、脑病、妊娠、自身免疫性疾病（如系统性红斑狼疮等）、慢性胰腺炎；有无某些免疫缺陷病如有无丙种球蛋白血症及先天性胸腺发育不全；有无使用环孢素、丝裂霉素及避孕药等。

（3）家族史：了解家族中有无自身免疫疾病、血友病、珠蛋白生成障碍性贫血、葡萄糖-6-磷酸脱氢酶缺乏症等疾病患者。

二、体格检查

HUS一般无特异的体征，注意检查患者有无溶血的体征，如发热、贫血、巩膜及全身皮肤黄染、肾区叩痛。有无皮肤瘀血瘀斑等出血体征。肾功能损害严重的少尿、无尿患者多有水钠潴留，查体时注意水肿、胸腹水、高血压、心律失常等体征。

三、辅助检查

检查肝肾功能，血小板计数检查、破碎变形红细胞检查、肾功能、凝血功能（血浆凝血酶原时间、血浆凝血时间、部分活化凝血酶时间）和纤溶功能、溶血性贫血方面的检查（抗人球蛋白试验、尿隐血试验、网织红细胞计数、乳酸脱氢酶水平测定）；尿常规检查蛋白尿、血尿、管型尿等。一般患者还存在血浆乳酸脱氢酶及其同工酶丙酮酸脱氢酶升高，进行性尿素氮及肌酐的升高，B超可见双肾增大；检查胸片排除感染。

有实验室条件时还应测定ADAMTS13（一种特异性裂解VWF多聚体的金属蛋白酶）活性及其抑制性抗体、VWF（血管假性血友病因子）及血小板功能检查。各血清型的特异性脂多糖的抗体可能作为大肠杆菌O157∶H7血清型（VTEC）感染的诊断指标。

四、诊断

1. 诊断要点

（1）发病年龄多在3月至20岁，儿童病例占90%，多见于学龄前儿童；

（2）典型 HUS 发病前 4～7 天常有腹痛、腹泻、呕吐及纳差，腹泻多为出血性；

（3）存在微血管性溶血性贫血、血小板减少；

（4）进行性肾功能损害，血尿素氮和肌酐升高，多为少尿型 AKI。

凡出现严重溶血性贫血、血小板减少、肾功能损害三联征的患者，再经实验室检查有外周血网织红细胞及破碎变形红细胞增多，总胆红素、非结合胆红素增高，结合病史可考虑诊断。

2. 鉴别诊断

应与重症狼疮性肾炎、血栓性血小板减少性紫癜、肾病综合征、流行性出血热等相鉴别。产后溶血性尿毒症综合征应与子痫鉴别。

3. 分型

（1）有条件肾活检时，HUS 的肾损害可分为三型：①肾皮质坏死型；②肾小球病变为主型；③动脉病变为主型。也有学者将其分为：肾小球型、小动脉型和混合型。儿童病变多以肾小球为主，血管病变轻微；而成人以小动脉病变较明显，因此预后不如儿童。

（2）按病情分为两型：轻型和重型。重型的诊断标准：血红蛋白（Hb）60g/L 以下，尿素氮≥17.9mmol/L（≥50mg/dL），并有少尿、无尿和（或）严重合并症（如高血压脑病、肺水肿等）。

五、治疗

1. 一般治疗及治疗原则

目前尚缺少特异的方法，重点是针对急性肾衰竭的治疗，而不是用尿激酶等溶栓治疗。多采取综合支持治疗方法，包括以下几点。

（1）调整水电解质平衡，控制高血压，注意保持每天尿量不少于1500ml。

（2）营养支持治疗，控制氮质血症，低脂半流质饮食，限钠，限制蛋白质摄入量。

（3）卧床休息、吸氧、避免疲劳等。

（4）纠正贫血。

（5）积极治疗原发病，去除病因，如产褥感染、妊高征等。

2. 药物治疗处方

（1）糖皮质激素（根据病情选一种）

处方一（可选下列一种药物）

泼尼松片50mg po qd 或

甲泼尼龙片40mg po qd

处方二　0.9%氯化钠注射液100ml / 甲泼尼龙 40mg / iv drip qd

【说明】① 泼尼松剂量为1.0～1.5mg/(kg·d)，也可先用等效剂量的甲泼尼龙静脉滴注5～7天。

② 如有肝功能损害、腹痛腹泻等不用泼尼松片，改服甲泼尼龙片［0.8mg/(kg·d)］顿服。也有认为糖皮质激素仅对轻型有效。

处方三　0.9%氯化钠注射液250ml / 甲泼尼龙0.5～1g / iv drip qd

【说明】病情较重患者用甲泼尼龙（MP）冲击治疗。MP每次1g［15mg/(kg·d)］，连用3天，1周后可重复，间歇期及维持阶段口服泼尼松片或甲泼尼龙片40～50mg/d，每天一次顿服。

（2）抗感染治疗（可选择以下一种处方）

处方一　0.9%氯化钠注射液 100ml / 头孢哌酮舒巴坦钠 1.5g / iv drip q8h

处方二　0.9%氯化钠注射液 100ml / 克林霉素 0.6g / iv drip bid

【说明】由于 90%的 HUS 是由于感染所继发，因而理论上抗生素可能对治疗有帮助。但事实却非完全如此，Wong 等报道抗生素的应用使 O157：H7 型 STx 相关 HUS 的病死率提高 17 倍，这可能由于抗生素破坏细菌后引起大量毒素释放；其次，抗生素可杀灭肠道内正常肠菌而使菌群失调；另外，一些抗生素如甲氧苄啶和呋喃唑酮（痢特灵）等药物可使细菌表达 STx2 增加。因此，STx 相关 HUS 不宜用抗生素治疗。但对于其他一些感染后 HUS，如志贺杆菌Ⅰ型引起的 HUS 和肺炎球菌引起的 HUS，早期经验性给予抗生素治疗是有益的。

（3）控制血压（根据情况选择以下一种处方或联合应用）

处方一　（可选下列一种 ACEI 类药物）

福辛普利片 10～20mg po tid

依那普利片 10～20mg po bid

苯那普利片 10～20mg po qd

培哚普利（雅思达）片 4mg po qd

处方二　（可选下列一种 ARB 类药物）

氯沙坦片 50～100mg po qd

缬沙坦片 80～160mg po qd

替米坦片 40～80mg po qd

【说明】ACEI 类药物和 ARB 类药物通过阻断血管紧张素Ⅱ的产生和与 AⅡ受体的效应，发挥血流动力学效应及非血流动力学效应，延缓肾损害进展。肾功能不全时

（透析患者例外）应注意此类药物的副作用，如高血钾、干咳、肾损害加重（血肌酐超过265μmol/L），使用中注意查血钾、血肌酐。

处方三 （可选下列一种CCB）

硝苯地平缓释片20mg po q12h

硝苯地平控释片（拜新同）30mg po qd或q12h

氨氯地平片5～10mg po qd

3. 其他治疗方式选择

（1）血浆置换

方法：单滤过膜血浆分离法的血流量为50～100ml/min，每次置换血浆40ml/(kg·d)，连续5天。

双重血浆分离的血流速度在100～150ml/min，每次分离血浆量为3000～5000ml，丢弃物量为150～200ml，连续5天。

适应证：血小板数＜50000/mm^3、微血管性溶血性贫血伴LDH增高及终端器官功能衰竭。

【说明】① 能去除患者血浆中合成前列环素（PGI2）的抑制物，并能补充抑制血小板凝集的因子。

② 血流量＞200ml/min时会引起溶血，应予重视。

（2）无肝素血液透析：隔天一次，每次3～4h。

【说明】用于少尿、无尿及高容量负荷伴发肺水肿、脑水肿，严重代谢性酸中毒、高血钾，BUN、肌酐进行性增高的患者。应放宽透析指征，尽早透析治疗，有利于疾病的恢复。

（3）血液制品主要给予输新鲜血浆以补充抑制血小板凝集因子；纤维肽具有抗血栓和纤溶活性，并能促进PGI2的合成；输注血小板和全血只能加重血栓形成，不利于病情恢复。

（4）防止STx毒素攻击靶器官的新制剂最有希望的是Synsorb-PK，它是一种吸附树脂，口服能有效地吸附肠道STx而避免毒素的吸收。但国内尚无应用。

4. 疗效评价

（1）治愈：溶血、出血停止，网织红细胞计数0.5%～1.5%，尿常规正常，肾功能正常。

（2）好转：出血停止，溶血大为改善，尿常规正常，肾功能基本正常。

（3）未愈：出血、溶血未控制，肾功能未改善或逐渐演变成慢性肾衰竭。

六、出院和随访

患者病情稳定后可出院，出院后定期复查血尿常规、肾功能、双肾B超。

诱导缓解期治疗及维持缓解期的治疗需2～4年，应交代患者坚持治疗。

门诊治疗原则如下。

（1）口服泼尼松（泼尼松龙）片，诱导缓解期病情控制后逐步减量，约6个月后减至10mg/d，再维持治疗。

（2）吗替麦考酚酯片0.25～0.5g po bid。

（3）来氟米特片20～30mg/d po。

（廖　兵）

第23章　多发性骨髓瘤肾损害

多发性骨髓瘤（multiple myeloma，MM）为骨髓内浆细胞异常增生的一种恶性肿瘤，故又称浆细胞骨髓瘤或浆细胞瘤，以50～60岁老年人多见，发病率约为3/10万。多发性骨髓瘤的异常浆细胞可侵犯身体各组织，其重要表现之一是肾损害。

一、病史采集

（1）现病史：应仔细询问患者有无骨骼疼痛及疼痛部位，尿常规及肾功能检查异常情况。一般多发性骨髓瘤以腰背部疼痛多见，可有病理性骨折，常伴贫血、鼻和牙龈出血症状。出现肾损害时，常见单纯蛋白尿，血肌酐、尿素氮、血尿酸升高。

（2）过去史：既往有无其他慢性肾脏病病史，若有询问诊治过程。有无药物、食物过敏史等。

（3）家族史：家族中有无多发性骨髓瘤患者。

二、体格检查

注意检查患者有无骨关节、腰背、颅骨、胸肋骨等部位压痛，有无贫血外貌，有无鼻、牙龈及皮下出血，有无肝脾淋巴结肿大；有无雷诺现象及指端干性坏死；有无高血压、水肿、视网膜病变。

三、辅助检查

多发性骨髓瘤肾损害要做血常规、尿常规、ESR、尿本-周蛋白试验、血清蛋白电泳、血钙、肾功能检查；颅骨、骨盆、脊椎X线检查；骨髓细胞学检查。

四、诊断

1. 诊断要点

（1）骨髓系统：约70%有骨痛，为早期和主要症状，随病情发展而加重，以髋部多见；其次为胸廓和四肢。由于骨髓瘤细胞对骨骼的浸润和破坏，严重者可出现自发性骨折，多发于肋骨及脊椎骨，偶可因为胸椎、腰椎椎体破坏、压缩，压迫脊髓而导致截瘫。胸肋和锁骨连接处发生念珠样结节，这是多发性骨髓瘤的特征。

（2）血清蛋白电泳可见异常：M蛋白峰出现在β与γ之间或尿中轻链蛋白持续阳性或尿本-周蛋白＞1g/24h。

（3）骨髓细胞学：骨髓中浆细胞＞15%，且有形态异常。

（4）肾脏损害：蛋白尿及肾病综合征、急性或慢性肾功能衰竭、肾小管功能异常等。

2. 鉴别诊断

该病应与慢性肾炎、原发性肾病综合征、高血压性肾损害、糖尿病肾病等相鉴别。

五、治疗

1. 一般治疗及治疗原则

多发性骨髓瘤的肾损害患者有发展为终末期肾脏病的趋势，应定期监测血常规、尿常规、肾功能。一般支持措施包括卧床休息，大量饮水，维持尿量大于3L/d，利于轻链蛋白、尿酸和钙盐的排泄，但要注意防止脱水；每天限制摄入钠量；避免做肾盂静脉造影和使用肾毒性药物。

早期治疗骨髓瘤有助于肾损害的改善，目前多推荐使用间歇联合化疗，应请血液病专科医生协助处理。其他治疗包括碱化尿液、纠正高钙血症、降血尿酸、防治尿路感染等。出现肾衰竭后，尽早开始透析治疗。肿瘤晚期或肾功能衰竭并发严重并发症（如心力衰竭、高钾血症等）时，应下病重或病危通知。

2. 药物治疗处方

(1) 化疗（可选择下列一种处方）

处方一 （MP 方案）

白消安（马利兰）片 3mg po tid

泼尼松片 40mg po qd

处方二 （VAD 方案）

5%葡萄糖注射液 250ml / 长春新碱 0.4mg / iv drip qd

5%葡萄糖注射液 250ml / 多柔比星（阿霉素）10mg / iv drip qd

地塞米松片 20mg po bid

处方三 （VMCP 方案）

5%葡萄糖注射液 250ml / 长春新碱 1mg / iv drip qd

5%葡萄糖注射液 250ml / 环磷酰胺 0.4g / iv drip qd

泼尼松 60mg po qd

美法仑 2mg po tid

【说明】MP 方案中白消安 8mg/(m^2·d)，泼尼松片 2mg/(kg·d)，疗程为 4 天，每 4～6 周重复一次，至少 1 年；VAD 方案疗程为 4 天，每 4 周重复给药。VMCP 方案中长春新碱 1mg，第一天静脉使用，环磷酰胺、泼尼松、美法仑均使用 4 天，每 4 周为 1 个疗程。

(2) 防治高钙血症

处方　磷酸盐合剂 15ml po tid

【说明】每天限制摄入钠量；注意补充水分；低钙，富含草酸、磷酸盐饮食。

(3) 防治急性高尿酸血症（可选择下列一种或多种处方）

处方一　别嘌醇片 0.1g po tid

处方二　5%碳酸氢钠注射液 150ml iv drip qd

处方三　甘露醇注射液 250ml iv drip qd

【说明】碳酸氢钠可增加尿酸的溶解度，甘露醇能增加尿流速度和稀释尿液，使尿酸不易在肾小管沉积。由于呋塞米（速尿）能增加远端肾小管内钠离子、钙离子浓度，有利于本-周蛋白与 Tamm-Horsfall 蛋白的凝集，故不宜使用襻利尿药。

(4) 中成药（根据病情选择下列一种或多种处方）

处方一　（可选下列一种药物）

百令胶囊 5 片　po tid

金水宝胶囊 2 片　po tid

处方二　（可选下列一种药物）

海昆肾喜胶囊 2 片　po tid

尿毒清颗粒 1 包　po qid

【说明】属于肾气虚者选用百令胶囊或金水宝胶囊；气虚兼浊邪内停者选用海昆肾喜胶囊或尿毒清颗粒。

3. 肾衰竭的治疗

(1) 透析治疗解除尿毒症症状，有利于接受化疗。腹膜透析有助于部分清除体内异常免疫球蛋白质，因此可以作为首选。

(2) 对于终末期肾脏病患者可考虑肾移植，但因移植后可再度发生多发性骨髓瘤肾损害，且患者寿命一般不会很长，因而受到限制。

4. 其他治疗方法的选择

其他治疗方法如骨髓移植。现有经验表明应争取早期治疗，先用化疗诱导缓解，然后移植，这样治疗效果较好。

六、出院和随访

患者病情稳定后可以考虑出院，出院后监测骨髓瘤生长或复发及肾功能情况。

院外治疗原则如下。

（1）定期化疗（MP方案或VAD方案或VMCP方案）。

（2）复查血清蛋白电泳，颅骨、骨盆、脊椎X线等。

（3）复查肾功能。

（廖　兵）

第 24 章　血液净化

第 1 节　血液净化原理

把患者血液引出体外通过一种净化装置，除去其中某些致病物质，净化血液，达到治疗疾病的目的，这个过程即为血液净化（blood purification）。血液净化技术包括：血液透析（hemodialysis，HD）、血液滤过（hemofiltration，HF）、血液透析滤过（hemodiafiltration，HDF）、血液灌流（hemadsorption，HP）、血浆置换（plasma exchange，PE）、血浆吸附（plasma adsorption）和连续性血液净化（continuous renal replacement therapy，CRRT）技术等。也有将腹膜透析（peritoneal dialysis，PD）归入其中的（另章叙述）。

一、血液净化清除溶质（毒素）的原理

1. 弥散（diffusion）与透析

利用半透膜两侧的溶质浓度梯度（差值）使溶质从浓度高的一侧向浓度低的一侧作跨膜移动，逐渐达到膜两侧溶质浓度相等的现象称为弥散。HD 就是基于这个原理发展而来。即尿毒症患者血中的小分子毒物（如尿素氮、肌酐、钾及磷等）跨过半透膜向透析液中弥散，而透析液中的碱基（如 HCO_3^-）、钙离子等跨过半透膜向血中弥散，达到清除毒素、纠正电解质紊乱和酸中毒的目的。

（1）影响弥散的因素

① 半透膜两侧的溶质浓度梯度；

② 半透膜的物理性质（厚度、弥散系数、孔径大小、表面积、化学结构、透析器性状）；

③ 血液侧的传质阻力（血流速度，血液侧流动状态）；

④ 其他因素，溶质分子所带电荷及水合量、透析膜所带电荷及亲水性、透析液温度等。

（2）提高弥散清除量的措施

① 改变膜材料；

② 减少膜厚度或增加膜表面积；

③ 提高血液流速；

④ 提高透析液流速；

⑤ 延长时间。

2. 对流（convection）与滤过

通过膜两侧的压力梯度，使溶质随着水的跨膜移动而移动称为对流。如用滤过膜将血液和滤过液分开，膜两侧有一定的压力差，血液中的水分在负压吸引下由血液侧对流至滤过液侧，血液中一定分子量的溶质也随着水分的传递从血液进入滤过液。这样跨膜对流传质的过程称为滤过。HF 就是基于这个原理发展而来，HF 对于中、大分子毒素清除较好。

（1）影响对流的因素

① 滤过膜两侧的压力梯度；

② 滤过膜的物理性质（表面积、孔径、孔隙率、孔结构、截留最大分子量、膜表面荷电性）；

③ 血液侧的传质阻力；

④ 补液方式的影响：前稀释方式的对流传质速率明显高于后稀释方式，但由于溶质浓度低，总清除率低于后稀释。

(2) 提高对流清除量的措施

① 加大超滤率；

② 选用高通量的血滤器或增加膜表面积。

3. 吸附（adsorption）与灌流

溶质直接与材料表面接触，在静电作用或范德华力作用下被吸附；若材料表面固定有抗原、抗体，利用生物亲和力也能将相应的抗体、抗原吸附。如血中某些异常升高的蛋白质、毒物和药物等，可被选择性地吸附于一些材料表面，使这些致病物质被清除（如 β_2 微球蛋白、补体、IgG 抗体、内毒素等），达到治疗疾病的目的。HP 基于这个原理发展而来。

提高对溶质吸附量的措施如下。

① 根据要清除的溶质的化学结构及生物特性来选择合适的吸附剂（如水溶性溶质宜选用活性炭类吸附剂，脂溶性溶质宜选用树脂类吸附剂，大分子类的溶质宜选用亲和型吸附剂）。

② 根据要清除溶质的分子大小来选择吸附剂适宜的孔径、孔径分布、孔隙率及表面积。

二、血液净化清除水分的原理

1. 渗透

利用半透膜两侧渗透梯度使水分由渗透压低的一侧向渗透压高的一侧作跨膜运动。渗透脱水在透析中作用轻微。

2. 超滤

水在压力差作用下作跨膜运动称超滤。通过在动脉血路上加一血泵或在静脉血路上加一输液的螺旋钮，使血路阻力加大，在膜外透析液侧加一负压泵，使膜外呈负压，此两值之差即膜两侧的压力梯度，称为跨膜压（trans-membrane pressure，TMP），此压力是使水分由血液侧到透析液侧的主要力量。

提高超滤量的措施如下。

① 选择对水通透性高、超滤率高的透析器。

② 提高透析液的渗透压，使钠离子浓度达140mmol/L以上，可增加渗透脱水量且患者易耐受。

③ 加大TMP。

（曾　巧）

第2节　透析器与透析膜

一、透析器及透析膜的简介

各种血液净化治疗必须通过不同的血液净化器（包括透析器、血滤器、血浆分离器等）进行。现阶段使用的透析器通常为中空纤维透析器，每个透析器由3000～15000根中空纤维构成，每根中空纤维的内径约为200μm，根据膜材料不同，膜厚度在10～50μm。另外，根据透析器的大小不同，容积在30～160ml。

目前常用的两大类透析膜成分为：纤维素膜（包括再生纤维素膜、二醋酸纤维膜、三醋酸纤维膜等）及高分子合成膜（包括聚丙烯腈膜、聚甲基丙烯酸甲酯膜、聚砜膜、聚醚砜膜等）两大类。

二、透析器常用的性能评估指标

1. 清除率

临床上通常用清除率来衡量透析器的清除能力，常用CL [ml/min] 来表示，是指单位时间内（每分钟），某一特定物质被全部清除的血液体积（ml）。通常用尿素氮清除率（KoA）来衡量，KoA 一般为 200～1200，<300 属于低效透析器，>600 是高效透析器。

2. **超滤系数**

是指每毫米汞柱压力在单位时间单位面积上能廓清的水分。KUf 值一般为 2.5～85ml/(h·mmHg)，KUf<4ml/(h·mmHg) 属中通透性，KUf>8ml/(h·mmHg) 为高通透性。

三、透析膜导致的生物学反应

血液净化治疗时，因为透析膜可以引起与其表面接触的细胞和蛋白产生各种各样的反应，包括炎症反应、激活补体、激肽释放酶、激活凝血等。因此，理想的透析膜应该是完全生物相容性膜。选择生物相容性好的透析膜可以减少变态反应、透析中低血压、减少感染、减少淀粉样物质沉积、降低蛋白质分解、改善营养，并有可能降低患者长期并发症和死亡率。

（曾　巧）

第3节　血液净化的抗凝方法

血液净化过程中，血液与透析膜表面接触，可引起血小板黏附、内源性凝血途径激活，发生凝血反应，因此必须应用抗凝方法防止血液在体外循环时凝固，这是血液净化顺利进行的必要保证。抗凝治疗时一方面应充分抗凝保证体外循环的血液不发生凝固；另一方面应避免过度抗凝引起或加重出血。因此需个体化选择合适的抗凝剂和剂量，定期监测、评估和调整。

一、患者凝血状态的评估

首先应对患者有无出血倾向进行评估，然后选择合适的抗凝方法。部分血透患者可能存在不同程度出血倾向，其可能的原因包括：①血小板黏附、聚集功能障碍；②凝血因子减少；③贫血引起血黏度下降。

一般分为以下几种危险程度。

① 极高危出血倾向：有活动性出血（颅内、消化道、腹腔、胸腔、心包、灼伤等）。

② 高危出血倾向：活动性出血停止或手术、创伤后<3天。

③ 中危出血倾向：活动性出血停止或手术、创伤后>3天，<7天。

④ 低危出血倾向：活动性出血停止或手术、创伤后>7天。

二、血液净化的抗凝技术

抗凝技术分为全身抗凝和局部抗凝，常用的抗凝剂有以下这些。

（一）普通肝素抗凝法

普通肝素是应用最广泛的抗凝药物，主要抑制凝血因子Ⅸ、Ⅹ、Ⅺ、Ⅻ和凝血酶的活化。半衰期为30～120min，平均50min。但抗凝血酶Ⅲ缺乏和肝素诱导的血小板减少症患者不适用于肝素抗凝。

（1）全身肝素化：适用于无出血危险患者，常于血透开始前5～15min，从静脉端一次推注首剂肝素量一般为0.3～0.5mg/kg，追加剂量5～10mg/h持续泵注。治疗结束前30～60min停止使用肝素。

（2）小剂量肝素化：适用于中、低出血风险的患者，

治疗开始时推注首剂肝素量8mg，继予4mg/h持续泵注，治疗结束前30～60min停止使用肝素。（目前较少使用）

肝素副作用包括：出血、变态反应、肝素诱导的血小板减少症（HIT）、白细胞下降、骨质疏松、脂质代谢异常、瘙痒、脱发等。

（3）局部体外肝素抗凝法：适用于极度倾向高危出血、高危出血倾向患者。在透析器的动脉端给予肝素，静脉端给予恰当剂量的鱼精蛋白中和肝素的抗凝作用，该方法仅具有体外抗凝作用，不影响患者体内凝血机制，可显著减少患者出血危险性。但治疗结束可能出现反跳现象。（目前较少使用）

不给予首剂肝素，用肝素泵由动脉端持续泵注肝素，肝素剂量10mg/h。同时用输液泵由静脉端持续泵注鱼精蛋白10mg/h左右。

（二）低分子肝素（low molecules weight heparin，LMWHs）**抗凝法**

低分子肝素是由标准肝素经化学或酶学方法降解后分离得到。分子量在4000～6000，其主要对Ⅹa因子的抑制作用增强。其半衰期约为标准肝素的2倍。

适用于中、高危出血倾向的患者。治疗时间≤4h，总剂量为60～80IU/kg，透析前一次静脉端推注，不需追加剂量；治疗时间＞5h，则上述总剂量的2/3治疗前用，剩余1/3剂量在治疗2.5h后应用。

低分子肝素副作用：出血、血小板减少、变态反应等，但均较肝素发生率低。

（三）其他抗凝剂

1. 局部枸橼酸盐抗凝法

枸橼酸可以结合钙，后者是激活凝血途径所必需的。

以临床常用的4%枸橼酸钠为例，4%枸橼酸钠 180ml/h 滤器前持续注入，控制滤器后的游离钙浓度 0.25～0.35mmol/L；在静脉端给予 0.056mmol/L 氯化钙生理盐水（10%氯化钙 80ml 加入 1000ml 生理盐水中）40ml/h，控制患者体内游离钙浓度在 1.0～1.35mmol/L 直至血液净化治疗结束。临床应用局部枸橼酸盐抗凝时，需要考虑患者实际血流量，并应依据游离钙的检测相应调整枸橼酸钠和氯化钙生理盐水的输入速度；建议治疗时使用不含钙透析液，损失的钙必须从静脉补充。

局部枸橼酸盐抗凝副作用：低钙血症或高钙血症、高钠血症、代谢性碱中毒等。

2. 阿加曲班

是一种凝血酶抑制剂，不需要抗凝血酶Ⅲ的存在。一般首剂 250μg/kg，追加剂量 2μg/(kg·min) 或 25mg/h，持续滤器前给药，应依据患者血浆部分活化凝血酶原时间的监测调整剂量，治疗结束前 20～30min 停止追加。适用于Ⅱ型 HIT 患者，对有肝病的患者应减少剂量。

3. 甲磺酸萘莫司他

近年来使用的抗凝新药，半衰期短，对全身血液影响轻微。不需首剂，给予 20～40mg/h，可以防止体外循环凝血，但不引起全身血液凝血时间的延长。长期使用安全性未确定，使用时间一般不超过两周。

甲磺酸萘莫司他副作用：过敏性休克、发热、白细胞减少等。

(四) 不使用抗凝剂的方法（无肝素抗凝法）

适用于极度倾向高危出血、高危出血倾向患者，以及肝素有禁忌证患者，如肝素过敏、肝素诱发的血小板减少症（HIT）等。

治疗前使用肝素浓度为4mg/dL的生理盐水冲洗和浸泡透析管路及透析器30min，为防止肝素进入患者体内，治疗前用不含肝素的生理盐水冲洗透析管路和透析器。治疗时在患者可耐受的情况下，设置血流量至少在250～300ml/min以上，以防止血液凝固。治疗期间应定时冲洗透析器，一般每30～60min用生理盐水100～200ml冲洗透析器一次。务必注意调整脱水量以维持血容量平衡。

本方法不能完全避免体外凝血，治疗时完全凝血的发生率在5%左右。在无贫血和存在高凝状态的患者更易发生凝血。有明显的水潴留或肺水肿时不宜行无肝素治疗。

三、鱼精蛋白的使用

有明显出血倾向的患者，血液净化治疗结束后可用鱼精蛋白中和肝素。

1. 使用方法

（1）肝素抗凝：剂量为治疗时肝素总剂量的1/2～1，普通肝素与鱼精蛋白的比值为（0.75～1.5）∶1（平均1∶1）。由于鱼精蛋白半衰期较短，可出现反跳性出血，这时可再给予原剂量的1/2。

（2）低分子量肝素抗凝：使用鱼精蛋白并不能完全避免出血，必要时可应用，但效果不如普通肝素，通常剂量为每低分子肝素1025IU使用6mg鱼精蛋白中和。

2. 注意事项

（1）反跳现象：由于鱼精蛋白与肝素的结合不稳定，且鱼精蛋白的半衰期较肝素更短。因此当鱼精蛋白与肝素分离后，游离的肝素可再发生抗凝作用，甚至引起出血。反跳现象一般发生在治疗结束后3～4h。

（2）鱼精蛋白的不良反应：变态反应，常见症状为皮肤潮红、皮疹、支气管痉挛、低血压、心动过缓等，严重时甚至出现过敏性休克。注射速度快会引起心律失常、心脏骤停、呼吸抑制等，缓慢注射对预防过敏是十分必要的！

（3）鱼精蛋白过量也可引起出血。

（曾　巧）

第4节　血液净化的血管通路

建立和维持一个有效的血液净化血管通路是保证血液净化治疗顺利进行的关键。

一、临时血管通路

1. 临时性血管通路的建立要求

快速、准确、安全，以保证患者得到及时抢救。可采用直接动静脉穿刺或中心静脉临时血透导管。

2. 适应证

① 有透析指征的急性肾衰竭；

② 慢性肾衰竭患者的肢体动-静脉内瘘（AVF）成熟前或内瘘栓塞或感染需要临时通路过渡；

③ 急重症患者的治疗：急性中毒血液灌流、血浆置换、多脏器功能衰竭行连续性肾脏替代治疗（CRRT）。

3. 中心静脉临时置管

常用的置管部位有股静脉、颈内静脉和锁骨下静脉（不推荐）三种。

（1）股静脉留置导管

优点：① 操作简单、安全，并发症少。

② 最适用于以下患者：a. 各种水肿不能平卧，1～2

次治疗解除水负荷即可停止者；b. 并发各种呼吸系统疾病；c. 只需进行1～2次血液透析、血液灌流、血浆置换者；d. 重症卧床者，非常适用于ICU中重症患者。

缺点：①患者不适、下地活动受限；②邻近外阴、肛门，易污染，感染率高，保留时间短；③易误穿股动脉；④导管易折，且不易固定。

（2）颈内静脉留置导管

优点：①几乎不引起静脉损伤，避免损伤锁骨下静脉以及锁骨下静脉插管导致的栓塞及血管狭窄；②气胸发生率低；③容易压迫止血，易于保护，不易感染，使用时间相对较长。④患者可自由活动，比较舒适。

缺点：穿刺时对体位要求较高，不够美观。

（3）锁骨下静脉置管：由于该方法合并症严重，一般不推荐使用。

优点：①不易感染，可保持较长时间；②活动不受限，易于固定，不外露，患者耐受性好；③血流量较高。

缺点：①穿刺技术难度较高；②并发症严重。

4. 操作步骤

详见第31章肾内科常用专科临床操作

5. 并发症及处理

详见第31章肾内科常用专科临床操作。

二、长期血管通路

1. 长期血管通路的建立要求

①足够的血流量（＞400ml/min）；②静脉回路无静脉高压；③能长时间使用；④患者感到舒适，不影响日常工作。

2. 适应证

各种病因导致的慢性肾衰竭患者，需长期血液净化维持生命。

3. 长期血管通路种类

首选自体动静脉内瘘（AVF），血管条件不佳无法建立时可选择中心静脉长期血透导管置入或人造血管动静脉内瘘（AVG）。

（1）肢体自体动静脉内瘘（AVF）：维持透析患者首选，是目前最常用的长期血管通路。动静脉的选择：一般从上肢远端开始，以腕部桡动脉-头静脉端侧吻合为佳，头静脉应有足够的长度供治疗时穿刺；下肢血管少用。

优点：①可以长时间使用；②并发症少；③随着透析时间延长，血流量增加大于移植血管动静脉内瘘。

缺点：①成熟缓慢或不能成熟；②穿刺较困难；③随着年龄增大，口径增大；④容易形成动脉瘤，影响外观。

禁忌证：①预期患者存活时间短于3个月；②心血管状态不稳，心力衰竭未控制或低血压患者；③手术部位存在感染；④同侧锁骨下静脉安装心脏起搏器导管。

（2）人造血管动静脉内瘘：最常见是在肱动脉和头静脉之间建立“襻式”人造血管瘘，长约10cm。目前应用最广泛的移植血管材料主要是聚四氟乙烯（PTFE）人造血管。

优点：①操作技术简单；②成功置入后能很快使用（理论上14天）；③损伤后可以修补。

缺点：①手术范围较大；②皮下感染危险增加，血栓形成危险性增加（6倍于AVF）；③吻合口狭窄，预期寿命只有3～5年，拔除困难；④皮肤糜烂，人造血管内瘘容易被感染，一旦发生抗生素治疗效果差，不易愈合。

适应证：①上肢血管纤细不能制作自体动静脉内瘘；②由于反复制作内瘘使上肢血管耗竭；③由于糖尿病、周围血管病、银屑病等使上肢自身血管严重破坏；④原有自体动静脉内瘘血管瘤或狭窄切除后需用移植血管搭桥。

禁忌证：四肢近端大静脉或中心静脉存在严重狭窄、明显血栓或因邻近病变影响。

(3) 中心静脉长期导管置管（带 CUFF 的双腔血透导管）：首选右侧颈内静脉，或左侧颈内静脉、颈外静脉。

优点：①可以多个位置插入，及时应用；②血栓并发症较容易处理。

缺点：①并发症较多，感染、血栓等；②可能造成静脉狭窄，且影响永久通路的建立；③血流量常不足；④影响外观，不舒适。

适应证：①肢体血管条件差，无法建立自体动静脉内瘘患者；②心功能较差，不能耐受动静脉内瘘分流的患者；③腹膜透析患者需暂停腹透，或等待肾移植，用血透过渡，可选择长期导管作为通路；④病情较重，或合并有其他系统严重疾患，预期生命有限的患者。

禁忌证：无绝对禁忌证。①手术置管部位的皮肤或软组织存在破损、感染、血肿、肿瘤；②患者不能配合，不能平卧；③患者有严重出血倾向；④患者存在颈内解剖变异或严重狭窄甚至缺如；⑤既往在预定插管血管有血栓形成史，外伤史或血管外科手术史。

4. 操作步骤

详见第 31 章肾内科常用专科临床操作。

5. 并发症及处理

详见第 31 章肾内科常用专科临床操作。

（曾　巧）

第5节 血液透析

血液透析（hemodialysis，HD）是利用半透膜原理，将患者血液、透析液同时引入透析器，在透析膜两侧呈反方向流动，借助于膜两侧的溶质梯度、渗透梯度和水压梯度，通过弥散（主要作用）、对流、吸附清除毒素，通过超滤和渗透清除体内潴留过多的水分同时补充需要的物质，纠正电解质和酸碱平衡紊乱。

血液透析替代了正常肾脏的部分排泄功能（排泄部分代谢产物和水分，以及调节电解质和酸碱平衡），但不能替代正常肾脏的内分泌和新陈代谢功能（现在由于生物工程技术的进展，可以人工合成或用基因重组手段制造出人体所需要的生命物质，如重组人红细胞生成素、活性维生素D等）。

一、透析治疗的准备及操作

1. 开始透析前应了解患者病情

透析治疗前须有肝炎病毒、HIV和梅毒血清学指标，以决定透析治疗分区及透析机的安排。

（1）一般情况：年龄、性别、患者对透析是否了解、对自己病情是否了解及对透析治疗的信心等。确定有无签署透析的知情同意书。

（2）患者病情：原发病、传染病病史、症状、饮食情况，有无恶心呕吐，有无呼吸困难、肺水肿、肢体水肿、腹水、心包积液，有无视力障碍、运动障碍、感觉异常及精神异常，有无冠心病、肝病等合并症，有无可逆因素，有无出血倾向，体重及干体重、尿量、血压等情况。

(3) 采集各种化验数据：血尿素氮、肌酐、血电解质(钾、钠、氯、钙、磷)、血气分析、血常规、胸部X线片、心电图等。

2. 血液透析的准备及操作

(1) 器材的准备：根据患者病情选择合适的血液透析器及透析管路。(首次透析应选择相对小面积的透析器，以减少透析失衡综合征的发生)

(2) 患者的准备：称透前体重，测生命体征(体温、呼吸、脉搏和血压)并记录。

(3) 血管通路的准备：确定患者血管通路情况，保证透析治疗中血流量达到200～300ml/min(首次透析血流量不超过150ml/min，以减少透析失衡综合征的发生)。

(4) 抗凝方式的准备：确定患者有无出血倾向及程度，决定抗凝方法。

(5) 透析开始及透析过程观察：确定患者动静脉管路安全；根据患者电解质(钾、钠、氯、钙)情况选择透析液成分(如选择低钾或高钾，低钙或高钙的透析液)；设定透析液流速(通常为500ml/min)；设定透析液温度(通常为36.5℃左右)；根据患者容量状态及心肺功能设定超滤量及超滤速度，开始透析治疗。开始后尽快测量患者呼吸、脉搏和血压并记录，登记机器各读数及开始治疗时间。其后至少每小时测生命体征一次并记录，病情危重者每15～30min监测一次。

(6) 透析结束：测量患者呼吸、脉搏和血压并记录，记录患者透后体重，评估是否达到干体重及原因。

二、透析治疗处方

1. 诱导透析期治疗处方

(1) 首次透析：透析时间2～2.5h；血流量不超过

150ml/min；选用较小面积的透析器；首次透析如发生严重透析失衡表现可调低流速，用钠离子浓度较高的透析液(140mmol/L)。低钠透析液可能加重脑水肿，应避免使用。首次透析血尿素氮下降率不应超过30%，以防止失衡综合征的发生。首次透析超滤量不应超过2.0L，对容量负荷重和肺水肿患者，可先用单纯超滤清除额外水分，容量不足的患者可以补充液体。

(2) 第二次透析2.5～3h，血流量150～180ml/min，透析液流量500ml/min。

(3) 第三次透析3.5～4h，血流量180～200ml/min，透析液流量500ml/min。

诱导透析期（即进入规律透析期前），一般每日或隔日进行一次透析。透析剂量应缓慢渐进地增加，以防止透析失衡综合征发生。至第3～5次透析后，血流量达到理想水平，并达到充分透析（透析后血尿素氮下降率应大于70%）。

2. 维持性血液透析治疗处方

(1) 常规透析处方：每周透析3次，每次4～4.5h，血流量200～300ml/min，透析液流量500ml/min，碳酸氢盐透析液，使用中、低通透析器。

(2) 高效透析处方：每周透析2～3次，每次3h，血流量≥300ml/min，透析液流量800～1000ml/min，碳酸氢盐透析液，使用高通透析器。

(3) 每日透析处方：每周透析6～7次，每次2h，血流量200～300ml/min，透析液流量500ml/min，碳酸氢盐透析液，使用中、低通透析器。

三、个体化透析方案的制订

现在提倡个体化透析治疗，即根据患者不同的病情制订不同的透析方案。医生在设计透析方案时包含以下因素：①血液净化种类的选择；②血管通路、血液流量；③透析器的选择（中效透析器、高效透析器、高通量透析器等）；④抗凝方法的选择；⑤透析超滤量的制订（建议一次透析超滤量不超过4L）；⑥透析液成分、温度（普通透析液组成：钠132～155mmol/L、钾0～4mmol/L、钙1～2mmol/L、镁0.25～0.75mmol/L、氯90～120mmol/L、碳酸氢盐27～40mmol/L）；⑦透析时间；⑧透析充分性指标；⑨生化及其他监测指标；⑩透析间期的医疗管理等。

（曾 巧）

第6节 单纯超滤

单纯超滤（isolated ultrafiltration，IUF）指血液引入透析器后，不用透析液，单纯依靠增加负压，扩大透析膜跨膜压力差清除体内多余的水分，并避免发生透析超滤常见的低血压。在一次治疗中透析与超滤分开进行，称为序贯透析（sequential dialysis，SD）。

一、适应证及禁忌证

1. 适应证

（1）药物治疗效果不佳的各种原因所致的严重水肿；

（2）难治性心衰；

（3）急、慢性肺水肿；

2. 禁忌证

无绝对禁忌证，但以下情况应慎用：

（1）严重低血压；

（2）致命性心律失常；

（3）存在血栓栓塞疾病高度风险的患者。

二、单纯超滤治疗的准备及操作

同血液透析。

三、单纯超滤的治疗处方

（1）单纯超滤：每次超滤量不超过干体重的4%～5%为宜。

（2）缓慢连续性超滤：适用于心血管功能不稳定而又要超滤脱水的患者，超滤率一般设定为2～5ml/min，可根据临床实际情况适时调整，原则上每次总量不宜超过4L。

四、并发症

（1）滤器破膜、漏血、凝血；

（2）出血；

（3）低血压、心律失常、猝死。

（曾　巧）

第7节　血液滤过和血液透析滤过

血液滤过（hemofiltration，HF）是模拟肾小球滤过作用设计的血液净化方法。将患者的血液引入具有良好通透性并与肾小球滤过面积相当的半透膜滤过器中，当血液通过血滤器时，血浆内除蛋白质、细胞以外的溶质和大量水被滤出，以对流方式清除潴留于血中的有毒代谢产物（溶质）及过多的水分，同时依靠输液装置从滤器的动脉端或静脉端同步输入与细胞外液成分相仿的等量或略低于超滤量的置换液。

血液透析滤过（hemodiafiltration，HDF）是由通过弥散方式清除小分子物质的血液透析和通过对流方式清除中分子物质的血液滤过相结合的血液净化技术。

一、血液滤过的优点

（1）渗透压和酸碱平衡变化较慢，细胞内外液差异较小，不易发生失衡综合征。

（2）血流动力学稳定，血液滤过时外周动脉血管阻力不变或轻度增高，静脉紧张度升高，心肌收缩能力不受抑制。

（3）中分子物质清除率高，在改变尿毒症引起的神经病变，清除炎症介质、大分子多肽，特别是肿瘤坏死因子、白细胞介素、补体等方面均优于血液透析。

（4）能改善透析患者症状，血红蛋白、白蛋白升高，瘙痒症状减轻，营养指标改善，透析充分性增高，死亡率可能降低。

根据置换液输入的位置不同，分为前稀释法（置换液由滤器前进入）和后稀释法（置换液由滤器后进入），各有优点。

前稀释法优点：①血液进入滤器前被稀释，血流阻力小，不易凝血；②稀释了的血液使溶质在细胞内外形成梯度，溶质弥散入血中清除，达到较高的转运率，促进β_2微球蛋白等物质清除；③滤过量稳定，不易在滤过膜形成蛋白覆盖层。

后稀释法优点：减少了置换液的用量，但血流阻力大，易凝血，肝素用量大。

二、血液滤过及血液透析滤过的适应证

（1）急性、慢性肾衰竭；

（2）顽固性高肾素型高血压；

（3）老年、心功能不稳定、肝功能不良；

（4）低血压、严重水钠潴留，治疗间期体重明显增加者；

（5）合并多发性神经系统损害、尿毒症性脑病、心包炎和严重继发性甲状旁腺功能亢进者；

（6）对血透耐受性差，经常出现恶心、呕吐、头痛、腓肠肌痉挛等失衡症状，器质性心脏病，自主神经病变，糖尿病，淀粉样变性，顽固性瘙痒，高磷血症，老年人和肥胖者，不能耐受醋酸盐透析者；

（7）高胆红素；

（8）高脂血症；

（9）重度药物中毒；

（10）心肺复苏后综合征；

（11）铁中毒、铅中毒等。

三、血液滤过和血液透析滤过的准备及操作

（1）治疗准备：同血液透析。

（2）置换液的准备：根据患者情况选择稀释方式，现代血滤机均内置2～3个超微滤器，可在线产生超纯置换液。置换液成分应与细胞外液一致，尽量做到个体化治疗，做到可调钠、钙，常用的置换液配方：钠135～145mmol/L，钾2.0～3.0mmol/L，钙1.25～1.75mmol/L，镁0.5～0.75mmol/L，氯103～110mmol/L，碳酸氢盐30～34mmol/L。

（3）置换的处方：单纯血液滤过前稀释置换液量通常为40～50L/次，后稀释置换液量通常为20～30L/次；而血液透析滤过前稀释置换液量通常为30～50L/次，后稀

释置换液量通常为15～25L/次。

四、并发症

（1）技术并发症：如置换液被污染造成致热原反应、败血症。

（2）铝中毒。

（3）丢失综合征：由血液滤过中滤出大量高分子物质，如氨基酸（6.5g）、蛋白质（3～14g）、各种水溶性激素等而引起。

（4）低钙血症等。

（曾　巧）

第8节　血液灌流

血液灌流（hemadsorption，HP）是指将患者血液引入装有吸附剂的灌流器中，以吸附的方式清除某些外源性或内源性毒素、药物及代谢废物等，并将净化了的血液输回体内的一种治疗方法。常用的吸附材料是药用炭和树脂。常可与其他血液净化方式结合形成不同的杂合式血液净化疗法。

一、适应证

（1）急性药物或毒物中毒

① 可以吸附的药物和毒物有镇静催眠药和抗精神病药，如巴比妥类、格鲁米特（导眠酮）、地西泮、水合氯醛、甲丙氨酯、氯丙嗪等；解热镇痛药，如水杨酸类、对乙酰氨基酚等；有机磷农药、有机氯农药、洋地黄、阿托品、百草枯、乙醇、毒蕈类等。

② 凡经洗胃导泻、输液、强心利尿等抢救措施后，

病情仍继续恶化者，特别是患者病情严重且伴有以下情况，应紧急进行血液灌流。

a. 脑功能障碍或已昏迷者；

b. 肝、肾功能障碍者；

c. 伴有肺炎或已有严重的肺部疾患者；

d. 年老者；

e. 药物及代谢产物与组织蛋白结合力高且有延迟性者（如有机磷农药）；

f. 服药剂量过大超过了自身清除能力的30%时或已达到中毒致死量浓度者。

③ 血液灌流对非脂溶性、伴酸中毒的药物，如醇类、水杨酸、含锂或含溴化合物的药物解毒作用不如血液透析。

(2) 慢性肾衰竭的辅助治疗：尤其是顽固性皮肤瘙痒、难治性高血压、尿毒症周围神经炎、心包炎等。

(3) 重症肝炎：特别是爆发性肝衰竭所致的肝性脑病、高胆红素血症。

(4) 感染性疾病：灌流可以清除导致败血症的细菌内毒素及宿主产生的炎症介质。

(5) 系统性红斑狼疮、银屑病等自身免疫疾病。

(6) 其他疾病，如精神分裂、甲状腺危象、高脂血症、肿瘤化疗等。

二、血液灌流治疗的准备及操作

(1) 器材的准备：根据患者病情选择合适的灌流器，治疗前用2000～5000ml生理盐水冲洗灌流器，目的是清除脱落的微粒并使碳粒充分湿化，吸水膨胀，同时驱除灌流器内空气。

（2）患者的准备：测生命体征（体温、呼吸、脉搏和血压）并记录。

（3）血管通路的准备：通常选择中心静脉置管作为患者血管通路，确定患者血管通路情况，治疗中血流量100～150ml/min，血流速度越快，吸附率越低，但血流速度太慢，凝血机会相对增加。

（4）抗凝方式的准备：抗凝剂剂量较普通血液透析大，首剂常1～2mg/kg，以后每小时追加10～20mg，预期结束前30min停止追加。但因病种不同，个体差异可能较大。

（5）血液灌流开始及治疗过程观察：确定患者动静脉管路安全后开始灌流治疗，开始后需尽快测量患者呼吸、脉搏和血压并记录，登记机器各读数及开始灌流时间。其后至少每小时测生命体征一次并记录，病情危重者每15～30min监测一次。治疗时间取决于所用吸附材料的吸附能力和饱和速度，通常活性炭在2～3h接近饱和。因此，如果临床需要，可每间隔2h更换一个灌流器，但一次灌流治疗时间一般不超过6h。

（6）血液灌流结束：结束后应用空气回血，因为生理盐水有可能增加吸附物与吸附剂解离而重新释放入血的风险。由于灌流治疗中所用肝素量较大，为防止出血，治疗结束后可缓慢推注鱼精蛋白25～50mg。治疗结束测量患者呼吸、脉搏和血压并记录。

三、相对禁忌证

（1）有出血倾向者；

（2）血小板<70×10^9/L；

（3）低血压、休克；

(4) 心力衰竭，特别是高血容量。

四、并发症

(1) 发热、出血、凝血、空气栓塞、失血等；

(2) 低血糖、低血钙；

(3) 白细胞和血小板减少（通常血小板下降30%）；

(4) 氨基酸、激素、微量元素因吸附丢失。

（曾　巧）

第9节　血浆置换

血浆置换（plasma exchange，PE）是将患者血液引入血浆交换装置（常用膜式血浆分离器，膜孔径0.2～0.5μm），将全血分离成血浆和细胞成分（红细胞、白细胞和血小板），然后清除患者血浆，以清除循环中的自身抗体、异体抗体、可溶性免疫复合物和抗基底膜抗体等有害物质或与蛋白质结合的毒物，然后将分离后的血液细胞成分和补充的正常血浆或血浆代用品输回体内。

一、适应证和禁忌证

1. 适应证

(1) 血液系统疾病：冷球蛋白血症、高黏综合征、微血管性血小板减少性紫癜（如血栓性血小板减少性紫癜或溶血性尿毒症综合征）、新生儿溶血性疾病、伴有肾侵犯的多发性骨髓瘤、自身免疫溶血性贫血、血友病甲。

(2) 肾脏疾病：抗肾小球基底膜疾病、急进性肾小球肾炎、ANCA阳性的系统性小血管炎、难治性局灶性肾小球硬化症。

(3) 免疫性神经系统疾病：急性炎症性脱髓鞘性多发

性神经病、重症肌无力危象、多发性硬化病、慢性炎症性脱髓鞘性多发性神经病。

（4）风湿免疫性疾病：系统性红斑狼疮（特别是狼疮性脑病）、难治性类风湿关节炎、系统性硬化症、抗磷脂抗体综合征。

（5）消化系统疾病：重症肝炎、严重肝衰竭、肝性脑病、原发性胆汁性肝硬化、高胆红素血症。

（6）代谢性与内分泌性疾病：纯合子型家族性高胆固醇血症、甲状腺危象、浸润性眼突等自身免疫性甲状腺疾病、高脂血症、糖尿病。

（7）药物中毒：药物过量（如洋地黄中毒等）、凝血因子抑制药（如凝血因子Ⅷ抑制药）、与蛋白结合率高的毒物中毒。

（8）自身免疫性皮肤病：天疱疮、大疱性皮肤病、中毒性表皮坏死松懈症、坏疽性脓皮病等。

（9）其他：器官移植前去除抗体、多脏器衰竭等。

2. 禁忌证

无绝对禁忌证，相对禁忌证包括：

（1）对血浆、人血白蛋白、肝素等有严重过敏史；

（2）药物难以纠正的全身循环衰竭；

（3）非稳定期的心、脑梗死；

（4）颅内出血或重度脑水肿伴有脑疝；

（5）精神障碍而不能好好配合者。

二、血浆置换治疗的准备及操作

（1）器材及置换液的准备：根据患者病情选择合适的血浆分离器及置换液。常用的置换液为5%白蛋白置换液和新鲜冰冻血浆。前者能减少变态反应和病毒感染的发生，但治疗后凝血因子缺乏，免疫球蛋白丢失；后者含有凝血因子和补体，治疗后不会出现凝血因子缺乏和免疫球蛋白丢失。估计患者所需置换血浆量，公式：kg×(1－HCT)/13 或 50ml/kg，通常以 3000ml 为 1 个置换血浆量。通常由外周血管补充血浆置换液。

(2) 患者的准备：测生命体征（体温、呼吸、脉搏和血压）并记录。

(3) 血管通路的准备：通常选择中心静脉置管作为患者血管通路，确定患者血管通路情况，治疗中血流量 50～150ml/min，小于 50ml/min 易导致血浆分离器凝血。

(4) 抗凝方式的准备：抗凝剂剂量较普通血液透析大，肝素首剂常为 0.5～1.0mg/kg，以后追加 10～20mg/h，但因病种不同，个体差异可能较大。

(5) 血浆置换开始及治疗过程观察：治疗开始前为防止变态反应，可予地塞米松注射液 5～10mg 静推或非那根注射液 25～50mg 肌注，确定患者动静脉管路安全后开始血浆置换治疗，开始后需尽快测量患者呼吸、脉搏和血压并记录，登记机器各读数及开始治疗时间。其后至少每小时测生命体征一次并记录，病情危重者每 15～30min 监测一次。治疗过程中为预防低血钙发生需予 10％葡萄糖酸钙 10ml 缓慢静推 1～2 次。治疗时间通常为 1～2h。

(6) 血浆置换结束：由于血浆置换治疗中所用肝素量较大，为防止出血，治疗结束后可缓慢推注鱼精蛋白 25～50mg。治疗结束测量患者呼吸、脉搏和血压并记录。

三、血浆置换治疗的重要疾病及处方

一次 50ml/kg 的血浆置换量，能减少大约 60％的血浆大分子蛋白的水平，5～10 天给予 5 个交换量，可以清除身体全部免疫球蛋白的90％。血浆置换后仍需使用免疫抑制剂（如环磷酰胺、硫唑嘌呤等），抑制抗体的进一步合成。

（1）急性炎症性脱髓鞘性多发性神经病：推荐用于严重肌无力、延髓损害者。在7～14天行3～5次血浆置换，每次1个血浆量（3000ml），或血浆交换总量200～250ml/kg，分4～5次完成；复发的治疗，在5～10天进行3～5次血浆置换，总的置换量达11.5～14L。

（2）重症肌无力：对改善肌无力、减轻危象有很好的作用。在1～2周给予4～8次血浆置换，每次置换一个血浆量。

（3）高黏综合征：每日1次血浆置换至症状消失或血黏度恢复正常为止，通常5～7天。

（4）冷球蛋白血症：每周3次，每次置换1个血浆量，共2～3周，可用5％白蛋白置换液，用前必须加热，以预防循环冷球蛋白沉淀。

（5）血栓性血小板减少性紫癜或溶血性尿毒症综合征：每日1次，用新鲜冰冻血浆进行血浆置换，一般7～10次，推荐置换血浆量在前3次为1.5个血浆量，以后为1个血浆量。

（6）肺出血-肾炎综合征：每天1次，连续14～21天，每次置换量4000ml，用5％白蛋白作为置换液，治疗2周后重新评估。

（7）伴有肾侵犯的多发性骨髓瘤：每周3次血浆置换为1个疗程，间隔5周。

（8）系统性红斑狼疮：每日1次，每次置换1～1.5个血浆量，直到临床症状或实验室指标改善，如连续10天没有改善，提示治疗不成功。

四、并发症

（1）变态反应：表现为发热、寒战、荨麻疹、喉痉挛，严重可导致死亡。

（2）枸橼酸中毒：表现为口周麻木、肌肉痉挛、胸痛、低血压等。

（3）凝血因子缺乏，治疗 24h 可恢复。

（4）血小板下降、血栓形成、贫血。

（5）低血压。

（6）电解质紊乱、碱中毒。

（7）病毒传播、治疗后感染等。

（曾　巧）

附：双重膜滤过血浆置换

双重膜滤过血浆置换（double filtration plasma pheresis，DFPP）是指将患者血液引出体外，经过两个中空纤维“膜式分离器”，即首先将患者血液经过第一个“血浆分离器”（膜平均孔径 0.2μm），保留有形细胞成分，然后将分离出来的血浆再经过第二个“血浆成分分离器”（膜孔径 0.01～0.03μm），血浆中病原性的大分子蛋白及 LDL 等被截留并排出体外，并将血浆中小分子蛋白随最初分离出来的血液有形成分一起输回给患者，同时补充等量的置换液。其实现了从血浆中分离和保留白蛋白，通过丢弃含病原性蛋白的血浆达到排除致病因子治疗疾病的目的。

一、双重膜滤过血浆置换的优点与缺点

1. 优点

① 利用不同孔径的血浆成分分离器可以控制血浆蛋

白的除去范围，并保存白蛋白回输到患者体内，因而明显减少了置换液的需要量，甚至可以不需要回输白蛋白和新鲜冷冻血浆，感染可能性较单纯血浆置换小。

② 能迅速清除血浆中的免疫复合物、抗体、抗原等致病因子，调节免疫系统，清除封闭性抗体，恢复细胞免疫功能及网状内皮细胞吞噬功能，使得病情缓解。

2. 缺点

HLD及其他一些大分子物质也丢失，HDL下降42%，IgM下降55%，IgG下降27%，在分离过程中蛋白质易沉淀于血浆成分分离器的中空纤维膜孔，使分离效果受影响。

二、适应证和禁忌证

同血浆置换。

三、双重血浆置换的准备及操作

（1）器材及置换液的准备：根据患者病情选择合适的血浆分离器、血浆成分分离器（根据病情选择不同孔径）及置换液。估计患者所需分离血浆量：公式 kg×(1－HCT)/13×2，最大量常为6L。常用的置换液为5%白蛋白置换液和新鲜冰冻血浆，剂量通常0～1000ml。

（2）患者的准备：测生命体征（体温、呼吸、脉搏和血压）并记录。

（3）血管通路的准备：通常选择中心静脉置管作为患者血管通路，确定患者血管通路情况，治疗中血流量在100ml/min左右。

（4）抗凝方式的准备：抗凝剂剂量较普通血液透析大，肝素首剂常0.5～1mg/kg，以后每小时追加量为10～

20mg，但因病种不同，个体差异可能较大。

（5）双重血浆置换开始及治疗过程观察：同血浆置换，治疗过程中密切监测血浆分离器跨膜压情况，及时调整机器各项参数。通常血浆分离器的血流速度为80～100ml/min，血浆成分分离器的速度为25～30ml/min，治疗时间通常为2h左右。

（6）双重血浆置换结束：由于血浆置换治疗中所用肝素量较大，为防止出血，治疗结束后可缓慢推注鱼精蛋白25～50mg。治疗结束测量患者呼吸、脉搏和血压并记录。

双重膜滤过血浆置换示意图见图24-1。

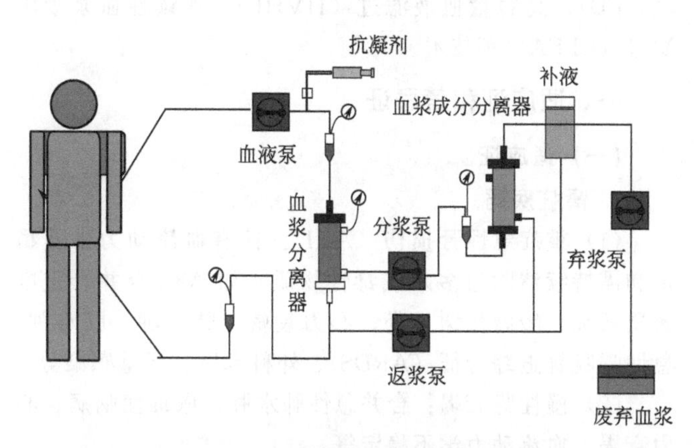

图24-1 双重膜滤过血浆置换示意图

四、并发症

同血浆置换。

（曾 巧）

第10节 连续性血液净化

连续性血液净化（continuous renal replacement therapy，CRRT）是指所有连续、缓慢清除水分和溶质的治疗方式的总称，包括：连续性动静脉血液滤过（CAVH）、连续性静-静脉血液滤过（CVVH）、连续性动-静脉血液透析（CAVHD）、连续性静-静脉血液透析（CVVHD）、连续性动-静脉血液透析滤过（CAVHDF）、连续性静-静脉血液透析滤过（CVVHDF）、缓慢连续性超滤（SUUF）、日间连续性肾脏替代治疗（CRRT）、连续性高流量透析（CHFD）、高容量血液滤过（HVHF）、连续性血浆吸附滤过（CPFA）等技术。

一、适应证和禁忌证

（一）适应证

1. 肾脏疾病

（1）重症急性肾损伤（AKI）：伴有血流动力学不稳定和需持续清除过多水或毒性物质，如AKI合并严重电解质紊乱、酸碱代谢失衡、心力衰竭、肺水肿、脑水肿、急性呼吸窘迫综合征（ARDS）、外科术后、严重感染等。

（2）慢性肾衰竭：合并急性肺水肿、尿毒症脑病、心力衰竭、血流动力学不稳定等。

2. 非肾脏疾病

多器官功能障碍综合征（MODS）、脓毒血症或败血症休克、急性呼吸窘迫综合征（ARDS）、挤压综合征、乳酸酸中毒、急性坏死性胰腺炎、心肺体外循环手术、慢性心力衰竭、肝性脑病、药物过量或毒物中毒、急性肿瘤溶解综合征、严重的电解质和酸碱平衡紊乱、过高热等。

(二) 禁忌证

无绝对禁忌证，但存在以下情况应慎用：

① 无法建立合适的血管通路；

② 严重的凝血功能障碍；

③ 严重的活动性出血，特别是颅内出血。

二、连续性血液净化的准备和操作

(1) 器材及置换液的准备：根据患者病情选择合适的血滤器及置换液。通常选择高通量、生物相容性好的合成膜血滤器。置换液的电解质原则上接近人体细胞外液成分(钠 135～145mmol/L，钙 1.25～1.75mmol/L，钾 0～4mmol/L，镁 0.25～0.75mmol/L，氯 85～120mmol/L，碳酸氢盐 30～40mmol/L，葡萄糖 5.5～11.1mmol/L)，可根据患者个体情况做出调整。置换液的输入方式有前、后稀释法两种，前稀释法超滤量大，肝素用量小，出血发生率低，后稀释法节省置换液用量，但易发生凝血。

(2) 患者的准备：测生命体征(体温、呼吸、脉搏和血压)并记录。

(3) 血管通路的准备：通常选择中心静脉置管作为患者血管通路，确定患者血管通路情况，治疗中血流量 150～200ml/min。

(4) 抗凝方式的准备：根据患者情况选用合适的抗凝方式。普通肝素：采用前稀释法首剂 15～20mg，维持剂量为 5～10mg/h；采用后稀释法首剂 20～30mg，维持剂量为 8～15mg/h。低分子肝素：首剂 60～80U/kg，追加剂量 30～40U/kg，每 4～6h 静脉注射；也可选择局部肝素化和无肝素治疗。

（5）开始及治疗过程观察：治疗开始前确定超滤量，可根据患者血压调整，确定超滤率（等于每小时滤出液和补入液之差），通常为35ml/(kg·h)，透析液流速1～2L/h。确定患者动静脉管路安全后开始治疗，开始后需尽快测量患者呼吸、脉搏和血压并记录，登记机器各读数及开始治疗时间。其后至少每小时测生命体征一次并记录，病情危重者每15～30min监测一次。治疗时间通常为8～24h。

（6）治疗结束：治疗结束测量患者呼吸、脉搏和血压并记录。

三、并发症

（1）通路相关并发症：包括血栓栓塞、出血、感染，通路再循环和低血流量。

（2）循环相关并发症：血栓形成、失血，通路连接不紧密，败血症，体液失衡，过敏反应。

（3）抗凝相关并发症：局部和全身出血，血小板减少，碱中毒，低钙血症。

（4）其他：低体温、低血压、容量超负荷、心律失常、生物相容性差、空气栓塞、营养丢失等。

（曾　巧）

第25章 血液透析指征与透析充分性评估

第1节 血液透析的适应证和禁忌证

一、血液透析指征

(一) 急性肾衰竭（ARF）的透析指征

1. 单纯性急性肾衰竭传统透析开始的指征

① 急性肺水肿（左心衰）。

② 高钾血症（血清钾≥6.5mmol/L或心电图提示高钾）。

③ 血浆尿素氮≥21.4mmol/L（60mg/dL），肌酐≥442μmol/L（5mg/dL）。

④ 高分解代谢状态，血尿素氮每天上升≥14.3mmol/L（40mg/dL）以上，肌酐每天上升≥177mol/L（2mg/dL），血钾每天上升≥1～2mmol/L，血清 HCO_3^- 下降≥2mmol/L。

⑤ 无明显高分解代谢，但无尿2天以上或少尿4天以上。

⑥ 代谢性酸中毒，二氧化碳结合力（CO_2^-CP）<15mmol/L，血pH<7.25。

⑦ 少尿2天以上伴有下列任何一项者：

a. 体液潴留，如眼结膜水肿、心脏奔马律、中心静脉压增高；

b. 尿毒症症状，如持续呕吐、烦躁、嗜睡；

c. 高血钾，血钾>6mmol/L，心电图有高钾表现。

⑧ 误型输血者，游离血红蛋白≥800mg/L。

对于通常的急性肾衰竭，国内外学者一致认为在没有出现临床并发症之前即开始透析，或早期预防性透析是有益的。

2. 急性肾衰竭伴多器官障碍综合征（MODS）或多器官功能衰竭（MOF）的血液净化治疗的现代指征

① 尿量减少（<17ml/h）超过12h，为临床水平衡、营养需求等就可以开始血液净化（CRRT）治疗。

② 感染、败血症、发生全身炎症反应综合征（SIRS）为消除炎症介质可以开始CRRT治疗。

③ 过高温（T>40℃）。

④ 高钠（Na>160mmol/L）、低钠（Na<115mmol/L）血症。

（二）慢性肾衰竭的透析指征

1. 一般指征

① 有明显尿毒症症状。

② 非糖尿病患者：肌酐>707.2μmol/L或肌酐清除率<10ml/min。

③ 糖尿病患者：肌酐>530μmol/L或肌酐清除率<15ml/min。

2. 需要紧急透析指征

① 血钾>6.5mmol/L。

② 严重的代谢性酸中毒，CO_2^-CP<13mmol/L或血pH<7.25。

③ 血BUN>54mmol/L，SCr>884μmol/L。

④ 严重水钠潴留、少尿、无尿、高度水肿伴心力衰竭、肺水肿或脑水肿。

⑤ 尿毒症性脑病（恍惚、嗜睡、昏迷、抽搐、精神症状）。

⑥ 尿毒症性心包炎。

⑦ 尿毒症引起的消化道出血。

⑧ 药物不能控制的严重高血压。

3. 早期透析指征

① 并发周围神经病变。

② 血细胞比容<15%，已出现心包炎、出血倾向、感染、精神症状或神经系统病变者，即使 CCr 未达到 10ml/min，也应尽早透析。

③ 结缔组织病。

④ 儿童或高龄患者。

⑤ 可逆性慢性肾衰竭，透析有助于缓解急性期。

⑥ 肾移植前准备，肾移植术后急性排斥反应导致急性肾衰竭或慢性排斥反应移植肾丧失功能时均需透析。

(三) 药物或毒物急性中毒的血液净化指征

1. 传统血液透析指征

① 某些药物或毒物进入人体内超出正常人体耐受程度。

② 已知血药浓度达到致死量。

③ 中毒者经积极抢救治疗病情不见好转，应开始透析治疗。

④ 引起生命体征异常，如低体温、低血压、呼吸衰竭、神志障碍、代谢异常等应积极透析治疗。

⑤ 伴有严重肝、肾损伤应提前透析治疗。

⑥ 在常规急救治疗的同时，争取在 16h 内做透析。

2. 常需透析治疗的药物中毒

① 醇类、抗抑郁药、抗结核药、镇痛药、金属无机盐类。

② 其他水溶性及与蛋白结合少的药物或药典注明的药物。

3. 各种血液净化方式治疗急性中毒原则

① 分子量小、与蛋白不结合的药物选择血液透析。

② 分子量大、与蛋白结合的药物（如有机磷农药、杀鼠药等）首选血液灌流。

③ 清除内毒素、高胆红素、自身抗体等选择血液滤过或血浆置换。

（四）其他透析指征

（1）对二乙酰吗啡类药物成瘾性的治疗。

（2）各种原因所致的严重的水、电解质紊乱内科治疗效果不佳，如高血钾、高血钙或低血钙、高血镁、高血钠或低血钠。

（3）严重水潴留，如肾病综合征、慢性心功能不全、肝硬化腹水、急性肺水肿的急救及容量性高血压等。

（4）代谢性酸中毒药物难以纠正者。

（5）其他如肝昏迷、高胆红素血症、高尿酸血症、银屑病等。

（6）星形水果（杨桃等）中毒，血液透析是唯一治疗手段。

二、血液透析的禁忌证

1. 相对禁忌证

① 休克或低血压，收缩压＜80mmHg。

② 大手术术后 3 天内或有严重出血或出血倾向、脑

出血或心包出血。

③ 严重贫血（血红蛋白<50g/L）。

④ 严重心律失常、心肌功能不全或冠心病。

⑤ 严重感染，如败血症。

⑥ 严重高血压，收缩压>200mmHg，舒张压>130mmHg。

⑦ 晚期肿瘤。

⑧ 极度衰弱、临危患者。

⑨ 未控制的严重糖尿病。

⑩ 精神病及不合作者，或家属不同意透析的患者。

2. 严格禁忌证

① 颅内出血和颅内压增高。

② 升压药不能纠正的严重休克。

③ 严重的心肌病变伴有难治性心衰。

（曾　巧）

第2节　透析治疗开始的时机

慢性肾脏病（CKD）患者开始血液透析的时机，通常认为当进入CKD 4期［eGFR<30ml/(min·1.73m²)］时就应对肾脏替代治疗的用途、开始时机、方式等进行教育，包括对家庭成员进行早期教育。对于接受血液透析治疗的患者，需要提前建立血管通路。

当患者进入CKD 5期［eGFR<15ml/(min·1.73m²)］时，就应评估其开始肾脏替代治疗的益处、风险和不利条件。当出现以下一个或多个临床表现时应开始血液透析治疗：尿毒症症状和体制、不能控制的高血压和水钠潴留、进行性营养不良。当eGFR<6ml/(min·1.73m²）时无论

临床状况如何都应该开始透析治疗。高危患者，如糖尿病肾病，应早期开始透析治疗。

（曾　巧）

第3节　血液透析充分性的评估

一、透析充分性的定义

透析患者在较高蛋白质摄入的前提下，于较短的时间内有效地清除患者体内的尿毒症毒素和足够的水分（达到干体重），充分纠正酸碱和电解质失衡状态，透析后使患者感到舒服和满意。长期透析较少有并发症，生活可以自理，还可从事日常工作和社会活动，达到心理康复和回归社会的程度。

二、维持性血液透析患者透析充分性的标准与评估

（一）临床综合评估指标

1. 临床症状评估

达到以下要求即可认为患者透析充分。

① 全身一般情况和营养状态良好，食欲良好，体力恢复，有生活、工作能力及一定的社交能力。

② 血压和容量状态控制较好，透析间期体重增长不超过干体重5%，透析前血压<140/90mmHg，透析后血压<130/80mmHg。

③ 贫血症状改善，血红蛋白≥110～130g/L。

④ 水、电解质和酸碱平衡指标基本维持在正常范围，无心包、胸腔、腹腔积液。

⑤ 未出现严重的钙磷代谢障碍。

⑥ 无明显的尿毒症周围神经病变及中枢神经系统紊

乱，无明显尿毒症症状。

2. 实验室检查评估

（1）血液生化指标：常用测定血清肌酐、尿素氮、电解质、酸碱状态和血浆白蛋白来判断透析充分性，但需与营养状态结合起来综合判断。

（2）血液学指标：血红蛋白、血小板计数、凝血时间等是血液学指标，可以反映尿毒症状态，也能间接反映透析的充分性。

（3）其他

① X线：主要观察患者心胸比例和肺部病变。

② 心电图：反映心脏器质性病变。

③ 超声心动图和B超：显示心脏功能和肾脏形态及是否出现获得性肾囊肿。

④ 肌电图：测定神经传导速度，是诊断末梢神经炎和腕管综合征的敏感指标。

⑤ 脑电图：可以提示透析脑病。

⑥ 骨密度：观察骨矿物质含量，判断是否发生了透析相关骨病。

（二）尿素动力学模型（UKM）评估

尿素动力学模型（UKM）被用来描述和衡量尿素清除和生成，同时又兼顾尿素在体内的总体分布，其计算结果主要用于评估透析治疗尿素的清除是否符合充分透析的要求，同时也为血液透析治疗方案提供依据。采用以下的一些方法。

1. 尿素下降率（URR）

是评价透析效率简单的方法，推荐值＞70%。

公式：$URR=[1-(BUN_{透后}/BUN_{透前})]\times 100\%$

优点：① 简单易行；

② 与血透患者的死亡率有统计学上的相关性。

缺点：① 未考虑超滤对最终实际透析剂量的影响；

② 不能作为血透患者实际透析剂量测定的单独方法。

2. 一室尿素动力学模型

一室尿素清除指数（Kt/V），指一次透析中清除尿素的容积占总体水的比例，临床常用判断透析的充分性。推荐值 $Kt/V \geqslant 1.2$（非糖尿病患者），$Kt/V \geqslant 1.4$（糖尿病患者），<0.8 会增加透析患者合并症发生率和死亡率。有以下几种计算方法。

（1）直观计算法：一室尿素清除指数公式中，K 为透析器尿素氮清除率值，t 为透析时间，V 为体重（kg）乘以 0.58。Kt 是指在某一定透析时间内透析器对尿素的清除量。

举例：设某透析患者无残余肾功能，透析器 BUN 清除率（K）为 150ml/min，透析时间为 4h，体重为 60kg，

则 $Kt/V=\dfrac{0.15\times 4\times 60}{60\times 0.58}=1.03$

（2）简单计算法：$Kt/V=(BUN_{透前}-BUN_{透后})/BUN_{透中}$

举例：设某患者透前 BUN 为 20mmol/L，透析中间 BUN 为 12mmol/L，透后 BUN 为 6mmol/L，则 $Kt/V=(20-6)/12=1.17$

（3）简单模型算法：$Kt/V=LN(BUN_{透前}/BUN_{透后})$

举例：设某患者透前 BUN 为 20mmol/L，透后 BUN 为 6mmol/L。

则 $Kt/V=LN(20/6)=1.20$

（4）Daugirdas（自然对数）公式：

$$Kt/V = -LN[(R - 0.008 \times t) + (4 - 3.5 \times R)] \times UF/W$$

式中，$R = BUN_{透后}/BUN_{透前}$；t 为一次透析的时间，h；UF 为超率量，L；W 为患者透析后的体重，kg。

举例：设某患者透前 BUN 为 20mmol/L，透后 BUN 为 6mmol/L，透析时间 4h，超率量 2L，透后体重 60kg。

$$Kt/V = -LN[(R - 0.008 \times t) + (4 - 3.5 \times R)] \times UF/W$$
$$= -LN[(6 \div 20 - 0.008 \times 4) + (4 - 3.5 \times 6 \div 20)] \times 2 \div 60$$
$$= 1.22$$

影响 Kt/V 的主要因素有：

① 透析器的清除率和传质系数；

② 残余肾功能；

③ 蛋白质摄入量及代谢率；

④ 血流量及瘘的再循环量；

⑤ 透析时间；

⑥ 透后体重；

⑦ 溶质分布和溶质反跳；

Kt/V 的评价：①Kt/V 随着透析频度、残余肾功能和 nPCR 的变化而变化，三者密切的关系，必须结合 nPCR 综合判断透析是否充分；

② Kt/V 只适用于评价一次透析（透析器）效率。

Kt/V 的缺点：① 忽视了尿素在机体内分布的不均性，即细胞内外和不同组织中分布存在差异；

② 忽视了透析后溶质的反跳，因此使计算结果过高地估计了实际清除量。

3. 二室尿素动力学模型

二室尿素清除指数（Kt/Vdp），克服了一室 Kt/V 的缺点，能更准确地计算溶质清除量。

计算公式：$Kt/Vdp=-\mathrm{LN}[(R-0.08\times t)+(4-3.5\times R)]\times UF/W$

式中，$R=\mathrm{BUN}_{透后30\mathrm{min}}/\mathrm{BUN}_{透前}$；$t$ 为一次透析的时间，h；UF 为超滤量，L；W 为患者透析后的体重，kg。

举例：设某患者透前 BUN 为 20mmol/L，透后 30min BUN 为 14mmol/L，透析时间 4h，超率量 2L，透后体重 60kg。

$$
\begin{aligned}
Kt/Vdp &= -\mathrm{LN}[(R-0.08\times t)+(4-3.5\times R)]\times UF/W \\
&= -\mathrm{LN}[(14\div 20-0.08\times 4)+(4-3.5\times 14\div 20)]\times 2\div 60 \\
&= 0.92
\end{aligned}
$$

4. 平均时间尿素浓度（TACurea）

TACurea 反映透析尿素清除量与患者蛋白质代谢的综合情况，但不能说明是透析剂量不足或是蛋白质摄入过多，不能据此指导修改透析方案。但 TACurea 作为透析效果的指标，它不依赖于患者的体重、透析方案、残余肾功能、房室模型的容积变化及其可变因素，适合于所有的患者。推荐值 TACurea≤0.5g/L（17.9mmol/L）。

计算公式：

$\mathrm{TACurea}=[(\mathrm{BUN}_{透前}+\mathrm{BUN}_{透后})\times T+(\mathrm{BUN}_{透后}+\mathrm{BUN}_{第二次透前})\times Q]/2(T+Q)$

式中，T 为每次透析时间，h；Q 为透析间期时间，h。

举例：设某患者透前 BUN 为 20mmol/L，透后 BUN

为6mmol/L，透析时间4h，透析间期44h，第二次透前BUN为22mmol/L。

$$\text{TACurea}=[(\text{BUN}_{透前}+\text{BUN}_{透后})\times T+(\text{BUN}_{透后}+\text{BUN}_{第二次透前})\times Q]/2(T+Q)$$

$$=[(20+6)\times 4+(6+22)\times 44]/2\times(4+44)$$

$$=13.9$$

评价：TACurea反映了患者尿素的平均状态，也是一个反映患者营养情况的参数。TACurea评价透析效果的缺陷是不能直接用来调整透析方案，也不能判断与说明透析患者的蛋白质摄入量与透析效果究竟哪一项存在问题，仅依据TACurea不能判断采用改变透析时间还是改变透析器的清除率来达到透析充分。

5. **蛋白质分解代谢率**（PCR_n）

PCR_n(g/d) 既反映营养状态，结合 Kt/V 又可判断透析充分性，用理想体重或总体水（BW×0.58）校正而得标准蛋白质分解率 $nPCR_n$[g/(kg·d)]，能较准确地反映营养状态。推荐值 $nPCR_n>1.0$g/(kg·d)，若 $nPCR_n<0.8$g/(kg·d) 提示营养不良，一般透析不充分的概率高，透析合并症发生率和死亡率增加。

(1) 计算公式：$PCR_n=9.35G+0.29Vt$

$nPCR_n=PCR_n/Vt\div 0.58$

$G=(\text{BUN}_{第二次透前}-\text{BUN}_{第一次透后})\times Vt/Q+V\times Cu/Q$

式中，G 为尿素净生成率，mg/min；Vt 为干体重×0.58；Q 为透析间期时间，min；V 为透析间期尿量，ml；Cu 为透析间期全部尿中平均BUN浓度。

举例：设某患者第一次透后BUN为6mmol/L（换算为16.8mg/dL=168mg/L），透析时间4h，透析间期44h，第二次透前 BUN 为 22mmol/L（61.6mg/dL），干体重为 60kg，透析间期尿量为 0ml。

$$G=(\text{BUN}_{第二次透前}-\text{BUN}_{第一次透后})\times Vt/Q+V\times Cu/Q$$
$$=(616-168)\times 60\times 0.58\div(44\times 60)+0$$
$$=5.9$$

$$\text{PCR}_n=9.35G+0.29Vt$$
$$=9.35\times 5.9+0.29\times 60\times 0.58$$
$$=65.3$$

$$n\text{PCR}_n=\text{PCR}_n/Vt\div 0.58$$
$$=65.3\div 60$$
$$=1.09$$

（2）简单计算公式：$n\text{PCR}_n=(\text{BUN}_{第二次透前}-\text{BUN}_{第一次透后})\times(0.045/T)$

式中，T 为两次透析间隔天数。

举例：设某患者第一次透后 BUN 为 6mmol/L（16.8mg/dL），透析间期 2 天，第二次透前 BUN 为 22mmol/L（61.6mg/dL）。

$$n\text{PCR}_n=(\text{BUN}_{第二次透前}-\text{BUN}_{第一次透后})\times(0.045/T)$$
$$=(61.6-16.8)\times 0.045\div 2$$
$$=1.01$$

总之在判断透析充分性时必须把 Kt/V、$n\text{PCR}_n$、TACurea 3 个评价透析效果的依据结合起来考虑。TACurea 是评价透析疗效的参数，与透析充分与否有良好的相关性，较 Kt/V 采用一些回顾性的参数更为可靠，它包括两个主要的参数：尿素的清除量和增加量。Kt/V 是患者的实际透析量，对透析方案的判定及患者透析效果和营养的评价具有重要的价值。$n\text{PCR}_n$ 可作为预测透析患者并发症最有价值的指标，因为评价实际透析效果时，无论是 TACurea，还是 Kt/V，都必须考虑 $nPCR_n$。所以，宜采用三个参数综合判断和设定透析方案。

（三）β_2 微球蛋白下降率

β_2 微球蛋白下降率反映透析器对大分子物质（小分子蛋白）的清除效率。

计算公式：β_2-MG 下降率（%）＝（$\beta_2\text{-MG}_{透前}-\beta_2\text{-MG}_{透后}$）/$\beta_2\text{-MG}_{透前}$ ×100%

因 β_2 微球蛋白分子量较大，在透析中以对流方式清除大于弥散方式。用低流量透析器，β_2-MG 下降率几乎为零，而用高流量透析器 β_2-MG 下降率为 30%～60%。近年不少文献报道采用 β_2-MG 清除率来评价充分透析及远期疗效，对于减少并发症，提高生存质量有着重要意义。

（四）干体重的评估

1. 干体重的定义

（1）干体重定义：指透析后患者体内过多的液体全部或大部分被清除时的体重。干体重不是一个固定的数值，由于患者营养状态等的变化，建议每 2 周评估 1 次。

（2）临床意义：干体重主要用于透析患者超滤量的制订。血液透析的目标不单是清除多余的水分（即达到干体重），还要使细胞内、外水分达到平衡，使细胞内、腔隙内不存多余水分。使患者尽最大可能达到内环境正常，保证身体处于健康状态。

2. 干体重的评估方法

（1）临床评估：比较困难，必须综合考虑不同组织间隙溶质和水的含量，透析中出现的症状以及患者体重改变等因素。需考虑以下几方面。

① 体重增加：可能提示患者营养状况好转和肌肉量的增加；或是患者处于营养不良及体重下降时，高估干体重而引起容量超负荷。

② 透析时出现低血压：可能是低估了干体重引起超滤量过多；或是超滤率过高，以至于过多的组织间液不能及时被吸收入血。

③ 高血压：80%以上的透析患者高血压是由于慢性的容量超负荷引起。如果患者的高血压不能用透析或者超滤来纠正，提示此时患者的干体重可能是正确的。

（2）X线评估：了解心胸比例和肺淤血情况，以及有无心包积液及胸腔积液。

（3）超声波评估：了解下腔静脉直径和体表面积比，如果比值＞11.5mm/m²，提示水负荷过重，如果比值＜8mm/m²，提示容量不足。

（4）电导测定评估法。

（5）放射性核素测定和心钠素值评估。

这些方法各有利弊，在临床工作中大多采用临床评估法。长期对干体重不准确的评估会引起患者持续的容量负荷过重，增加高血压、左室肥厚以及心血管死亡率的危险性。

三、采取措施达到透析充分性

（1）加强患者教育，提高治疗依从性，以保证完成每次透析设定时间及每周透析计划。

（2）加强饮食指导，定期进行营养评估和干预。

（3）定期评估和调整干体重，控制患者透析间期容量增长。要求透析间期控制钠盐和水的摄入，透析间期体重增长不超过干体重的5%，一般每日体重增长不超过1kg。

(4) 定期对心血管、贫血、钙磷和骨代谢等尿毒症并发症进行评估，并及时调整治疗方案。

(5) 采取措施，努力提高血液透析对毒素的有效充分清除：

① 增加透析膜面积，选择生物相容性和溶质清除性能好的透析器；

② 提高血流速度，使用较粗穿刺针头可以提高通路血流速；

③ 提高透析液流速，从500ml/min增加到800ml/min可以提高尿素清除率约15%；

④ 延长透析时间是增加透析充分性最主要的方法；

⑤ 将血液透析改为血液滤过可以增加大分子毒素的清除。

（曾　巧）

第26章 血液透析治疗的急性并发症

第1节 透析中低血压

是指透析中收缩压下降＞20mmHg或平均动脉压降低10mmHg以上，并有低血压症状，早期表现有打哈欠、便意、后背发酸；大多数患者有头昏、出汗、恶心、呕吐、肌痉挛，严重时出现面色苍白、呼吸困难、抽搐、意识障碍、昏迷。

其处理程序如下。

1. 紧急处理

对有症状的透析中低血压应立即采取措施处理。

(1) 采取头低位。

(2) 停止超滤。

(3) 补充生理盐水100ml，或20%甘露醇或白蛋白溶液等。

(4) 上述处理后，如血压好转，则逐步恢复超滤，期间仍应密切监测血压变化；如血压无好转，应再次予以补充生理盐水等扩容治疗，减慢血流速度，并立即寻找原因，对可纠正诱因进行干预。如上述处理后血压仍快速降低，则需应用升压药物治疗，并停止血透，必要时可以转换治疗模式，如单纯超滤、血液滤过或腹膜透析。

2. 积极寻找透析中低血压原因

为紧急处理及以后预防提供依据。常见原因如下。

(1) 容量相关性因素：包括超滤速度过快 [0.35ml/(kg·min)]、设定的干体重过低、透析机超滤故障或透析液钠浓度偏低等。

(2) 血管收缩功能障碍：包括透析液温度较高、透前应用降压药物、透析中进食、中重度贫血、自主神经功能障碍（如糖尿病神经病变患者）及采用醋酸盐透析者。

(3) 心脏因素：如心脏舒张功能障碍、心律失常（如房颤）、心脏缺血、心包填塞、心肌梗死等。

(4) 其他少见原因：如出血、溶血、空气栓塞、透析器反应、脓毒血症等。

3. 预防

(1) 建议应用带超滤控制系统的血透机。

(2) 对于容量相关因素导致的透析低血压患者，应限制透析间期钠盐和水的摄入量，控制透析间期体重增长不超过5%；重新评估干体重；适当延长每次透析时间（如每次透析延长 3min）等。

(3) 与血管功能障碍有关的透析低血压患者，应调整降压药物的剂量和给药时间，如改为透析后用药；避免透析中进食；采用低温透析或梯度钠浓度透析液进行透析；避免应用醋酸盐透析，采用碳酸氢盐透析液进行透析。

(4) 心脏因素导致的应积极治疗原发病及可能的诱因。

(5) 有条件时可应用容量监测装置对患者进行透析中血容量监测，避免超滤速度过快。

(6) 如透析中低血压反复出现，而上述方法无效，可考虑改变透析方式，如采用单纯超滤、序贯透析和血液滤过，或改为腹膜透析。

（钟庆荣）

第2节　肌肉痉挛

即出现在透析中后期的肌肉痉挛性疼痛。下肢多发，也可在腹部。

1. 诱因

透析中低血压、低血容量、超滤速度过快及应用低钠透析液治疗等导致肌肉血流灌注降低是引起透析中肌肉痉挛最常见的原因；血电解质紊乱和酸碱失衡也可引起肌肉痉挛，如低镁血症、低钙血症、低钾血症等。

2. 治疗

根据诱发原因酌情采取措施，可快速输注生理盐水（0.9％氯化钠溶液100ml，可酌情重复）、高渗葡萄糖溶液或甘露醇溶液，对痉挛肌肉进行外力挤压按摩也有一定疗效。

3. 预防

针对可能的诱发因素，采取措施。

（1）防止透析低血压发生及透析间期体重增长过多，每次透析间期体重增长不超过干体重的5％。

（2）适当提高透析液钠浓度，采用高钠透析或序贯钠浓度透析。但应注意患者血压及透析间期体重增长。

（3）积极纠正低镁血症、低钙血症和低钾血症等电解质紊乱。

（4）鼓励患者加强肌肉锻炼。

（钟庆荣）

第3节 失衡综合征

失衡综合征（disequilibrium syndrome，DS）是指发生于透析中或透析后早期，以脑电图异常及全身和神经系统症状为特征的一组病症，轻者可表现为头痛、恶心、呕吐及躁动，重者出现抽搐、意识障碍甚至昏迷。

1. 病因

由于血液透析快速清除溶质，导致患者血液溶质浓度快速下降，血浆渗透压下降。失衡综合征可以发生在任何一次透析过程中，但多见于首次透析、透前血肌酐和血尿素很高、快速清除毒素（如高效透析）等情况。

2. 症状

分为脑型DS和肺型DS。

（1）脑型DS：多发生在首次透析2～3h，常有焦虑不安、恶心、呕吐、头痛、视物模糊、血压增高，严重者可有肌阵挛、抽搐、嗜睡、癫痫样发作、意识障碍、昏迷甚至死亡等症状。

原因：尿素氮的反向渗透效应形成脑/血渗透压梯度，导致颅压增高及相关临床症状。

（2）肺型DS：发生在第1～2次诱导透析结束后4～6h，表现呼吸困难、发绀、大汗淋漓、不能平卧，两肺可闻及大小不等的水泡音，严重者可死于急性左心衰竭。

原因：尿素氮的反向渗透效应形成肺/血渗透压梯度，使水逆向流入肺组织，形成肺水肿。

3. 治疗

（1）轻者仅需减慢血流速度，以减少溶质清除，减轻血浆渗透压和pH过度变化。对伴肌肉痉挛者可同时输注高张盐水或高渗葡萄糖，并予相应对症处理。如经上述处理仍无缓解，则提前终止透析。

（2）重者（出现抽搐、意识障碍和昏迷）建议立即终止透析，并作出鉴别诊断，排除脑血管意外，同时予输注甘露醇。之后根据治疗反应予其他相应处理。透析失衡综合征引起的昏迷一般于24h内好转。

4. 预防

针对高危人群采取预防措施，是避免发生透析失衡综合征的关键。

（1）首次透析患者：避免短时间内快速清除大量溶质。首次透析血清尿素氮下降控制在30%～40%以内。建议采用低效透析方法，包括减慢血流速度、缩短每次透析时间（每次透析时间控制在2～3h）、应用面积小的透析器等。

（2）维持性透析患者：采用钠浓度曲线透析液序贯透析可降低失衡综合征的发生率。另外，规律和充分透析，增加透析频率、缩短每次透析时间等对预防有益。

（钟庆荣）

第4节　透析器反应

既往又名“首次使用综合征”，但也见于透析器复用患者。临床分为两类：A型反应（过敏反应型）和B型反应。其防治程序分别如下。

1. A型反应

主要发病机制为快速的变态反应，常于透析开始后5min内发生，少数迟至透析开始后30min。依据反应轻重可表现为皮肤瘙痒、荨麻疹、咳嗽、喷嚏、流清涕、腹痛、腹泻，甚至呼吸困难、休克、死亡等。一旦考虑A型反应，应立即采取处理措施。

（1）紧急处理

① 立即停止透析，夹闭血路管，丢弃管路和透析器中血液。

② 予抗组胺药、激素或肾上腺素药物治疗。

③ 如出现呼吸循环障碍，立即予心脏呼吸支持治疗。

（2）明确病因：主要是患者对与血液接触的体外循环管路、透析膜等物质发生变态反应所致，可能的致病因素包括透析膜材料、管路和透析器的消毒剂（如环氧乙烷）、透析器复用的消毒液、透析液受污染、肝素过敏等。另外，有过敏病史及高嗜酸细胞血症、应用血管紧张素转换酶抑制剂（ACEI）者，也易出现A型反应。

（3）预防措施：依据可能的诱因，采取相应措施。

① 透析前充分冲洗透析器和管路。

② 选用蒸汽或γ射线消毒透析器和管路。

③ 进行透析器复用。

④ 对于高危人群可于透析前应用抗组胺药物，并停用ACEI。

2. B型反应

常于透析开始后20～60min出现。其发作程度常较轻，多表现为胸痛和背痛。其诊疗过程如下。

（1）明确病因：透析中出现胸痛和背痛，首先应排除心脏等器质性疾病，如心绞痛、心包炎等。B型反应多认为是补体激活所致，与应用新的透析器及生物相容性差的透析器有关。

（2）处理：B型透析器反应多较轻，予鼻导管吸氧及对症处理即可，常不需终止透析。

（3）预防：采用透析器复用及选择生物相容性好的透析器可预防部分B型反应。

（钟庆荣）

第5节　体外循环凝血和出血

一、体外循环凝血

1. 原因

凝血发生常与不用抗凝剂或抗凝剂用量不足等有关。另外如下因素易促发凝血。

（1）血流速度过慢。

（2）外周血Hb过高。

（3）超滤率过高。

（4）透析中输血、血制品或脂肪乳剂。

（5）透析通路再循环过大。

（6）使用了管路中补液壶（引起血液暴露于空气、壶内产生血液泡沫或血液发生湍流）。

2. 处理

（1）轻度凝血：常可通过追加抗凝剂用量，调高血流速度来解决。在治疗中仍应严密检测患者体外循环凝血变化情况，一旦凝血程度加重，应立即回血，更换透析器和管路。

（2）重度凝血：常需立即回血。如凝血重而不能回血，则建议直接丢弃体外循环管路和透析器，不主张强行回血，以免凝血块进入体内发生栓塞事件。

3. 预防

(1) 透析治疗前全面评估患者凝血状态、合理选择和应用抗凝剂是预防关键。

(2) 加强透析中凝血状况的监测，并早期采取措施进行防治。包括：压力参数改变（动脉压力和静脉压力快速升高、静脉压力快速降低)、管路和透析器血液颜色变暗、透析器见小黑线、管路（动脉壶或静脉壶内）小凝血块出现等。

(3) 避免透析中输注血液、血制品和脂肪乳等，特别是输注凝血因子。

(4) 定期监测血管通路血流量，避免透析中再循环过大。

(5) 避免透析时血流速度过低析。如需调低血流速度，且时间较长，应加大抗凝剂用量。

二、出血

1. 常见原因

(1) 抗凝剂剂量使用过大。

(2) 合并出血性疾病。

(3) 穿刺针或中心静脉插管脱落、血路管脱落、断裂或透析膜破损等。

2. 预防与处理

(1) 血液净化实施前应评估患者的出血风险。

(2) 在对患者血液透析前和过程中凝血状态检测和评估基础上，确立个体化抗凝治疗方案。

(3) 对于发生出血的患者，应重新评估患者的凝血状态，停止或减少抗凝药物剂量，重新选择抗凝药物及其剂量。

（4）针对不同出血的病因给予相应处理，并针对不同的抗凝剂给予相应的拮抗剂治疗。肝素或低分子肝素过量可给予适量的鱼精蛋白；枸橼酸钠过量补充钙制剂；阿加曲班过量可短暂观察，严重过量可给予凝血酶原制剂或血浆。

（5）制订严格的血透室工作职责，规范操作，避免患者不必要的损失。

（钟庆荣）

第27章 维持性血液透析慢性并发症

第1节 透析患者的慢性病管理及实验室检查

近年来随着透析设备、透析膜材料的改进，从事透析治疗方面医护人员经验的提高，维持性透析患者的某些致命性并发症已经明显减少，患者生存时间不断延长，因此，医护人员除了日常的透析治疗，还需要对透析患者进一步进行相关的慢性病管理，尽可能提高透析患者生存质量。

一、透析充分性的目标

单次透析充分性可以用 URR 或 Kt/V 来评价，但透析充分性的目标，应根据患者的体型、残余肾功能、饮食、蛋白质分解代谢率等综合评估。

二、透析患者慢性病管理期间必要的实验室检查

(1) 尿素氮 (BUN)：血透前测定，是衡量透析充分性的一个指标，受到饮食、代谢、消化道出血、残余肾功能、肝脏疾病等的影响。常通过检测透前、后 BUN 值，计算 URR 及 Kt/V。建议每月检测一次。

(2) 肌酐 (Cr)：是由肌肉代谢形成的物质，血透前测定，也是衡量透析充分性的一个指标，受到性别、肌肉

量、运动量、营养等方面的影响。但营养改善引起的血肌酐升高，患者死亡率往往降低。建议每月检测一次。

(3) 白蛋白 (Alb)：常用来作为评估营养状态的指标，与患者预后密切相关，白蛋白低于 40g/L 时死亡率增加。其也可能反映炎症状态。建议每月检测一次。

(4) 钾 (K)：透析患者因无尿容易出现高钾血症，血钾与饮食相关，大于 7.0mmol/L，有发生猝死的风险。建议每月检测一次。

(5) 钙 (Ca) 和磷 (P)：是慢性肾脏病-矿物质和骨异常 (CKD-MBD) 的重要指标，透析患者因常合并低蛋白血症，血钙必须使用白蛋白进行矫正，矫正钙水平可高可低，因维生素 D、磷结合剂等治疗而变化，高血钙患者应用低钙透析液；高磷患者需要低磷饮食并服用磷结合剂。钙磷乘积升高，患者异位钙化的风险明显升高，建议每月检测一次。

(6) 甲状旁腺激素 (PTH)：是 CKD-MBD 治疗的重要指标，透析患者低钙高磷会刺激甲状旁腺持续分泌 PTH 造成甲状旁腺功能亢进。维生素 D 类似物、钙剂、拟钙剂 (西纳卡塞等) 可抑制其分泌。2009 年 K/DIGO 指南建议将 PTH 控制在正常值 2～9 倍。建议每 3 月检测一次。

(7) 血红蛋白 (Hb)：目标值为 11～13g/dL，过高反而增加透析高危人群的死亡率，心脏病、透析低血压、出血相关的贫血患者可以适当增加目标值。建议每月检测一次。

(8) 血小板 (PLT)：透析患者可因使用肝素等抗凝剂引起血小板减少。建议每月检测一次。

(9) 铁蛋白 (SF) 和转铁饱和度 (TSAT)：CRP 正

常时，维持铁蛋白在400～800ng/ml作为铁储备；转铁饱和度应维持在＞20%。过低应给予口服或静脉铁剂治疗。建议每3个月检测一次。

（10）C反应蛋白（CRP）：无论何种原因引起的增高，都与透析患者死亡密切相关。在CRP增高时，铁蛋白升高，并不意味着铁储备增加。建议每月检测一次。

（11）β_2微球蛋白：分子量11800道尔顿，常作为透析患者中分子物质清除水平标志物。建议每3个月检测一次。

（12）血脂：心血管合并症是导致透析患者死亡的重要原因，高血脂患者应进行CVD的二级预防。建议每3月检测一次。

（13）碳酸氢盐：建议维持在正常范围，持续酸中毒的患者应增加透析时碳酸氢盐浓度。建议每月检测一次。

（14）病毒性肝炎标志物：常规3～6个月检测一次。

（15）*Kt*/*V*、*n*PCR：评估透析充分性指标，建议至少每3个月检测一次，最好每月检测一次。

（曾　巧）

第2节　肾性贫血

肾性贫血是指各种因素造成肾脏促红细胞生成素（EPO）产生不足或尿毒症血浆中一些毒素引起造血细胞对EPO反应低下、红细胞寿命缩短、营养不良、血透中失血等造成的贫血。各种慢性肾脏疾病的晚期都会出现肾功能损害，贫血的发生及严重程度与肾小球滤过率（GFR）水平相关，大约在GFR小于60ml/(min·1.73m^2)时贫血的发生率升高，贫血的严重性与肾衰的程度和持续时间有关。

一、贫血的诊断指标

（1）正细胞性贫血：提示肾性贫血、溶血性贫血、慢性病伴贫血。

（2）小细胞性贫血：提示存在铁缺乏、铝过多、血红蛋白病；红细胞平均体积（MCV）、红细胞平均血红蛋白含量（MCH）、红细胞平均血红蛋白浓度（MCHC）的检测值均低于正常值，可诊断为小细胞低色素性贫血。即MCV＜80fL，MCH＜28pg，MCHC＜32％。

（3）大细胞性贫血：提示叶酸、维生素 B_{12} 缺乏或铁过多或 EPO 治疗后未成熟的大的网织红细胞进入血液。

（4）网织红细胞：即未发育成熟的红细胞，增多提示各种贫血恢复期、活动性溶血。

（5）贫血伴有白细胞/血小板计数异常：提示全身性疾病、骨髓疾病。

二、肾性贫血的原因

（1）EPO 绝对与相对不足导致红细胞生成减少。

（2）血液丢失：尿毒症时出血倾向，抽血化验、透析结束后透析器及管路残留血液，低钠、高温透析液等可使患者溶血而加重贫血。

（3）营养缺乏：长期低蛋白饮食，营养不良，血浆白蛋白水平低，造血原料摄入不足（铁剂、叶酸、$VitB_{12}$ 缺乏）。

（4）尿毒症毒素：破坏红细胞，使红细胞寿命缩短。

（5）继发性甲旁亢：（PTH＞1000pg/ml）可直接抑制骨髓造血，使红细胞寿命缩短，导致高转运性骨病、骨髓纤维化而抑制造血，降低对 EPO 的反应性。

(6) 铝中毒：铝可与转铁蛋白结合，影响血红蛋白的合成，特点是小细胞低色素性贫血。

三、诊断

排除慢性肾衰竭以外的贫血原因后，非糖尿病患者GFR＜30ml/(min·1.73m²)，糖尿病患者GFR＜45ml/(min·1.73m²)时，出现的贫血可诊断为肾性贫血。

开始贫血检查的时间如下。

(1) SCr≥177μmol/L。

(2) 出现下述情况之一：

① 绝经期前女性及青春期前患者血红蛋白＜110g/L(Hct＜33%)；

② 绝经期后女性及成年男性患者血红蛋白＜120g/L(Hct＜37%)。

四、铁相关指标

体内的铁，有2/3以血红蛋白方式存在于循环的红细胞内，另外1/3是以铁蛋白或含铁血黄素的形式存储在肝脏或脾脏内。

(1) 血清铁(Fe)：是与转铁蛋白结合，存在于血液中。

(2) 总铁结合力(TIBC)：是指血清中所有能与转铁蛋白结合的铁的总量。

(3) 转铁蛋白饱和度(TSAT)：由(血清铁÷总铁结合力)×100%计算得来。

(4) 血清铁蛋白(SF)高可见于：①储存铁增加；②铁蛋白合成增加：炎症、恶性肿瘤、甲亢；③组织内的铁蛋白释放增加：肝坏死、慢性肝病、脾梗死、恶性肿瘤。

五、使用 EPO 治疗的目标值和意义

（1）Hb：11～12g/dL。Hct：33％～36％。

（2）Hb 目标值达标有助于左心室肥厚的改善，心绞痛发作减少，运动能力提高，住院率降低，生活质量改善。

六、EPO 的治疗方案

（1）剂量：50～150 IU/(kg·W)。

（2）注射途径：皮下或静脉注射。

（3）用药间隔：每周 2～3 次。

（4）大剂量 EPO：每周 12000IU 或每 2 周 24000IU。

每周 2～3 次皮下注射比每周 1 次更有效，但对于多数肾脏病患者而言，每周 1 次更为方便。

七、应用 EPO 的注意事项

（1）在刚开始使用 EPO 或剂量调整时，应每周监测血常规，此后建议每 2～4 周监测一次。

（2）使用 EPO 后建议 Hb 每周升高 0.3g/dL（3g/L），Hct 每周升高 1％，不宜过快。

（3）Hct 在治疗 2～4 周后比初始值增长不足 2％，应将 EPO 剂量增加原量的 50％。

（4）如果 Hb/Hct 在治疗后每个月增加＞3g/dL（或 Hct 增加＞8％），或 Hb/Hct 超过目标值，EPO 剂量应减少 25％。

（5）在达到靶目标后，一定要缓慢减量，一般为原剂量的 25％，不超过 30％，否则会出现“滚筒下滑效应”。

八、EPO 的副作用

1. 高血压（15％～20％）

（1）原因：①Hct 上升、血黏滞性增高及组织氧化

增强使血管阻力增加；②促进血管内皮细胞的增殖及内皮素-1的产生。

（2）措施：①调整干体重；②调整降压药物；③出现高血压脑病应停止应用EPO。

2. 癫痫（3%）

3. 透析血管通路血栓

九、EPO低反应性

1. 定义

在未缺铁的条件下，给予EPO最大剂量，4～6月不能达到目标值或达到后不能维持目标值者。

2. 原因

① 铁缺乏：包括绝对缺乏或相对缺乏。

② 感染/炎症。

③ 慢性失血。

④ 继发性甲状旁腺功能亢进。

⑤ 铝中毒。

⑥ 血红蛋白病（地中海贫血、镰状细胞贫血）。

⑦ 叶酸或维生素 B_{12} 缺乏。

⑧ 恶性肿瘤、血液系统肿瘤。

⑨ 营养不良。

⑩ 其他：溶血、锌缺乏、铜缺乏等。

十、接受铁剂治疗的指征

1. 绝对铁缺乏

SF＜100ng/ml，TSAT＜20%。原因：铁储存降低，慢性失血，红细胞生成加速。

2. 功能铁缺乏

储存铁正常或增加，但铁利用障碍，有如下指标。

(1) 铁蛋白正常或增加。

(2) TSAT＜25%～30%。

(3) 对足量EPO反应不佳。

(4) 通常静脉补铁有效。

十一、补铁治疗的方法

1. 口服补铁

TSAT＞40%，SF＞100μg/dL可予口服补铁。

(1) 剂量：①成人剂量，＞200mg元素铁/d，分2～3次服用。②小儿剂量，2～4mg元素铁/(kg·d)。

(2) 常用药物：硫酸亚铁（元素铁20%），葡萄糖酸亚铁（12%），速力非（36%），福乃德（含硫酸亚铁525mg），力蜚能（46%），丁烯二酸亚铁（33%），琥珀酸亚铁（含33%元素铁）。

2. 静脉补铁

血液透析患者如果TSAT≥20%，SF≥100ng/ml而Hb＜11g/dL，Hct＜33%，以及那些需要相对较大量EPO才能保持Hb在11～12g/dL，Hct在33%～36%的患者，可考虑给予静脉输注铁剂。

3. 静脉铁补充剂量＝体重×(Hb目标值－Hb实测值)×0.24＋储存铁。

4. 静脉补铁方法

① 首次使用静脉铁剂，以25mg静脉滴注作为试验，若无反应，可继续用完余量；

② 此后每次血液透析后给予100mg，共10次；

③ 使用10次静脉铁剂两周后复查，若仍然TSAT＜0.2，SF＜100μg/L，可继续再使用10次；如Hct、TSAT、SF均已达标，可予静脉铁剂25～100mg/w维持。

5. 铁相关指标的监测频率

① 接受静脉铁剂治疗的患者至少每三个月检查一次，直到 Hb/Hct 达标。

② Hb/Hct 达标的患者，应至少每三个月检测一次。

③ 慢性肾脏病未接受 EPO 治疗的患者，如果转铁蛋白饱和度≥20%，血清铁蛋白≥100ng/ml，应每 3～6 个月检测一次铁状况。

十二、铁过量及其危害

(1) 血透患者如果转铁蛋白饱和度或铁蛋白水平过高时，应暂停静脉注射铁剂来避免铁的过度负荷。

(2) 铁过量的危害

① 细菌感染的发生率增加与铁负荷过重相关。

② 氧化应激增加：动脉粥样硬化危险。

③ 过多的铁沉积在脏器影响脏器功能（肝硬化、骨质疏松、软骨钙化、皮肤呈棕黑色或灰暗、胰岛素分泌减少而导致糖尿病）。

④ 对青少年还可使生殖器官的发育受到影响。

⑤ 预防铁中毒：患者要按医嘱进行治疗及监测。

（曾 巧）

第3节 心血管系统并发症

心血管系统并发症是维持性透析患者死亡的首位原因，与透析患者的预后密切相关。

一、高血压

透析患者中约有 70% 的患者合并高血压。是透析患者主要的合并症之一。

1. 透析患者高血压的主要机制

① 水钠潴留、容量负荷过重：是透析患者血压升高最重要的原因。过多的液体会分布于体内的各处，造成肺水肿、急性心衰、水肿、细胞内液增加、胸水、腹水等。

② 肾素-血管紧张素-醛固酮系统（RAAS）活性增强。

③ 交感神经系统亢进。

④ 肾脏分泌抗高血压物质减少，例如前列腺素、NO。

⑤ 动脉管壁弹性下降。

⑥ 使用促红细胞生成素。

2. 高血压的治疗

（1）治疗目标：目前通常认为治疗目标是透析前血压值应低于 140/90mmHg，透析后血压值应低于 130/80mmHg，非透析日血压值应低于 140/90mmHg。

（2）非药物治疗：主要是改善生活方式（限盐限水，食盐摄入＜3g/d，戒烟戒酒，减肥，适度运动）。尽可能将透析间期的体重增加控制在干体重的 3％～5％。

（3）药物治疗：单独或联合使用下列药物。ACEI 或 ARB 在预防心血管并发症等方面可能具有优势。

① ACEI：福辛普利 10～40mg po qd、贝那普利 10～40mg po qd 等。

② ARB：氯沙坦 50～200mg po qd、厄贝沙坦 75～150mg po qd 等。

③ CCB：硝苯地平缓释片 20～40mg po q12h～q8h 等。

④ β受体阻滞剂类：倍他乐克 25mg po q12h～q8h、卡维地洛片 10mg po q12h～q8h 等。

⑤ α受体阻滞剂类：哌唑嗪 1～3mg po q12h～q6h 等。

⑥ 利尿药：速尿片 20～40mg po tid，吲达帕胺 2.5mg po qd 等。

⑦ 肾素抑制剂：阿利吉仑 150～300mg po qd。

二、缺血性心脏病

1. 透析患者缺血性心脏病的诊断

① 缺血性心脏病的症状，除了心前区疼痛，可能还表现为压迫感和灼热感，或是活动后呼吸困难，误认为是贫血症状。

② 部分高龄患者可表现为无痛性心肌缺血，因此不明原因的血压下降和心力衰竭时要考虑缺血性心脏病。

③ 当怀疑缺血性心脏病时，应尽快完善心电图、心肌酶学、肌红蛋白、肌钙蛋白等检查。必要时行冠脉造影检查明确诊断。

2. 透析患者缺血性心脏病的治疗

① 高血压的管理。

② 高脂血症的管理。

③ 体重的控制，肥胖患者减肥。

④ 戒烟。

⑤ 预防过度超滤。

⑥ 药物治疗。

三、心脏瓣膜病变

1. 透析患者心脏瓣膜病变的特点

常见的是主动脉瓣和二尖瓣的继发性瓣膜病变伴随的功能损害。尤其是主动脉瓣狭窄，在透析患者进展速度特别快。

2. 常见的心脏瓣膜病变类型

①主动脉瓣狭窄：是一种容易急速发展恶化的病症，容易引起猝死。患者心输出量正常时可无全身症状，但随着狭窄加重，心输出量不足时患者出现低血压。主动脉瓣

狭窄在高磷透析患者及长期透析患者中较常见，通常伴有瓣膜钙化。治疗手段主要包括早期发现与预防恶化，必要时给手术治疗。

② 主动脉瓣反流：慢性高血压造成主动脉基部扩大是最常见的原因，使心脏负荷增大，心室逐渐肥厚。心脏扩大，收缩期血压升高、舒张期血压下降，脉压差增大是其特征。严重时会出现左心衰竭。治疗手段主要包括血压的管理，延缓心衰的恶化。

③ 二尖瓣反流：二尖瓣脱垂和缺血性心脏病是常见的病因。随着左心室扩大会出现肺淤血，应定期进行心脏超声检查，以期能尽早发现左心衰竭的症状。治疗手段主要为手术治疗。

④ 三尖瓣反流：右心室扩张或右心衰竭是引起继发性三尖瓣反流的主要原因。是造成透析患者肺动脉高压的主要原因。治疗手段主要为手术治疗。

四、心律失常

与正常人相比，透析患者心律失常发生率明显升高，原因包括接受血液透析治疗、心血管并发症等。

1. 血液透析与心律失常

大多数透析患者心律失常，发生于透析后半段或透析结束4～6h。主要原因为超滤量过大造成血容量减少、血压下降。透后低血钾也是常见的原因，此外，血钙值、血pH值、血浆渗透压在血透前后也会有改变。

2. 心律失常的治疗

① 心房颤动：可用地高辛、β受体阻滞剂来控制心室率。慢性心房颤动需要进行抗血小板聚集及抗凝治疗，以预防动脉血栓形成。

② 高度房室传导阻滞：置入永久心律调节器。

③ 阵发性室上性、室性心律失常：射频消融术。

（曾　巧）

第4节　慢性肾脏病-矿物质骨异常（CKD-MBD）

慢性肾脏病-矿物质骨异常（chronic kidney disease-mineral and bone disease，CKD-MBD）是慢性肾脏病患者严重的并发症，它包括钙、磷水平异常，甲状旁腺功能亢进，肾性骨病（骨转化、矿化异常等），血管、心脏瓣膜和其他软组织的钙化等。

一、机制

随着CKD患者GFR下降，饮食中的磷不能排出，使血清磷升高，代偿性地引起血清钙离子下降。同时，随着肾功能恶化，活性维生素D合成减少，也会导致血清钙浓度下降。上述两个原因都会引起机体甲状旁腺激素分泌增加，造成继发性甲状旁腺功能亢进。

二、肾性骨病

1. 肾性骨病的分类

① 纤维性骨炎：以甲状旁腺功能亢进，成骨细胞、破骨细胞增殖活跃及骨小梁周围纤维化为特征。

② 骨软化：骨骼钙化不良，类骨质增加。常见由活性维生素D缺乏或铝沉积所致。

③ 混合性骨病：同时具有纤维性骨炎及骨软化的特点，由继发性甲状旁腺功能亢进和骨骼钙化不良引起。

④ 无动力性骨病：指破骨细胞和成骨细胞活性双双

降低，多与高钙血症、使用 1,25-$(OH)_2D_3$ 过度抑制 PTH 分泌及糖尿病等因素有关。

2. 肾性骨病的诊断

① 骨活检：骨活检是诊断和研究肾性骨病重要的基本方法之一，但因为是有创性检查，目前较少使用。

② 骨 X 线检查：骨 X 线检查是诊断肾性骨病的经典方法之一，可以发现继发性甲旁亢所致的骨膜下吸收、骨质疏松、病理性骨折、佝偻病和骨软化等，以及继发性甲旁亢或 β_2 微球蛋白淀粉样变引起的骨囊性病变。

③ 骨密度测定：反映骨矿物质的含量，可以提高肾性骨病损害评价的敏感性，可用于肾性骨病治疗的随访观察。

④ 核医学检查：利用 ^{99}mTC 标记的 MDP（methylene diphosphonate）进行骨显像，可发现骨折、假性骨折等局部损害，并对高转运性骨病所致纤维性骨炎和低转运性骨病所致骨软化有鉴别诊断价值。铝中毒所致肾性骨病在骨显像中具有组织放射性低浓聚，而软组织高浓聚的热点。

三、血清磷、血清钙、血清甲状旁腺激素（iPTH）管理目标值

2017 年版 KDIGO 指南仍沿用 2009 年版 CKD-MBD 中的 iPTH 管理目标值，建议透析患者血磷目标值（2.5～4.5mg/dL，即 0.81～1.45mmol/L），血矫正钙目标值（8.4～10mg/dL，即 2.10～2.50mmol/L），iPTH 目标值为正常值 2～9 倍。

四、CKD-MBD 的治疗

1. 高磷血症治疗

(1) 限制饮食中磷的摄入：磷的摄入最好低于每日

600mg。

（2）磷结合剂的应用

① 含钙的磷结合剂：碳酸钙片或醋酸钙，后者含钙量更低，引起高钙血症风险较小。餐中与食物同服。

② 非含钙的磷结合剂：目前常用的有盐酸/碳酸司维拉姆、碳酸镧，其特点为不含钙，不会引起高磷血症。

（3）透析增加磷的清除：延长透析时间、增加透析次数，联合血液滤过（HF）、血液透析滤过（HDF）等治疗。

2. 维持正常钙水平的治疗

血清较正钙低于2.10mmol/L时开始或增加碳酸钙量，以及开始或增加维生素D剂量；当血清较正钙高于2.50mmol/L或钙磷乘积大于55时，应减量或暂停补钙及维生素D。

3. 继发性甲状旁腺功能亢进的治疗

维持性血透患者为了维持与正常人相同的骨运转，甲状旁腺激素的水平必须高于正常人范围。2009年版KDIGO CKD-MBD指南，建议的iPTH目标值在正常值2～9倍。因此需要定期监测动态观察iPTH，如短期内明显升高，需要开始治疗。2017新版指南推荐：需PTH治疗的CKD G5D期患者，建议使用拟钙剂、骨化三醇或维生素D类似物，或拟钙剂和骨化三醇或维生素D类似物联合治疗（2B）。

（1）活性维生素D的治疗：治疗过程必须要注意血钙、磷、iPTH的监测。当血钙、磷高于目标值，或钙磷乘积大于55时，需减量或暂停使用活性维生素D。

① 常规疗法：小剂量1,25-$(OH)_2D_3$ 0.25μg po qd。

② 大剂量脉冲疗法：剂量取决于血浆iPTH的浓度。

PTH　300～600pg/ml　1,25-$(OH)_2D_3$　1～2μg/次，2次/周

600～1000pg/ml　1,25-$(OH)_2D_3$　2～4μg/次，2次/周

>1000pg/ml　1,25-$(OH)_2D_3$　4～6μg/次，2次/周

(2) 拟钙剂的治疗：目前国内主要使用的是西那卡塞（盖平），特别适合高磷、高钙、高 iPTH 的患者。起始剂量通常为 25mg qd，可逐渐增加至 75mg qd，最大剂量 100mg qd，治疗过程中需监测血钙、血磷、iPTH 水平，血钙低于 1.8mmol/L，需减量或停药。静脉使用的拟钙剂 Etelcalcetide（AMG 416）正在中国进行Ⅲ期临床试验，若能上市，可增加治疗方式的选择。

(3) 甲状旁腺切除术：对于药物治疗无效，iPTH 持续大于 800pg/ml，超声检查至少有一粒增生的甲状旁腺直径大于 1cm 的患者，建议进行甲状旁腺切除手术。

（曾　巧）

第5节　营养不良及饮食治疗

维持性血液透析患者生存预后与并发症的发生率与营养状态密切相关。近年有研究报道，营养不良患者预后更差。

一、透析患者营养不良的诊断标准

近年来，把 PEW（protein-energy wasting，PEW）作为透析患者营养不良的诊断标准。以下 4 项中有 3 项符合，诊断为 PEW。

(1) 血生化检查（任一项符合）：血清白蛋白<38g/L；血清胆固醇<100mg/dL（即2.59mmol/L）。

(2) 体重指数（任一项符合）：亚洲人BMI<18.5（欧美人<23）；体重减轻，3个月内下降>5%，6个月内下降>10%；体脂肪率<10%。

(3) 肌肉量（任一项符合）：肌肉消耗程度，2个月内减少>5%，6个月内减少>10%；血肌酐下降，2个月内减少>5%，6个月内减少>10%；上臂围小于正常人10%以上低值。

(4) 食物摄取量（任一项符合）：低蛋白质摄入2个月内至少低于0.8g/(kg·d)；低热量摄入2个月内至少低于25kcal/(kg·d)。

二、营养不良的原因

(1) 体液、电解质、酸碱平衡失常：体液过多或脱水、低钠血症、高钙血症、代谢性酸中毒都会引起食欲缺乏。

(2) 尿毒症毒素的作用：透析患者体内多种毒素会导致患者食欲缺乏、恶心、呕吐等，透析治疗后症状有所改善。

(3) 炎症状态：透析患者出院急性或慢性炎症状态，炎性分子会导致患者食欲缺乏。

(4) 胃肠动力障碍：透析患者胃肠排空功能变差。

(5) 血清瘦素水平增高：由脂肪细胞释放，作用于中枢神经系统，有抑制食欲的功能。

(6) 其他：精神抑郁、厌世、家庭关系以及社会、经济问题等。

三、透析患者营养不良的防治

(1) 必须充分摄入和补充碳水化合物来源的热量［在

轻度活动状态下，能量供给为35～40kcal/(kg·d)]，合并严重感染时，能量供应应达到45kcal/(kg·d)；摄入必需量的蛋白质和氨基酸（血透患者蛋白质摄入量应达到1.2g/kg，腹透患者应达到1.5g/kg，其中优质蛋白占总蛋白的2/3以上）。

(2) 找出引起食欲缺乏和摄入不良的疾病或原因，加以改善或去除。

(3) 改善明显的高尿素氮、酸中毒、体液过多、低钠血症、高钙血症等异常状态。

(4) 积极改善患者急性或慢性炎症状态。

(5) 使用生物相容性好的透析膜。

(6) 加强血液透析治疗。

（曾 巧）

第6节 尿毒症脑病

尿毒症患者出现神经、精神等中枢神经系统方面的异常，称为尿毒症脑病（uremic encephalopathy，UE），也称为肾性脑病。是尿毒症患者最常见的并发症之一，严重影响患者的存活和生活质量。是尿毒症时最常见的一组神经系统症状，属于代谢性范畴，不仅见于慢性肾衰竭，也见于急性肾衰竭。

一、发病机制

低钠血症、血钙升高、甲状旁腺激素升高以及各种代谢紊乱等多种因素的综合作用导致发病。

二、临床表现

(1) 可有头痛、恶心呕吐、反应迟钝、记忆力障碍、肢体震颤、肌阵挛、发作性癫痫性抽搐、甚至昏迷等症状，查体可有局灶性大脑功能损害体征，如瘫痪或锥体束征。

(2) 多数有脑电图异常，主要表现为低频波明显增多，并可出现背景慢波。脑脊液检查无特异性改变。

三、诊断

临床上出现进行性全脑功能障碍的尿毒症患者在除外高血压脑病、蛛网膜下腔出血、脑出血、慢性硬膜下血肿、高钙血症以及药物中毒所致的慢性全脑功能受损等，结合脑电图及影像学检查应考虑尿毒症脑病。

四、治疗

(1) 早期进行血液透析、血液滤过、腹膜透析等治疗，可预防和治疗 UE。

(2) 已出现精神症状的患者，可给予氟哌啶醇 1～2 mg im tid。

(3) 对发生局灶性抽搐者，可给予丙戊酸钠片 0.2g po tid。

(4) 对发作性癫痫性抽搐，可给予安定 10～20mg iv，控制发作后尽快行透析治疗。

（曾　巧）

第 7 节　感　　染

感染是维持血液透析患者死亡的第 2 位原因。从慢性肾功能不全早期开始，患者的免疫功能下降已经存在，且透析治疗无法改善这种状况。此外，因透析治疗时患者白细胞与透析膜接触后会激活补体，在透析中会出现白细胞暂时下降。

一、透析患者感染的特点

1. 透析患者的易感性

透析患者以细胞免疫为主的免疫功能下降，加上长期透析营养不良、高龄、糖尿病等因素，很容易发生肺部感染。

2. 透析患者感染的特点

① 维持性血透患者因操作等原因造成血源感染乙肝病毒、丙肝病毒较普通人群明显升高。

② 常见的细菌感染病原体为耐药性的金葡菌（MARS）、铜绿假单胞菌、大肠埃希菌、结核杆菌等。

③ 透析患者免疫功能低下，可能发热症状不明显，当患者出现全身疲倦、食欲缺乏等全身症状时需警惕感染的发生。

二、透析患者抗感染的治疗

（1）尽可能利用患者血液、分泌物、体液等作为标本进行病原菌的培养和药敏实验，根据药敏选择敏感抗生素进行治疗。

（2）根据患者残余肾功能及透析治疗情况决定给药途径、频率和给药时间等。

（3）给药后48～72h需根据患者症状、血常规、C-反应蛋白等指标判断治疗是否有效，如无效，需及时更换抗生素或联合使用抗生素药物治疗。

（曾　巧）

第8节　维持性透析患者药物治疗

一、透析患者药物代谢的特点

（1）透析患者在使用经肾脏排泄或经肝脏、肾脏共同排泄的药物时，因肾功能丧失，发生副作用的危险性明显升高。此外，透析患者常因水负荷过重，导致“胃肠水肿”，影响药物的吸收；或因营养较差血白蛋白低、严重的酸中毒等都会影响药物的活性和代谢。

（2）在血液透析治疗时，部分药物可以经过透析器排出体外。排出体外的药物与使用透析的性质（孔径、所带电荷、膜面积等）、透析方式（血液透析、血液滤过、血流量、超滤量）等有关。

二、透析患者常用的治疗药物

（1）降压药物：大多数透析患者需要服用降压药物，但如患者在血透中发生低血压，需停用透析前的降压药物。

（2）降糖药物：糖尿病患者需使用胰岛素降糖治疗，开始透析治疗后常常需要调整剂量。如透析中未进食，需停用当次胰岛素；如透析中进食，为防止低血糖发生，建议将胰岛素减至当次胰岛素用量的一半。

（3）高磷血症：多数患者在餐中给予磷结合剂治疗。目前常用的磷结合剂分为含钙的磷结合剂（碳酸钙和醋酸钙）与非含钙的磷结合剂（碳酸司维拉姆、碳酸镧），建议根据患者的血钙、钙磷乘积情况进行选择。

（4）高钾血症：必要时可予阳离子交换树脂进行治疗。

（5）代谢性酸中毒：可给予碳酸氢钠治疗。

（6）继发性甲状旁腺功能亢进：详见相关章节。

（曾　巧）

第28章 腹膜透析

腹膜透析（peritoneal dialysis，PD）是治疗终末期肾病的一种成功方法。腹膜透析治疗对医院投资要求相对较低，对患者而言因操作简便、可居家透析。对患者残余肾功能的保护优于血液透析，尤其可作为糖尿病肾病终末期患者及心血管状态不稳定、血管通路不佳患者的首选透析方案。

一、原理

一个体表面积为 $1.73m^2$ 的成人的腹膜总面积为 $2.2m^2$，比2个肾脏的肾小球滤过总面积（约 $1.5m^2$）还要大。腹膜上毛细血管丰富，血流量为70～100ml/min。在生理状态下，血管网具有极其复杂的生理功能，包括转运和交换、腹腔黏液的生成和超滤、运输营养成分及内分泌激素、输送白细胞成分、气体交换及药物分布等。腹膜透析利用人体腹膜（一层覆盖在腹腔内壁及肠外壁的薄膜）的半透膜特性，交替注入腹腔不同浓度（1.5%、2.5%、4.25%）的透析液，通过弥散原理在腹腔内进行交换，排除代谢废物和多余水分，部分替代肾脏功能。

二、适应证

（1）急性肾损伤。

（2）慢性肾衰竭。

（3）急性药物或毒物中毒。

（4）顽固水肿、电解质紊乱及酸碱平衡紊乱，经一般常规治疗难以在短期内收效者。

（5）其他，如急性出血性胰腺炎、广泛化脓性腹膜炎、肝昏迷黄疸及银屑病等。

三、腹膜透析的首要选择

下列患者一般选择腹膜透析，而不是血液透析。

（1）婴儿和很小的儿童。

（2）伴有严重的心血管疾病，估计不能耐受血液透析者。

（3）难以建立血管通道的患者（如有糖尿病患者）。

（4）希望进行居家透析的患者。

（5）现正出血或有严重的出血倾向者。

四、腹膜透析方案

1. 重症患者

置管术后可立即进行间歇性透析（IPD）治疗，术后初6天加用头孢唑林及肝素。有自动腹膜透析机的可行APD治疗。

① 第1～3天的处方

1.5%腹透液 2000ml	ia 分4次
头孢唑林 0.5g	
肝素 8mg	

【说明】每天3袋，每次500ml入腹，共分12次治疗。每次1h（进液5～10min、留腹35～40min、出液15min）。

② 第4～6天的处方

1.5%腹透液 2000ml	ia 分3次
头孢唑林 0.5g	
肝素 8mg	

【说明】每天4袋，每袋分3次应用（约700ml/次），共分12次治疗，每次1h。

③ 第7～9天的处方

1.5%腹透液2000ml
肝素8mg　　　　ia　分2次

【说明】术后第7天起，也可不再加用肝素。每天4袋，每袋分2次应用（1000ml/次），共分8次治疗，每次1.5h。

④ 第10～11天的处方

1.5%腹透液2000ml　　ia

【说明】每天4袋，每次1500ml入腹，可分5次治疗，每次3h。

⑤ 第12天起进行不卧床式透析（CAPD）治疗，每次2000ml，分4次治疗，每次4h；腹透液不加药物。

2. 一般情况好、不需立即腹膜透析治疗的患者

置管术后当天用1.5%腹透液2000ml＋利多卡因1支，冲洗腹腔，次日开始间歇性腹膜透析（IPD）治疗；也可休息2～5天再行腹膜透析治疗。开始IPD治疗后，相对于重症患者，可修改第1～6天的处方量，减少透析液交换次数，减少伤口渗漏机会。

（1）手术当日冲洗腹腔处方

1.5%腹透液2000ml
头孢唑林0.5g
肝素8mg　　　　ia　分4次
利多卡因0.1g

（2）次日或休息2～5天后开始间歇性腹膜透析（IPD）治疗

① 第1～3天的处方

1.5%腹透液 2000ml
头孢唑林 0.5g　　ia 分 4 次
肝素 8mg

【说明】每天 2 袋，每次 500ml 入腹，共分 8 次治疗。每次 1h（进液 5～10min、留腹 35～40min、出液 15min）。

② 第 4～6 天的处方

1.5%腹透液 2000ml
头孢唑林 0.5g　　ia 分 3 次
肝素 8mg

【说明】每天 3 袋，每袋分 3 次应用（约 700ml/次），共分 9 次治疗，每次 1h。

③ 第 7～11 天的处方：同前述重症患者。

④ 第 12 天起进行不卧床式透析（CAPD）治疗，每次 2000ml，分 4 次治疗，每次 4h；腹透液不加药物。

五、禁忌证

1. 绝对禁忌证

（1）部分肠系膜切除、腹膜广泛粘连或纤维化>50%或由于肠梗阻引起腹部膨胀。

（2）腹部或腹膜后外科手术所致腹膜缺损。

（3）严重性阻塞性肺疾病。

2. 相对禁忌证

（1）腹部皮肤广泛感染无法置管者。

（2）腹部大手术术后 3 天以内，腹部有外科引流管。

（3）肠粘连及肠梗阻、疝未修补者、腹腔内血管疾病。

（4）晚期妊娠或腹内巨大肿瘤、多囊肾等。

（5）严重肺功能不全。

（6）不合作者或者有精神病者。

（7）高分解代谢者。

（8）长期不能摄入足够的蛋白质及热量者。

六、腹膜透析导管安置术

腹膜透析导管安置术参见第 31 章肾内科常用临床操作（第 1 节）。

七、并发症

1. 急性并发症

（1）腹腔内脏器损伤、出血。

（2）导管功能障碍，如隧道内导管扭曲、导管移位、大网膜包裹使引流不畅、纤维蛋白凝块堵塞腹透管。

（3）腹透液外漏、腹透管皮肤出口处感染、腹痛。

（4）电解质及酸碱平衡紊乱、低血压、肺功能不全、胸腔积液、心血管系统并发症等。

2. 慢性并发症

（1）腹膜失超滤。

（2）丢失综合征。

（3）糖负荷增加。

（4）高脂血症、心血管系统并发症。

（5）背痛、腹疝、鞘膜积液。

八、腹膜透析并发腹膜炎

1. 诊断标准

下列 3 项中至少应具备 2 项。

（1）腹膜炎症状和体征。

（2）腹透液浑浊，白细胞＞100 个/mm^3（＞100×10^6/L）、中性粒细胞＞50％。

（3）经革兰染色或培养证明腹透液中有细菌存在。

2. 诊疗流程

（1）患者在家中，发现透出液浑浊、腹痛，就可先按腹膜炎处理，先自己冲洗，然后来医院检查。

方法：1.5%透析液 2000ml 加肝素 8mg 快速冲洗腹腔，可多袋冲洗。

（2）在医院

① 未获细菌培养结果之前，可先做革兰涂片染色。

② 腹透液标本送检：最开始发现浑浊的那袋透出液，需整袋留取；或者至少在腹腔停留＞4h 的腹透液标本。

③ 一定需注意排除外科或妇科急性并发症，如肠穿孔、肠梗阻等，必要时相关科室会诊。

④ 可再用 1.5%透析液 2000ml 加肝素 8mg 快速冲洗腹腔（500～1000ml/周期，即进即出）。

⑤ 透出液澄清后，更换外接短管。

⑥ 按腹膜炎抗感染治疗：推荐使用一代头孢菌素（如头孢拉定或头孢唑林）或万古霉素联合三代头孢菌素（如头孢他啶）或氨基糖苷类抗生素作为腹膜炎的治疗用药。

（3）注意

① 腹水浑浊，应在 1.5%腹透液 2L 中加肝素 8mg，必要时使用尿激酶封管。

② 腹痛明显，腹透液中加入利多卡因 50mg/L（肠鸣音减弱时慎用）。

③ 判断透出液是否浑浊：看不清透出液下的报纸字迹——浑浊；能看清字迹——澄清。

3. **抗生素用法**

（1）腹透液间断加药

方案1：（头孢唑林1g＋头孢他啶1g）加入1.5％腹透液2L，每日夜间留腹（留腹时间大于6h以上）。腹膜炎第一天需要用两次抗生素（一次为冲腹处理腹透液转清后马上用，一次为夜间留腹），以后每日夜间留腹用一次抗生素。

方案2：（头孢唑林1g＋阿米卡星0.1g）加入1.5％腹透液2L，同上。

（2）腹透液连续加药

方案3：第一天（头孢唑林1g＋头孢他啶1g）加入1.5％腹透液2L，每日4袋，每袋腹透液均加药。

第二天以后（头孢唑林0.25g＋头孢他啶0.25g）加入1.5％腹透液2L，每日4袋，每袋腹透液均加药。

方案4：第一天（头孢唑林1g＋阿米卡星0.05g）加入1.5％腹透液2L，同上。

第二天以后（头孢唑林1g＋阿米卡星0.025g）加入1.5％腹透液2L，同上。

（3）静脉抗生素治疗

如腹膜炎患者存在发热（体温超过38.5℃）、血象升高、感染性休克等全身感染情况，应同时联合静脉抗生素治疗。根据患者具体情况可经验性使用第三代头孢菌素或喹诺酮类等抗生素治疗。

4. **抗生素疗效观察**（图28-1）

注：① 获得细菌培养结果后，若已用抗生素无效，则改用药敏试验敏感的抗生素。

② 经积极治疗无效者，可拔除腹透管。

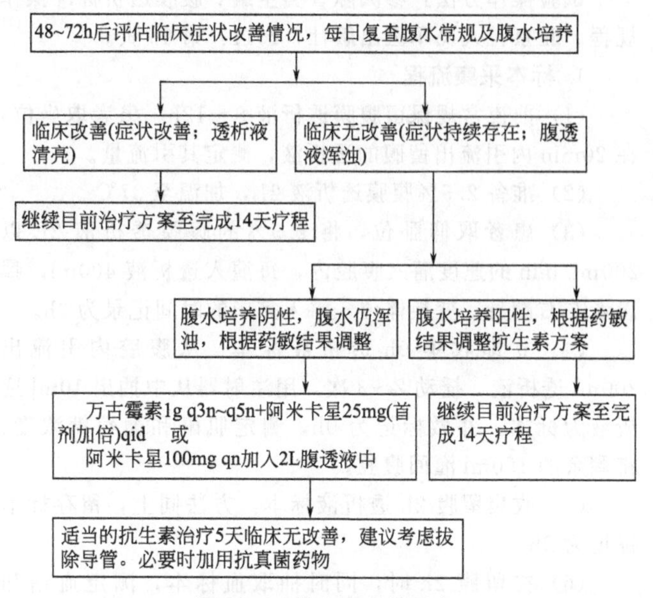

图 28-1 抗生素疗效观察

5. **治愈标准**

（1）全身及局部症状消失。

（2）透析液中白细胞计数<50 个/mm^3（<50×10^6/L）。

（3）培养无细菌生长。

九、腹膜平衡试验（peritoneal equilibration test）

分为标准 PET（Standard PET）和改良 PET（Modified PET）。可指导腹膜透析方式的选择、调整腹透处方。标准 PET 的基本原理：在设定的条件下，检测腹膜透析液和血液中肌酐和葡萄糖浓度的比值，确定患者腹膜溶质转运类型。

试验操作方法：参阅陈香美主编．腹膜透析标准操作规程．北京：人民军医出版社，2011：第96页。

1. 标本采集流程

（1）前夜常规保留腹膜透析液8～12h。患者取坐位，在20min内引流出留腹的透析液，测定其引流量。

（2）准备2.5%腹膜透析液2L，加温至37℃。

（3）患者取仰卧位，将2.5%的腹膜透析液2L以200ml/min的速度灌入腹腔内，每灌入透析液400ml，嘱患者左右翻身，变换体位。灌入完毕的时间记录为0h。

（4）立即收集0h透析液标本：从腹腔内引流出200ml透析液，摇动2～3次，用注射器从中抽出10ml透析液为标本，并做标记为0h，测定肌酐和葡萄糖浓度，将剩余的190ml灌回腹腔。

（5）收集留腹2h透析液标本：方法同上，留存标本标记为2h。

（6）在留腹2h时，同时抽取血标本，测定血糖和肌酐。

（7）腹腔保留4h后，患者取坐位，在20min内将腹腔内透析液全部引流出来。

（8）摇动腹膜透析袋2～3次，抽出透析液10ml为标本，并做标记为4h，测定葡萄糖和肌酐浓度。

（9）测定引流量。

2. 标本检测

测定0h、2h、4h的透析液及2h时血肌酐和葡萄糖浓度。由于透析液内葡萄糖会干扰腹膜透析液肌酐浓度的测定，最好采用肌酐校正因子进行校正。

校正肌酐(mg/dL)＝肌酐(mg/dL)－葡萄糖×校正因子(mg/dL)

肌酐校正因子＝2.5％新鲜腹膜透析液肌酐(mg/dL)/葡萄糖(mg/dL)

3. PET的计算

计算0h、2h、4h透析液与血液中肌酐的浓度比值D/PCr；将测定的各标本数值输入Excel表格公式中（表28-1），可自动计算得出结果（图28-2，表28-2）。0h测定点＝DCr1/PCr、2h测定点＝DCr2/PCr、4h测定点＝DCr3/PCr（DCr为透析液中校正肌酐值；PCr为血肌酐浓度）。

表28-1 Excel表格中输入检测结果

2h血清					
单位转换	输入				
血糖(mg/dL)	83.8129	mg/dL	＝	4.66	mmol/L
肌酐(mg/dL)	10.3959	mg/dL	＝	919.00	μmol/L
0h腹透液					
单位转换	输入				
血糖(mg/dL)	1346.2230	mg/dL	＝	74.85	mmol/L
肌酐(mg/dL)	0.5090	mg/dL	＝	45.00	μmol/L
2h腹透液					
单位转换	输入				
血糖(mg/dL)	1257.3741	mg/dL	＝	69.91	mmol/L
肌酐(mg/dL)	3.4050	mg/dL	＝	301.00	μmol/L
4h腹透液					
单位转换	输入				
血糖(mg/dL)	842.4460	mg/dL	＝	46.84	mmol/L
肌酐(mg/dL)	6.5611	mg/dL	＝	580.00	μmol/L

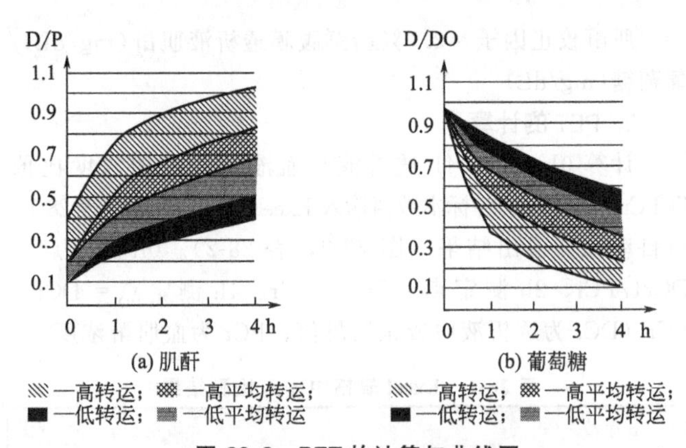

图 28-2 PET 的计算与曲线图

表 28-2 PET 计算结果

<table>
<tr><th colspan="7">PET 计算(2018 年 03 月 31 日)</th></tr>
<tr><th colspan="3">输入测定值</th><th colspan="4">计算值</th></tr>
<tr><th></th><th>肌酐
/(mg/dL)</th><th>葡萄糖
/(mg/dL)</th><th></th><th>校正肌酐
/(mg/dL)</th><th>D/P</th><th>D/D0</th></tr>
<tr><td>血清
2h(PET 血)</td><td>10.3959276</td><td>83.81294964</td><td>血清
2h</td><td>10.35</td><td></td><td></td></tr>
<tr><td>腹透液
0h(PET 1)</td><td>0.509049774</td><td>1346.223022</td><td>留腹
0h</td><td>−0.21</td><td>−0.02</td><td></td></tr>
<tr><td>腹透液
2h(PET 2)</td><td>3.404977376</td><td>1257.374101</td><td>留腹
2h</td><td>2.74</td><td>0.26</td><td>0.93</td></tr>
<tr><td>腹透液
4h(PET 3)</td><td>6.561085973</td><td>842.4460432</td><td>留腹
4h</td><td>6.11</td><td>0.59</td><td>0.63</td></tr>
</table>

4. PET 结果评估

据 PET 溶质转运分类结果，将腹膜转运类型分为以下五类（表 28-3）。

表 28-3 PET 溶质转运分类

腹膜转运类型	D/PCr	超滤率	清除率
高转运(high transport,H)	0.82～1.03	差	充分
高平均转运(high average transport,HA)	0.66～0.81	充分	充分
均值(average transport)	0.65	好	充分
低平均转运(low average transport,LA)	0.50～0.64	好	不充分
低转运(low transport,L)	0.34～0.49	非常好	不充分

5. 患者 PET 的动态观察与快速 PET 的应用

腹透患者基础 PET 测定在腹膜透析开始 2～4 周后进行。此后每 6 个月或腹膜炎痊愈后 1 个月或临床出现超滤改变时重复。可动态观察 PET 的变化，有助于纠正透析过程中出现的各种问题。

但标准 PET 抽取的标本较多、费时，在患者基础腹膜转运特性确定后，动态观察 PET 时，可应用快速 PET。其操作方法与标准 PET 相似，但只需在透析液留腹 4h 留取透析液和血标本，分别测定肌酐和葡萄糖的 D/P 值。此外，应精确测量透析排出液量。

6. 改良 PET（Modified PET）

标本采集的方法与标准 PET 相似，用 4.25％透析液 2L 留腹 4h，分别收集 0h、1h、4h 的透析液及 1h 的血标本测定肌酐、葡萄糖和钠离子浓度。改良 PET（Modified PET）对临床检测腹膜超滤衰竭（Ultrafiltration failure, UFF）更为敏感（表 28-4）。

意义：保留 4h 后引流液的净超滤量＜400ml，

D/PCr＞0.81 诊断为超滤衰竭。同时，还可通过比较透析液和血中的 Na^+ 浓度帮助寻找由于腹膜超小孔数量或功能不足引起的超滤失败。

表 28-4 标准 PET 与改良 PET 的比较

比较项目	标准 PET	改良 PET
腹膜透析液浓度	2.5%	4.25%
留腹时间	4h	4h
小分子溶质转运功能	可评估	可评估
4h 净超滤量	—	＜400ml 诊断超滤衰竭
1h D/PNa^+	—	反映水孔蛋白功能

十、腹膜透析充分性评估与处方调整

1. 腹膜透析充分的标准

患者感觉：食欲良好、身心安泰、体力恢复、体重增加（非水钠潴留）。

检查指标：无明显代谢性酸中毒、无电解质紊乱、尿毒素清除充分（$Kt/V \geqslant 1.7$），每周肌酐清除率（CCr）≥ $50L/1.73m^3$。

2. 腹膜透析处方调整

① 高转运患者的腹膜对尿毒素清除率充分、水分的超滤率差，可缩短留腹时间，增加透析液总量达到增加超滤的目的，如 APD、NIPD、DAPD。

② 低转运患者的腹膜对尿毒素清除率不充分、水分的超滤率却非常好，可行大剂量 CAPD，若仍无效，可间断进行血液透析或改为血液透析。

③ 均值患者的腹膜对尿毒素清除率充分、水分的超滤率好，适合标准 CAPD 或 CCPD。

十一、主要的腹膜透析模式

① 持续非卧床腹膜透析（continuous ambulatory peritoneal dialysis，CAPD）。

② 间歇性腹膜透析（intermittent peritoneal dialysis，IPD）。

③ 夜间间歇性腹膜透析（nocturnal intermittent peritoneal dialysis，NIPD）。

④ 持续循环腹膜透析（continuous cycling peritoneal dialysis，CCPD）。

⑤ 潮式腹膜透析（tidal peritoneal dialysis，TPD）。

⑥ 自动腹膜透析（automated peritoneal dialysis，APD）：需腹膜透析机操作。

（石宏斌）

第29章　肾　移　植

器官移植整合了基础医学和临床医学的多门学科。首例肾移植手术至今，全球已有超过130万人接受了器官移植，其中肾移植受者逾百万人，居器官移植的首位，已成为终末期肾病患者的有效替代治疗方法之一。

第1节　移植的概念与分类

一、移植的概念

（1）移植：将某有活力的细胞、组织或器官用手术或其他方法移植到自体或另一个体的某一部位，以替代或增强原有细胞、组织或器官功能的医学技术。移植的细胞、组织或器官称为移植物。

（2）供者：提供移植物的个体被称为供者，在肾移植中又称为供肾者。

（3）受者：接受移植物的个体被称为受者，在肾移植中又称为受肾者。

二、移植的分类

（1）根据供者和受者遗传基因的差异程度分类：自体移植、同质移植、同种移植、异种移植。

（2）根据移植物植入部位分类：原位移植、异位移植。

（3）根据移植物性质分类：细胞移植、组织移植、器官移植、多器官联合移植。

三、移植常用术语

（1）热缺血：器官在未降温时的缺血或血流中断称为热缺血。

（2）热缺血时间：从热缺血开始持续到器官恢复正常血供的时间间隔称为热缺血时间。

（3）冷缺血：器官在低温保存时无血液供应状态下的缺血。

（4）冷缺血时间：从冷缺血开始至器官重新恢复血供的时间。

（5）超急性排斥反应：是由于体内预存的供者特异性抗体所致。

（6）加速性急性排斥反应：其与超急性排斥反应类多由于体内预存的抗体或者有预先致敏的因素存在，而仅是发生时间略晚，程度略轻。

（7）急性排斥反应：根据发生的机制不同，可分为体液性排斥反应和细胞性排斥反应。

（8）慢性排斥反应：主要是由长期免疫反应所致的损伤。

第2节　器官移植伦理

（1）自愿原则：捐献者被告知了有关器官捐献的准确信息，并能正确地理解，在没有强迫和利诱下做出捐献决定。

（2）公平分配原则：包括医学标准和社会学标准。器官分配的医学标准包括：适应证和禁忌证、组织相容性和匹配程度、需要的紧急度、病情严重程度、患者的健康状况、移植手术耐受性、移植后的预后和预期寿命等。社会学标准包括：等待时间、本人或家属是否曾捐献器官、患者的社会贡献及社会价值等。

（3）保密原则：医务人员负有保密义务，不应将供者的信息透露给受者和第三方。

（4）公开透明性原则：器官捐献条件、获取程序、分配标准以及移植程序都应该公开透明。

第3节　捐献供者评估

一、供者选择一般标准

供器官来源包括尸体供器官和活体供器官两大类。

尸体器官捐献又分为脑死亡器官捐献（DBD）和心脏死亡器官捐献（DCD）。尸体器官供者的一般选择标准：①供者身份明确；②年龄一般不超过65岁；③无HIV感染；④无药物滥用、无静脉注射毒品、无同性恋/双性恋等高危活动史；⑤无恶性肿瘤病史；⑥无活动性、未经治疗的全身性细菌、病毒或真菌感染；⑦捐献器官功能基本正常。

为了最大限度地保护活体捐献者的自身利益，根据世界卫生组织（WHO）和移植协会共同制定的活体器官捐献指南，对活体器官捐献者另外制定了相当严格的要求。

二、尸体供者供肾质量评估

目前判断供肾质量的方法主要有三种。

（1）临床评分：根据供体年龄、死亡原因、有无高血压、HLA配型、冷缺血时间和肌酐清除率等，判断供肾的初步质量，估计移植肾的存活时间。

(2) 供肾植入前活检：主要判断供肾有无急性病变（肾皮质坏死和微血栓形成等）或慢性病变（肾小管间质病变、肾小球硬化等）。

(3) 体外机器灌注力测定：根据灌注流体力学参数和灌注液肾损伤生物标记物水平，评估肾脏细胞坏死的程度。

三、活体供者风险评估

依据我国2007年颁布实施的《人体器官移植条例》和2009年制定的《关于规范活体器官移植的若干规定》，评估过程包括：①供者的教育、咨询及获得供者的知情同意；②心理学评估；③医学评估；④多学科回顾所有结果后做出最终判断。

第4节　受者的选择与术前准备

一、受者选择

1. 适应证

根据患者的年龄、原发病和当时的身体状况，供肾来源等因素，全面考虑患者做肾移植或长期透析治疗更为合适。

2. 禁忌证

精神分裂症、转移性肿瘤、慢性活动性肝炎、肝硬化、慢性阻塞性肺病、播散性结核病、获得性免疫缺陷病(HIV) 等。

二、组织配型

1. 血型系统

在临床上，血型的选择原则是相同或相容，即O型受体接受O型供体的肾脏，A、B型受体可以接受O型和相同血型的肾脏，AB型受体可以接受任何血型供体的肾脏。

2. HLA分型

①HLA-Ⅰ类A、B抗原分型仍以血清学方法为主，对于血清学分型困难影响亚型确定者，有必要采用DNA分型做进一步确认。②HLA-Ⅱ类抗原尤其是DR抗原分型，推荐采用DNA分型技术取代血清学方法。

3. 群体反应性抗体（PRA）检测

PRA是患者血清中产生的针对人白细胞抗原（HLA）的系列抗体，是各种组织器官移植术前筛选致敏受者的重要指标，与移植排斥反应和存活率密切相关。

4. 淋巴细胞毒（CDC）试验

CDC试验采用供者活淋巴细胞作为抗原，与受者的血清共同孵育，如存在相应抗体，在补体的作用下，发生抗原抗体反应导致淋巴细胞死亡。移植前将PRA、CDC试验联合检测是避免移植后发生超急性排斥反应的有效途径。

三、术前准备

1. 受者的术前评估

肾移植受者术前评估，应当从有意接受肾移植手术时开始，分为五个部分。

① 手术风险评估：主要评估影响围术期和术后长期危险因素，包括：尿毒症并发症的评估、恶性疾病的评估和感染类疾病的评估。

② 手术条件评估：主要是评估手术所需要的血管条件是否合适，并评估有可能影响肾移植手术操作或移植肾

长期存活的泌尿系统疾病。

③ 免疫状态评估：免疫状态的评估包括 ABO 血型、HLA 分型、抗 HLA 抗体和供受者交叉配型。

④ 肾脏原发病的评估：如果肾移植受者的原发疾病是肾小球肾炎，则移植后肾小球肾炎在移植肾上有复发的可能。

⑤ 社会心理评估：目的是要确保等待移植的尿毒症患者能够理解肾移植的基本过程和可能面临的风险，而且能够坚持术后长期应用免疫抑制剂和随访治疗。如果患者既往有依从性差，只有表现出有足够的意愿和能力来接受肾移植及后续治疗，才能将其列入受者等待名单。

2. 受者的术前处理

① 透析：只要患者一般状况良好，并且有合适的供肾能够立即进行移植时，也可以不经过透析治疗直接行肾移植。

② 纠正贫血。

③ 控制感染。

④ 解除尿路梗阻。

⑤ 组织配型。

⑥ 术前医嘱：备皮、备血，术前灌肠，其他准备同泌尿外科手术常规。

第 5 节　肾脏移植术

一、麻醉

肾移植术的麻醉方法包括椎管内麻醉和全身麻醉两大类。因全身麻醉可提供良好的肌松、良好的舒适度及血流动力学参数，近年来已经成为最常选择的麻醉方法。

二、肾脏移植术

1. 移植部位

供肾移植部位可分为原位和异位。原位肾移植因必须切除原肾，且手术和操作较难，很少采用。异位肾移植以髂窝作为标准移植部位。一般原则是首次肾移植于右髂窝，第二次移植则为左髂窝，第三次移植和儿童移植大都采取下腰部。

2. 手术要点

供肾植入分为3个步骤：①移植部位的选择与暴露；②移植肾血管重建；③尿路重建。

3. 术后免疫抑制剂的选择

移植术后常规应用免疫抑制剂预防和减少排斥反应，对患者长期存活起到决定性作用。治疗方案大致可分为3类：诱导治疗、维持治疗、抗排斥治疗。

（1）诱导治疗：诱导治疗可以在器官移植时提供较强的免疫抑制，但并非所有受者都有必要。最常用的抗体诱导剂是两种多克隆抗体：即兔抗胸腺细胞球蛋白（rATG，即复宁）和马抗（equine ATG）。

（2）维持治疗：多数受者于术后第2～3天并根据肾功能恢复及患者具体情况采用CsA/Tac、MMF、Pred三联免疫抑制治疗。多药联合治疗的优点是功效最大化（预防急性排斥反应）的同时，每种药物剂量减小，单个药物的毒性减少。

（3）抗排斥治疗：移植术后发生急性排斥反应，应给予积极地抗排斥治疗，方案如下。①激素冲击治疗：这是首选治疗方案，大剂量甲泼尼龙冲击治疗可逆转80%的排斥反应，一般采用甲泼尼龙300～500mg/d，静脉快速

（＜30min）滴注连续3天。②对于加速性排斥反应首选抗体治疗，多克隆抗体有三种：即复宁（rATG）、ATG（马抗）和ALG（猪抗）。

第6节　排斥反应的诊断与处理

一、超急性排斥反应

移植肾血液循环恢复后数分钟至24h内发生，来势凶猛，移植肾迅速失功。发生率为1%～5%。尚无有效的治疗方法，诊断明确后应尽早摘除移植肾，以免强烈的排斥反应危及生命。由于超急排斥反应目前无有效治疗方法，其关键在于预防：①供-受者ABO血型尽可能相同或相容；②交叉配型试验阴性；③术前测定PRA发现高敏患者；④移植前可施行血浆置换或免疫吸附。

二、加速性排斥反应

发生在肾移植后2～5天，排斥反应程度剧烈，病程进展快，移植肾功能常迅速丧失。抗排斥治疗必须迅速，越早治疗效果越好，可尝试多靶点抗排斥治疗：①大激素冲击治疗；②多抗或单抗治疗，不必等待大剂量激素冲击3天后观察疗效；③在抗排斥治疗期间同时采用血透维持治疗。

三、急性排斥反应

是临床上最常见的一种排斥反应类型。移植后的第二周发生率最高，多数发生在术后1～3个月内，少数在术后数年时发生。急性排斥反应的治疗关键在于早期诊断、早期治疗。主要方法如下。

1. 激素冲击治疗

（1）大剂量激素冲击治疗：MP 500mg＋5％GS（或0.9％NS）100ml，30min滴完，连续治疗3天。

（2）小剂量激素冲击治疗：MP 120～360mg＋5％GS（或0.9％NS）100ml，30min滴完，连续治疗3～7天。

2. 抗体治疗

（1）OKT_3：OKT_3 5mg＋0.9％NS 100ml，疗程10～14天。

（2）抗胸腺细胞球蛋白（rATG）：rATG 1.0～1.5mg/(kg·d)，静滴，疗程为5～10天。

四、慢性排斥反应

慢性排斥反应是影响移植肾长期存活的首要原因，发生于移植后数月或数年，表现为移植肾功能呈进行性减退。目前对慢性排斥反应无特别有效的治疗方法，主要是合理使用免疫抑制剂、防治危险因素及延长残存肾单位发挥功能。

（陆恩峰　刘　周）

第30章　结肠透析

慢性肾衰竭主要表现为代谢废物在体内潴留，引起一系列症状和代谢紊乱。终末阶段肾脏替代疗法除了血液透析、腹膜透析、肾移植外，还有结肠透析。结肠透析自20世纪70年代开始应用于临床，虽然疗效不及血液透析、腹膜透析和肾移植，但操作简单，价格便宜，副作用小，更能用于早中期慢性肾衰竭患者的治疗。

一、原理

结肠总长约2m，肠黏膜和黏膜下层共同形成皱襞，皱襞表面的上皮细胞具有很好的生物半透膜特性。皱襞又使结肠的表面积达$10m^2$。如此大的结肠表面积，奠定了结肠透析的物质基础。此外，结肠的频繁蠕动，使透析液与结肠黏膜充分接触，注入透析液后可建立跨结肠黏膜的不同离子梯度，使血循环中潴留的代谢产物进入透析液，同时又将透析液中对人体有用的物质吸收入血。结肠透析利用了结肠的生理学特性，通过弥散和渗透作用达到排除体内蓄积的代谢废物、纠正电解质平衡紊乱、排除体内过剩的水分，达到改善患者的内环境紊乱的治疗目的。

尿毒症患者肠道内每天含尿素氮70g、肌酐2.9g、尿酸2.5g、磷2.0g，明显多于尿液中的含量。因此，通过全结肠清洗，可清除已滞留在肠道内的毒素，防止对其重吸收；若采用中西医结合的治疗方法，再向结肠内灌入以大黄为主的中药液，通过结肠进行充分的吸收，可有效地调节机体内环境，延缓慢性肾衰竭的进展，使患者的症状得以缓解。

二、适应证

（1）轻中度肾功能不全（SCr＜707μmol/L，CCr＜25ml/min），但尚不需做血液透析或腹膜透析的肾衰竭患者。

（2）急性高尿酸血症等患者，效果更为显著。

（3）治疗高血容量综合征、高血压及水肿。

（4）经济条件无法承受血液透析或腹膜透析的高费用患者。

（5）身体条件不适合于做血液透析或腹膜透析的患者。

（6）不愿做血液透析和腹膜透析的患者。

（7）小儿肾衰竭患者。

（8）可配合血液透析，进一步稳定患者内环境，逐步减少其血液透析次数。

（9）高热、急性腹泻、肥胖等病症。

（10）习惯性便秘、慢性结肠炎、溃疡性结肠炎。

（11）肝昏迷、肝硬化。

三、禁忌证

（1）大肠肿瘤。

（2）结肠手术史。

（3）肛瘘。

（4）精神病患者。

（5）严重的痔或近期肠道内及肛门出血。

（6）严重的心力衰竭、心脑血管、肝脏和血液系统等疾病。

四、操作方法

1. 传统保留灌肠法

① 患者先用盐水灌肠，排清大便。

② 然后插入22号肛管，深20～30cm。

③ 将透析液1000ml加温至37～38℃，在15min内通过“Y”形管的一端随重力输入结肠内，如患者不能耐受，可适当减少入液量。

④ 透析液在结肠内保留30min，然后从“Y”形管的另一端排出，引入标有刻度的储液瓶中。

⑤ 根据患者的具体情况，每天可进行数次结肠透析。

常规结肠透析液配方：每升内含氯化钠6.0g，氯化钾0.4g，硫酸镁0.3g，乳酸钙0.8g，碳酸氢钠2.0g，葡萄糖15.0g，高血钾的患者可除去氯化钾。还可使用4.25％腹膜透析液作为结肠透析液。

中药结肠透析液：配方很多，但主要由大黄、蒲公英、牡蛎等中药组成。

2. 结肠途径治疗机

（1）肠道清洗治疗前，嘱患者自行排便，取左侧卧位；先肛门指诊阴性后，轻轻扩肛3～5min，将专用探头连接导管后涂上液状石蜡或凡士林润滑，经肛门缓慢送入肠腔，在结肠途径治疗机电脑控制下注入灌流液（反渗水或生理盐水）、边进边出，清洗时间一般为20～30min，液体流速控制在170ml/min，注液时间20s，间歇10s，废液自探头另一管道自行排出；遇阻后，稍做方向调整，并配合专业的结肠按摩手法，将在肠内的粪便软化、稀释并带出，而肠内各种病原体和有害毒素也随着排出体外（清洗范围可达结肠的起始端盲肠）。插入深度为50～60cm，直达横结肠中部。

(2) 结肠透析在低压、恒温(37℃)、恒速情况下，将碳酸氢盐透析液输入结肠，可达升结肠和盲肠，使溶液覆盖全部结肠(总量约3000ml)。治疗时间、透析液注射时间、间歇时间及透析液总量等治疗参数根据病情在计算机调控下设定。一般药液温度设定在38℃左右，进液30s，停留60s，交替进行反复治疗共1～2h，使药物在结肠内充分透析，每天或隔天1次，15～30天为1个疗程。

碳酸氢盐透析液：采用血液透析用A、B液加反渗水配制。无条件的，可自行配制，用氯化钠50.4g，氯化钙3.2g，氯化镁1.6g，乳酸钠50g，葡萄糖250g(有糖尿病者不用)，加入10000ml开水配制而成。液体温度调节在36.5～37.5℃。

(3) 中药保留灌肠：采取中药方剂进行肠道内保留灌肠，利用肠黏膜的吸收功能将中药进行吸附，调节机体内环境。在全结肠已清洗干净的基础上，再行药物灌注灌肠，使药效得到更好的发挥。帮助患者保持膝胸卧位，可使肛门括约肌松弛，以减轻长时间插管所产生的便意；从而延长中药在肠道内的保留时间，增加药物的吸收量。

处方一　大黄30g，牡蛎(煅)30g，附子(制)15g，六月雪30g，川芎10g，上药加水500ml煎至250ml。药温为37～39℃，进行保留灌肠，药液保留2～3h。

处方二　大黄(生)30g，牡蛎(煅)30g，木香15g，附子(制)15g，藕节炭15g，水煎成250ml。浓缩液保留灌肠2～3h。

处方三　蒲公英20g，大黄20g，牡蛎30g，莪术15g，芜蔚子20g。血瘀重者加皂角刺10g；便血者加槐花20g，大叶紫珠草30g。将中药加水1000ml煎至500ml，用结肠途径治疗机进行高位结肠保留灌肠。

3. 评价

传统灌肠法肛管插入深度较浅，仅限于结肠远端，肠腔内药液的保留时间和量均有限，患者灌药后便意感较强，排便次数增多，且效果不稳定。

结肠透析利用专用导管插入肠腔位置较深，置管深度为传统灌肠的5～6倍，灌洗的药液量大，为保留灌肠量的80倍左右；结肠透析充分扩大了结肠黏膜的滤过面积，改变了传统的结肠透析可透析面积小且吸收能力差的不足，能使注入的药物较长时间地保留在肠道，能较好地调节水、电解质和酸碱平衡，还可使从结肠黏膜析出的毒素及时排出体外；并能对注入药液进行加温。

五、疗效评定指标

根据“1993年中药新药临床研究指导原则”和“1987年全国肾衰保守疗法专题学术会议”拟定标准。

① 显效：症状减轻或消失，CCr增高≥30%，SCr降低≥30%。

② 有效：症状减轻或消失，CCr增高≥20%，SCr降低≥20%。

③ 无效：治疗后自觉症状和体征不减轻或加重，BUN、SCr无明显改善或较治疗前反而升高。

六、并发症

并发症主要有疼痛和出血。

① 疼痛：直肠肛门部有肛神经和阴部神经、齿线以下来自躯体的阴部神经，感受痛觉十分敏锐。

② 出血：损伤肛门及结肠黏膜皱襞。

（石宏斌）

第31章　肾内科常用临床操作

第1节　腹膜透析导管安置术

腹透管安置术可在手术室或床边进行，置管方法有手术法、套管针法、穿刺法、腹腔镜引导法等。传统手术法腹透导管置管术是目前最常用的腹透管置入方法。但随着套管针的改进，已能方便、安全、快捷地用于临床，尤其是腹壁肥厚的患者。以Seldinger技术为基础的经皮穿刺腹透管置入术也逐步用于临床。腹腔镜引导法的优点是能清晰、准确将腹透管置入到位，但是不仅要求有腹腔镜，而且要求有资质医师能熟练掌握使用腹腔镜，费用高，临床上难以推广使用。

一、手术法腹透导管置管术

(1) 首选右旁或左旁正中切口（图31-1），其次为腹正中切口，不采用反麦氏点切口及麦氏点切口。

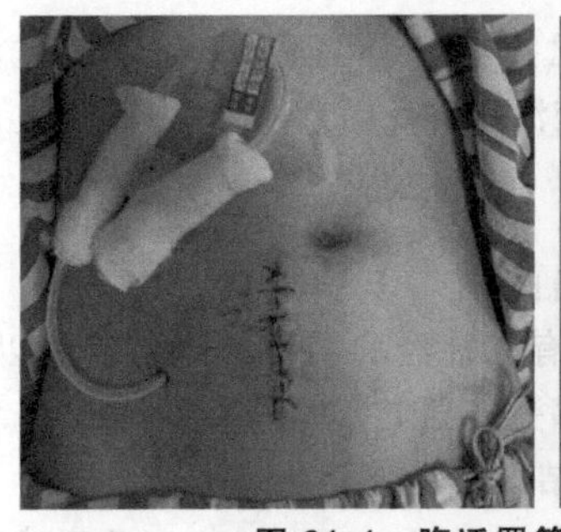
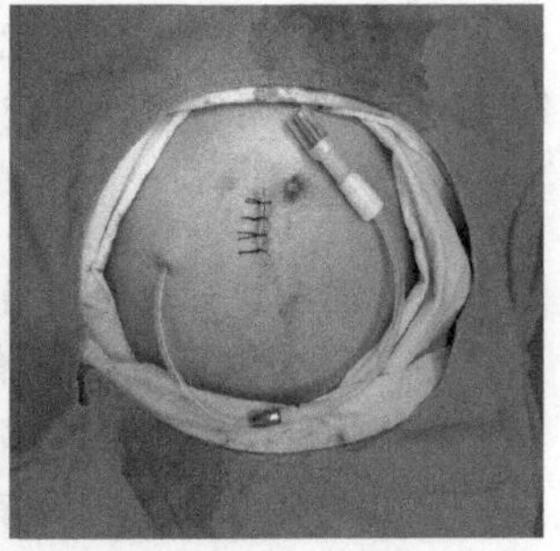

图31-1　腹透置管（传统手术法）

（2）准备手术器械和腹透耗材，一般采用标准 Tenckhoff 管（直管、卷曲管）。卷曲管与直管各有优缺点。

（3）手术步骤

① 常规消毒腹部，铺无菌巾。

② 切口纵轴中心位置于脐下 1～2cm，向左或右旁开 2cm，切口长度 3～5cm 为宜。用 2%利多卡因 10ml 逐层局麻。

③ 切开皮肤、分离皮下组织至腹直肌前鞘，剪开前鞘，将腹直肌分开，暴露腹直肌后鞘或腹横筋膜，切开后暴露腹膜外脂肪层和腹膜，切开腹膜并做荷包缝合。

④ 将腹透管在金属导丝引导下徐徐放入膀胱直肠窝或子宫直肠窝（患者感觉有尿意即提示到位），拔出金属导丝，然后紧密缝扎荷包，并打结于腹透导管深部涤纶套（cuff）的上方，防止腹透管外移。

⑤ 注入 100～200ml 生理盐水，将外管口置于低位，若为线状水流出，表示置管位置正确，注意管壁周围有无渗漏。

⑥ 间断缝合腹直肌前鞘，将深部 cuff 埋置于腹直肌内固定。

⑦ 将隧道针尾端连接腹透导管出口，于皮下脂肪层做一弧形隧道，向外带出腹透导管，皮下隧道外口要小，位置宜低，以不需缝合为准，使腹透管朝下出皮下隧道。浅部 cuff 置于皮下隧道内，距隧道外口至少 2.0cm，以防外露。

（4）并发症主要有透析液引流障碍、漏液、隧道口炎、反射性肠梗阻等。

二、套管针法腹透导管置管术

套管针结构：套管针分针芯、外套管及紧固套筒 3 个部分（图 31-2），紧密套叠，均为不锈钢抛光件，其中针芯尖端不锋利，可避免穿破肠腔，长约 25cm，外套管可纵向分开为两半，上粗下细，内径不同，可阻止穿刺时针体和腹透导管内 cuff 过分深入腹腔。紧固套筒可将针芯与外套管固定为一整体。

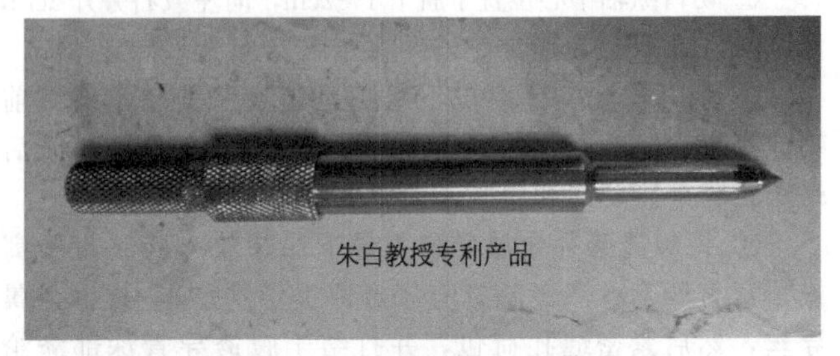

图 31-2 腹透置管——套管针

操作步骤如下。

① 常规消毒腹部，铺无菌巾。

② 切口纵轴中心位置于脐下 1～2cm，向左或右旁开 2cm，切口长度约 3cm。用 2%利多卡因 10ml 逐层局麻。

③ 切开皮肤、分离皮下组织至腹直肌前鞘，剪开前鞘 1.0～1.5cm，做荷包缝合，用组织钳将腹直肌分开，见到腹直肌后鞘后置入套管针，嘱患者深吸气并屏气鼓腹；稍用力于套管针、突破腹膜时有落空感染。

④ 拔出套管针针芯，将腹透管在金属导丝引导下徐徐放入至 cuff 受外套管细部阻碍，松开紧固套筒，将外套管对半分开抽出，再继续将腹透管进入膀胱直肠窝或子宫直肠窝（患者感觉有尿意即提示到位），拔出金属导丝，将内涤纶套（cuff）置于腹直肌内，然后收扎荷包。

⑤ 注入生理盐水 100～200ml 测试腹透管通畅情况，

水呈线状流出，说明置管位置好，注意管壁周围有无渗漏。

⑥ 将隧道针尾端连接腹透导管出口，于皮下脂肪层做一弧形隧道，向外带出腹透导管，皮下隧道外口要小，位置宜低，以不需缝合为准，使腹透管朝下出皮下隧道。外cuff置于皮下隧道内，距隧道外口2.0cm以上，以防外露。

三、穿刺法腹透管置入术

以Seldinger技术为基础的穿刺法腹透导管置入术，类似长期血透导管置入术（图31-3）。

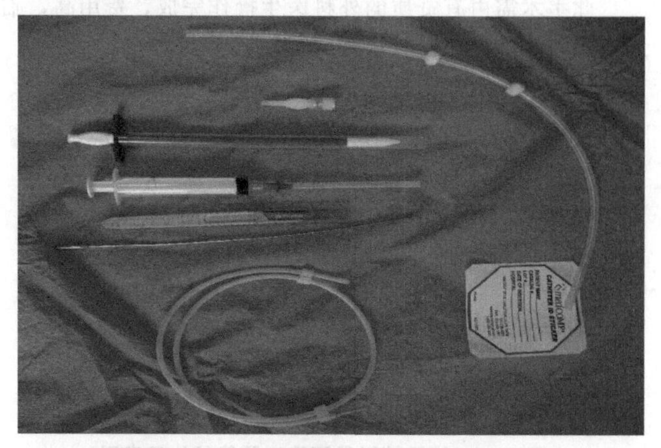

图31-3 腹透置管——穿刺法配件

操作步骤如下。

① 常规消毒腹部、铺无菌巾、切口定位、麻醉同上。

② 切开皮肤、分离皮下组织至腹直肌前鞘，用尖刀切开腹直肌前鞘后，将穿刺针与腹壁成30°左右斜向下方轻轻插入，有落空感后置入金属软导丝、退出

穿刺针。

③ 导丝置入撕脱鞘、退出金属软导丝；从撕脱鞘中将腹透管放置于合适位置，导管到位后，剥离撕脱鞘，将内涤纶套（cuff）置于腹直肌内，然后收扎荷包。

④ 注入生理盐水 100～200ml 测试腹透管通畅情况。

⑤ 建立皮下隧道，引出腹透管，最后缝合皮肤切口。

建议在彩超引导下进行，若有气腹针操作，更能确保安全。

四、腹腔镜引导下腹透导管置管术

此手术需由有资质的外科医生操作完成，费用高，临床应用较少，操作步骤从略。

手术位置示意图见图 31-4。

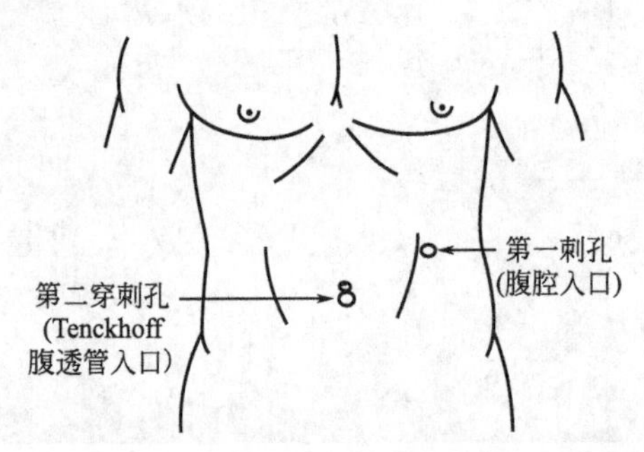

图 31-4 腹腔镜引导下腹透置管部位示意图

五、腹透导管出口处的观察

（1）导管出口部应经常保持干燥，术后伤口及导管出口处用无菌敷料（纱布）覆盖，若有较多的血液及液体向切口或出口处流出应及时更换敷料。

（2）痂皮形成需 5～10 天，在置管 6 个月以上完全无异常者，可见正常上皮，且出口部的皮肤颜色正常呈粉红色。

（3）检查有无感染情况发生。如果导管出口处有脓性、血性渗出液排出，并有不良肉芽及痂皮形成而且局部皮肤发红、肿胀、疼痛，说明导管出口处已感染。应每天清洗导管的出口处，更换敷料 2 次。

（4）其处理方法为用生理盐水清洗伤口、出口处，再用 0.5%碘伤消毒出口处周围皮肤，用无菌纱布蘸干出口处及伤口，用棉签蘸干出口处，然后用无菌吸水纱布覆盖伤口及出口处，胶布固定。必要时在导管出口处使用抗生素，或口服头孢菌素及耐青霉素酶抗生素等对肾脏无损害的药物。处理时一定要动作轻柔，避免牵拉、转动导管，应妥善固定、防止创伤。不得浸入水中洗浴，并忌用肥皂和乙醇擦洗。

（*石宏斌*）

第 2 节　肢体自体动静脉内瘘手术

动静脉内瘘是将肢体浅表的动脉与静脉进行血管吻合，用于血液透析时建立体外循环，是终末期肾病患者的“生命线”。

一、建立时机

（1）慢性肾衰竭患者肾小球滤过率＜25ml/（min·$1.73m^2$）或血清肌酐＞352 μmol/L（4mg/dL），应考虑实施自体动静脉内瘘成形术。

（2）老年患者、糖尿病、系统性红斑狼疮以及合并其他脏器功能不全的患者，更应尽早实施自体动静脉内瘘成形术。

（3）预测半年内需血液透析者。

二、禁忌证

1. 绝对禁忌证

（1）四肢近端大静脉或中心静脉存在严重狭窄、明显血栓或因邻近病变影响静脉回流。

（2）患者前臂 ALLEN 试验阳性，禁止行前臂动静脉内瘘端端吻合。

2. 相对禁忌证

（1）预期患者存活时间短于 3 个月，或 3 个月内移植成功。

（2）心血管状态不稳，心力衰竭未控制。

（3）手术部位存在感染或菌血症。

（4）同侧锁骨下静脉安装心脏起搏器导管。

（5）凝血功能明显异常。

三、术前准备及评估

1. 病史询问

糖尿病病史、中心静脉穿刺置管史、起搏器置入、充血性心力衰竭、外周血管疾病、静脉穿刺置管史、接受抗凝药物治疗或存在凝血系统异常病史、合并症如肿瘤或其他影响患者预期寿命的疾病、心脏瓣膜病、皮肤病、乳腺根治术、吸烟史，以及上肢、颈部及胸部外伤或手术史等。

2. 物理检查

（1）动脉系统：双上肢血压、动脉弹性、动脉搏动、Allen 试验。

（2）静脉系统：连续性和可扩张性（止血带），中心静脉（水肿、侧支循环、既往中心或外周静脉置管瘢痕）。

3. 辅助检查

（1）血管彩超：动静脉直径、通畅性、血流速度；静脉可扩张性、静脉距皮距离。

（2）血管造影：怀疑中心静脉狭窄、明显血栓或邻近组织病变时。

4. 血管选择

静脉直径≥2.0mm，且该侧无中心静脉病变或邻近组织病变；动脉直径≥2.0mm，应避免同侧存在心脏起搏器，及掌动脉弓应完整。

5. 手术部位

（1）原则：先上肢，后下肢；先非惯用侧，后惯用侧；先远心端后近心端。

（2）前臂腕部桡动脉-头静脉内瘘最常用。

6. 血管吻合方式

主要包括三种：动、静脉端端吻合、端侧吻合和侧侧吻合，首选动、静脉端端吻合。

7. 征得患者及家属同意并进行术前谈话及签署手术同意书

四、操作步骤（以头静脉-桡动脉端侧吻合内瘘成形术为例）

（1）患者平卧，术肢外展于手术台上，标记笔画出动静脉血管体表走行。

（2）常规碘伏消毒、铺巾，1%利多卡因局部浸润麻醉。

（3）在桡动脉及头静脉走行之间纵行切开皮肤 2～4cm（根据血管条件有时可做横切口），钝性分离头静脉及桡动脉各 2～3cm。

（4）切断并结扎头静脉远心端，并向近心端内注射 2%肝素盐水 10～20ml 防止凝血及判断血管回流是否通畅，用静脉夹阻断头静脉的近心端。

（5）用两只动脉血管夹阻断近心端、远心端的桡动脉血流，在两只血管夹之间动脉壁上做一长 4～6mm 的纵切口，并用生理盐水冲洗干净桡动脉局部管腔。

（6）修剪好头静脉断端与桡动脉壁纵切口，用 7-0 或 8-0 无创血管吻合线做连续性外翻吻合或间断吻合。

（7）开放所有血管夹（先静脉后动脉），观察血流是否通畅，吻合口有无明显活动性出血，吻合口及周围血管有无压迫。

（8）用手触摸吻合口血管静脉端有震颤，说明内瘘通畅，彻底止血后缝合皮肤，用无菌纱布包扎伤口。

五、术后处理

（1）适当抬高内瘘手术侧肢体，可减轻肢体水肿。

（2）定期检查伤口情况、术肢远端血供及近心端血管震颤及杂音，每 3 天换药一次，10～14 天后拆线。

（3）禁止长时间用力压迫术肢，术肢测血压、输液、抽血化验、抬重物等。

（4）一般不需常规抗凝治疗，但存在高凝状态或血压较低，且术后无渗血，可用低分子肝素或疏血通（成分为水蛭、地龙）等药物防止血栓形成。

处方一　5%葡萄糖注射液 250ml /
　　　　疏血通 4ml / iv drip　qd×7～10d

处方二　低分子肝素钠 5000U　H　qd×7d

六、内瘘的成熟

（1）促使内瘘尽快“成熟”：术后2周可在术侧上臂捆扎止血带后做握拳或握球锻炼，每次1～2min，每天可重复10～20次。

（2）内瘘成熟时间：8～12周。

（3）内瘘成熟标准：血流量≥500ml/min，内径≥5mm，距皮深度<6mm。

七、术后并发症

主要有：血栓、感染、血管狭窄、静脉瘤样扩张、心力衰竭、肿胀手综合征、窃血综合征。

附：人工血管内瘘手术

一、适应证

（1）上肢血管纤细不能制作自体内瘘。

（2）由于反复制作内瘘使上肢动静脉血管耗竭。

（3）由于糖尿病、周围血管病、银屑病等使上肢自身血管严重破坏。

（4）原有内瘘血管瘤或狭窄切除后需用移植血管搭桥。

二、禁忌证

四肢近端大静脉或中心静脉存在严重狭窄、明显血栓或因邻近病变影响。

三、人工血管材料

主要是聚四氟乙烯（PTFE）人造血管。目前市场上常用的有：美国戈尔公司Core-Tex人造血管、美国巴德（BARD)公司 Impra 人造血管、德国贝朗（BRAUN）及美国百特（BAXTER）人造血管等。

四、手术方法

1. 患者准备

通过检查上肢血管，选择拟做吻合的动静脉，动静脉内径应不小于 3mm。评估心功能及凝血状态；手术前 1h 预防性使用抗生素。

2. 人造血管处理

人造血管从包装袋中取出即可直接使用，可不用肝素盐水灌洗，以便减少血流贯通后的血清渗出。

3. 手术步骤

（1）患者平卧，术肢外展于手术台上，常规碘伏消毒、铺巾，1%利多卡因局部浸润麻醉（必要时臂丛阻滞麻醉或全麻）。

（2）根据血管移植术式和拟做吻合的动静脉位置选择皮肤切口，通常可做一个或多个。

（3）钝性分离皮下组织，分别暴露和游离一段长 2～3cm 拟吻合的动静脉。

（4）用皮下隧道器做襻式（U 形）或直桥式（J 形）皮下隧道，深浅要适中，过深不易穿刺，过浅可发生局部感染和局部皮肤坏死，人造血管穿过隧道时应避免扭曲、成角和受压。

（5）将游离好的动静脉用血管夹分别阻断其血流，在血管壁上做一纵向切口，采用 6-0 无损伤缝合线与人工血管作连续或间断吻合，注意先吻合静脉端后吻合动脉端。

（6）开放血流（一般先开放动脉端血管夹，待移植血管内空气从静脉端吻合口针眼排除后再开放静脉血流），彻底止血后缝合皮肤，用无菌纱布包扎伤口。

五、术后医嘱

术后常规使用抗生素7～10天，对于高凝状态患者可予抗凝治疗，抬高术侧肢体，避免压迫，一般4～6周血清性水肿消退后开始穿刺使用。

六、常见并发症

血栓形成、感染、血清性水肿、心力衰竭、窃血综合征、肿胀手综合征等。

（罗仕云　张　煜）

第3节　中心静脉安置血透双腔导管手术（临时与长期）

血液净化用中心静脉导管是血液透析和其他血液净化疗法的血管通路之一。目前多采用双腔导管作为血液净化的中心静脉导管。随着技术的发展，经皮中心静脉置管应用得越来越广泛。置管部位首选右侧颈内静脉，其他可选部位有左侧颈内静脉，锁骨下静脉，股静脉。不同的部位置管各有利弊，主要强调其安全性和操作简便性。在超声多普勒引导下置管，比直接穿刺成功率高，并发症少。

一、颈内静脉置管

颈内静脉位于颈动脉鞘内，沿胸锁乳突肌深面下行，在胸锁关节外上方1cm处，与锁骨下静脉汇合成头臂静脉。体表投影从乳突向下至同侧锁骨胸骨端的连线表示颈内静脉的走行。右颈内静脉、右头臂静脉和上腔静脉三者几乎成一直线，故临床上长期或临时血透导管均首选右侧颈内静脉置管。

（一）穿刺前准备

① 胸锁乳突肌胸骨头和锁骨头与锁骨构成的三角形顶点作为穿刺点；如果胸锁乳突肌不明显，可令患者抬头，使该肌肉紧张，然后标记定位穿刺部位。

② 用肝素盐水预冲导管、扩张器、导丝等穿刺物品。

③ 了解患者血小板，出、凝血功能（做血常规和出、凝血四项检查），出血征象，血管情况（尤其是多次插管者，做血管彩色多普勒）；是否用起搏器，控制血压＜150/90mmHg，签署知情同意书。

（二）置临时血透导管

1. 操作步骤

① 患者去枕仰卧，在肩背部垫高、两肩落下，头后仰15°～30°，转向穿刺对侧，使颈内静脉达到最大充盈。

② 常规消毒、铺无菌巾，2%利多卡因局部浸润麻醉。

③ 将穿刺针头连注射器，内抽吸肝素盐水2ml，与皮肤成45°进针，针尖向下、向后、稍向外，指向同侧乳头，沿胸锁乳突肌锁骨头内缘，在颈总动脉搏动处稍外侧，缓慢进针。边进针边抽吸，使注射器内产生轻度负压，见暗红色回血后把穿刺针的角度减小，向静脉内推进少许，防止针尖脱出。

④ 将导丝弯头经穿刺针送入颈内静脉，导丝进入顺利，不应有任何阻力。导丝进入长度应超过穿刺针加注射器总长度5cm，再拔出穿刺针。

⑤ 用手术刀片切开穿刺点皮肤3mm小口，将扩张器沿导丝送入，扩张皮下组织后退出。

⑥ 将双腔血透导管（图 31-5）在导丝的引导下插入颈内静脉。

⑦ 拔出导丝，动静脉侧应能顺利抽出回血。用生理盐水冲净导管中的血液后，缝合固定、接透析管路。如置管后暂不使用导管，需以肝素盐水封管。

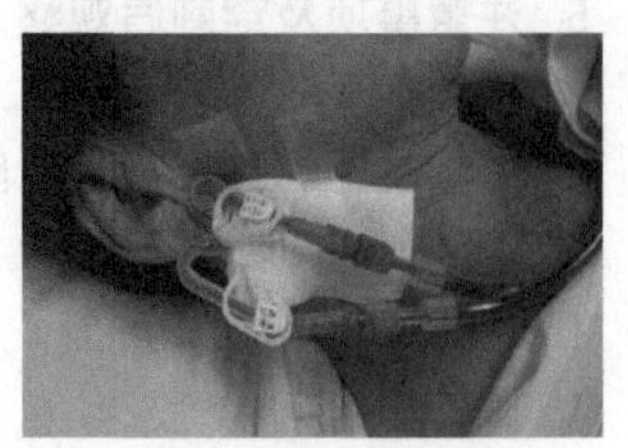

图 31-5 血液透析双腔导管（临时）

2. 置管效果评价

透析血流达到 200ml/min 以上可认为导管通畅，反之，可能导管位置不良或有血栓。

3. 适应证

① 紧急血液透析或临时血液透析。

② 需要短期内多次血液净化治疗，但尚无血管通路患者。

③ 已经进行了内瘘成形术，但内瘘尚未成熟患者。

④ 连续性肾脏替代治疗。

⑤ 其他血液净化治疗：血浆置换、血液灌流、免疫吸附和人工肝治疗等。

4. 相对禁忌证

① 穿刺部位存在破损、感染、血肿、外伤史或外科手术史等。

② 在预定插管部位血管有血栓形成、中心静脉狭窄史。

③ 安装有起搏器。

④ 出、凝血功能异常。

5. 注意事项及穿刺后观察

同颈内静脉长期导管置管。

6. 可能发生的并发症及危险

同颈内静脉长期导管置管。

(三) 安置长期血透导管

1. 操作步骤

① 患者去枕仰卧，在肩背部垫高、两肩落下，头后仰 15°～30°，转向穿刺对侧，使颈内静脉达到最大充盈。

② 常规消毒、铺无菌巾，2%利多卡因局部浸润麻醉。

③ 将穿刺针头连注射器，内抽吸肝素盐水 2ml，与皮肤成 45°进针，针尖向下、向后、稍向外，指向同侧乳头，沿胸锁乳突肌锁骨头内缘，在颈总动脉搏动处稍外侧，缓慢进针。边进针边抽吸，使注射器内产生轻度负压，见暗红色回血后把穿刺针的角度减小，向静脉内推进少许，防止针尖脱出。

④ 将导丝弯头经穿刺针送入颈内静脉，导丝进入顺利，不应有任何阻力。导丝进入长度应超过穿刺针加注射器总长度 5cm，再拔出穿刺针，由助手按压局部。

⑤ 定右锁骨中外 1/3 处下方 20mm 为导管皮下隧道出口，2%利多卡因局麻皮下隧道至穿刺点组织。

⑥ 手术刀片切开皮下隧道出口皮肤 15mm，切开穿刺点皮肤 20～30mm，用弯钳分离皮下组织建立皮下隧道。

⑦ 将带 cuff 的长期血透导管引入皮下隧道，沿金属软导丝将扩皮器送入，扩张皮下组织后退出，再沿金属软导丝置入撕脱鞘，退出内芯和金属软导丝。将长期血透导管经撕脱鞘置入右颈内静脉（图 31-6）。

⑧ 用注射器测试动静脉侧均血流通畅后用生理盐水冲净导管中的血液，以肝素盐水封管，缝合皮肤、包扎固

定导管。

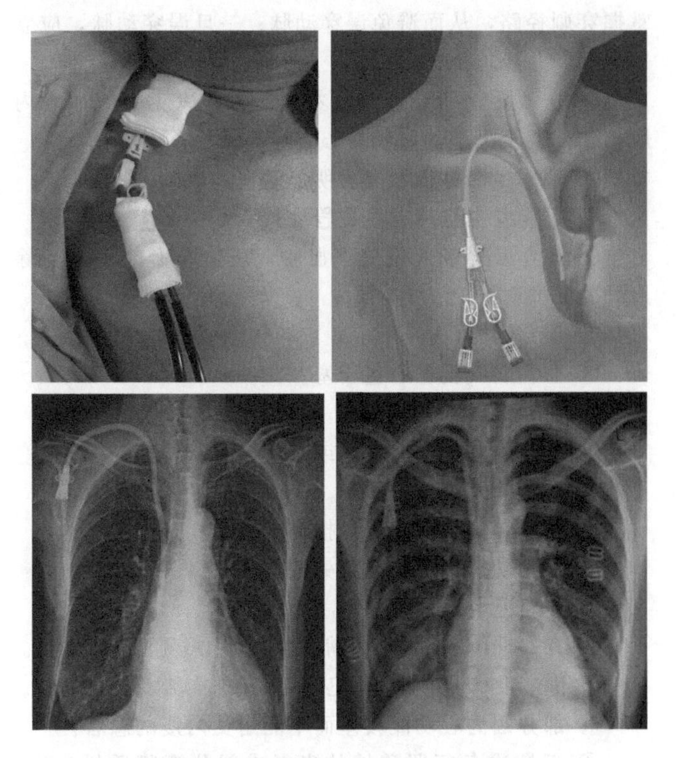

图 31-6 血液透析双腔导管（长期）

⑨ 嘱患者家属按压穿刺点及皮下隧道 1h 以上，观察出血情况。

2. 置管效果评价

透析血流达到 200ml/min 以上可认为导管通畅，反之，可能导管位置不良或有血栓。

3. 注意事项及穿刺后观察

① 尽量在彩超引导下或介入室 X 线引导下穿刺置管。

② 在用穿刺针穿刺前，可先用细针做试探性穿刺，掌握穿刺径路，从而避免误穿动脉；一旦误穿动脉，应立即拔出，并压迫 10min 以上。

③ 送入导丝和导管时，勿用暴力，以免引起血管内膜损伤，甚至上腔静脉和右心房穿孔。

④ 观察生命体征及有无明显渗血和血肿。

4. 可能发生的并发症及危险

① 出血及穿刺部位皮下血肿，压迫止血或手术清除血肿，必要时输血。

② 误穿动脉。

③ 血胸、气胸、心包压塞。

④ 血栓形成和血管狭窄。

⑤ 心律失常、中心静脉或心房穿孔。

⑥ 空气栓塞。

⑦ 臂丛、气管、喉神经损伤。

⑧ 导管功能障碍或置管失败。

5. 适应证

① 有临时导管，但不能满足内瘘成熟或无法建立内瘘。

② 内瘘手术多次失败，已经无法在肢体制作各种内瘘。

③ 部分因为心功能较差而不能耐受内瘘的患者。

④ 近期准备行肾移植的患者或部分腹膜透析患者，因各种原因需要暂时停止一段时间的腹膜透析患者。

⑤ 一些病情较重的尿毒症患者或者合并有其他系统的严重疾患，预期生命有限。

6. 相对禁忌证

① 穿刺部位、皮下隧道部位以及导管出口部位的皮肤或软组织存在破损、感染、血肿、肿瘤等。

② 拟留置长期导管的部位曾行过多次临时导管插管。

③ 明显的出血倾向。

7. **颈内静脉置管特点**

① 血流量充分、恒定，不易受体位影响。

② 与股静脉相比，易固定，便于观察和护理，导管相关感染少，留置时间长，可以重复置管。

③ 静脉走行途径较直，血流方向与重力方向一致，血栓形成和血管狭窄发生率低。

④ 压力低，容易止血。

⑤ 长期颈内静脉或锁骨下静脉插管后，必须进行X线检查，以确定导管的位置。

⑥ 颈内静脉置管是目前最常使用的中心静脉置管部位。

二、股静脉置管

股静脉是髂外静脉的延续，全程与股动脉伴行，在股三角区，位于股动脉内侧。在腹股沟中点处，易触及股动脉搏动，可作为股静脉穿刺或插管标记。

1. **操作步骤**

① 患者仰卧、大腿外展、外旋，膝关节稍屈曲。

② 取腹股沟韧带下方1～2cm，股动脉内侧0.5cm为穿刺点。

③ 常规消毒、铺无菌巾，用2%利多卡因局部浸润麻醉。

④ 用肝素盐水预冲导管、扩张器、导丝等穿刺物品。

⑤ 穿刺步骤同颈内静脉临时导管置管。

⑥ 疗效评价同颈内静脉临时导管置管。

2. **适应证**

① 新开展经皮中心静脉插管技术的透析单位或术者。

② 卧床患者。

③ 估计留置导管时间短于2周的患者。

④ 急性药物或毒物中毒、急性高血钾、急性充血性心力衰竭等只需做1～2次血液透析治疗的患者。

⑤ 其他部位中心静脉有血栓形成、狭窄或畸形的患者。

⑥ 由于病情危重，体位不能配合其他部位中心静脉插管的患者。

3. 相对禁忌证

① 穿刺部位存在破损、感染、血肿、外伤史或外科手术史等。

② 在预定插管部位血管有血栓形成、中心静脉狭窄史。

③ 出、凝血功能异常。

4. 注意事项及穿刺后观察

同颈内静脉长期导管置管。

5. 可能发生的并发症及危险

同颈内静脉长期导管置管。

6. 股静脉置管特点

① 优点：操作简便，迅速，血流量充分。

② 缺点：限制活动，局部感染、血肿、血栓形成是最常见的并发症。一般不做长期导管留置，但非常适用于重症患者。

（张 劲）

第4节 透析血管通路的并发症及处理

一、肢体动静脉内瘘（AVF）的并发症及处理

（一）AVF血栓

有12.4％AVF患者出现内瘘血管血栓形成（图

31-7)，这是 AVF 功能不良的重要原因。

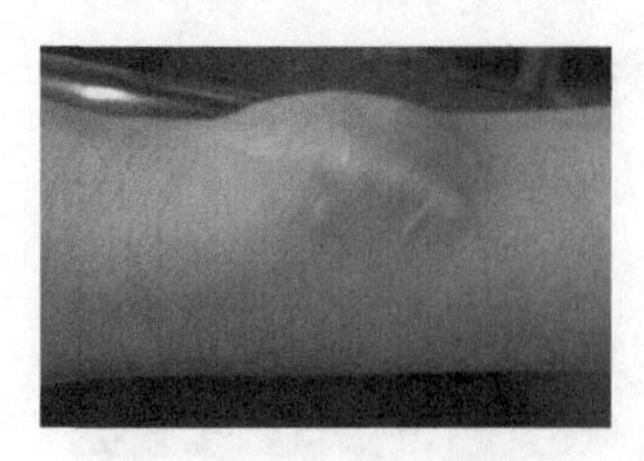
图 31-7 AVF 血栓形成

1. 原因

① 血管硬化，吻合口狭窄：AVF 手术前头静脉已受破坏，特别是糖尿病患者。

② 压迫不当：压迫过紧、过久。

③ 动脉管路负压抽吸过大。

④ 超滤量过多、持续低血压状态。

⑤ 血液高凝状态。

2. 治疗

(1) 溶栓治疗：尿激酶、水蛭素。

① 血栓形成 24 h 内，可采用尿激酶等进行药物溶栓。

② 血栓形成 5 天内，仍可能溶栓，但提倡在血栓未机化前，行取栓术。

③ 血栓形成过久只能重新内瘘手术。

(2) 手术切开取栓：图 31-8～图 31-10。

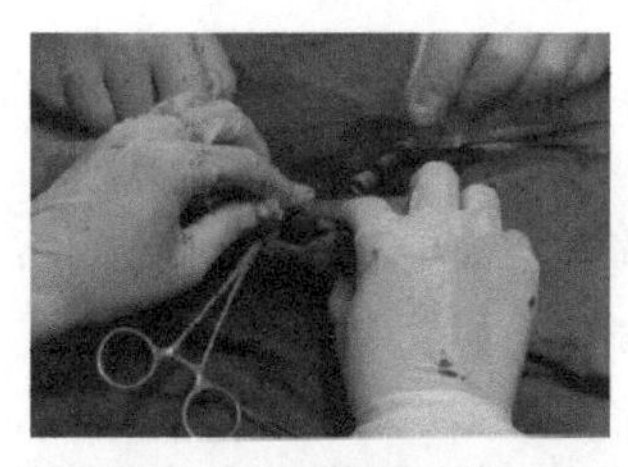
图 31-8 手术切开取栓（一）

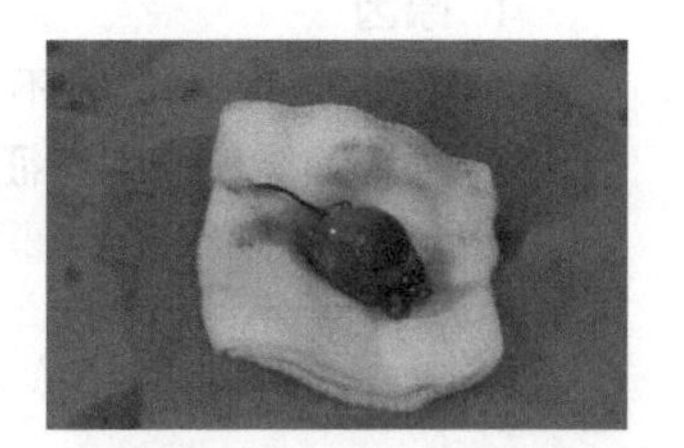
图 31-9 取出的血栓

(3) Fogarty 球囊导管取栓：图 31-11。

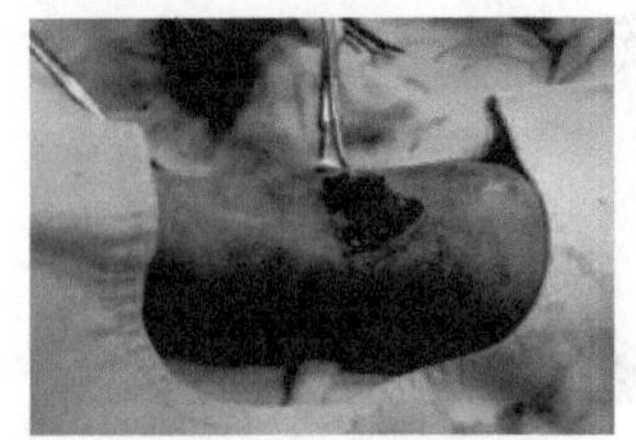

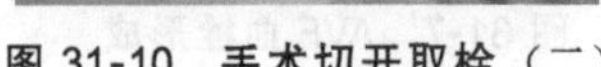

图 31-10　手术切开取栓（二）

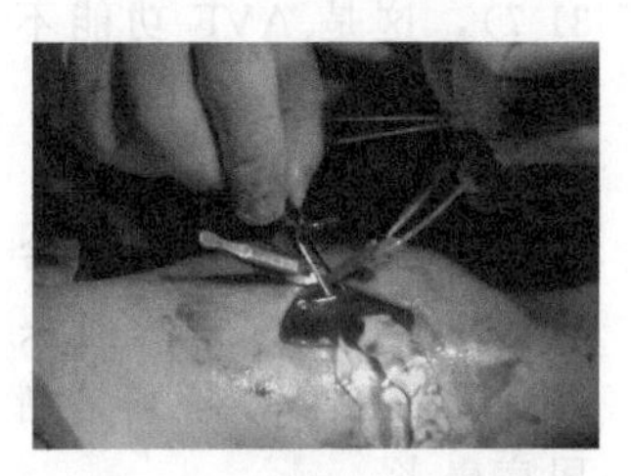

图 31-11　Fogarty 球囊导管取栓

（4）AVF 重建：在原 AVF 近心端重新手术吻合头静脉和桡动脉。

（二）AVF 血管狭窄

易发生在瘘口和穿刺部位。自体 AVF 通路功能不良的原因超过 60％是血管狭窄（图 31-12）。

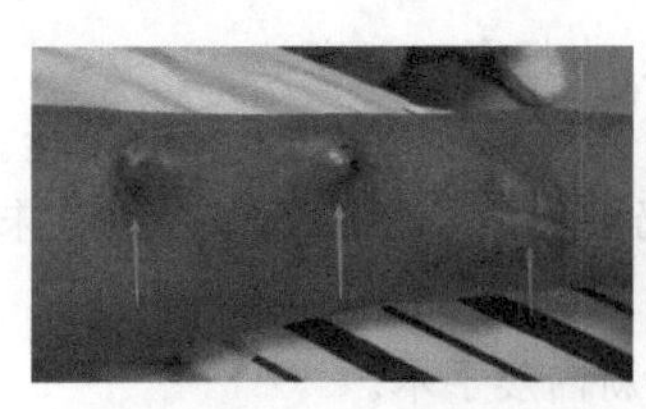

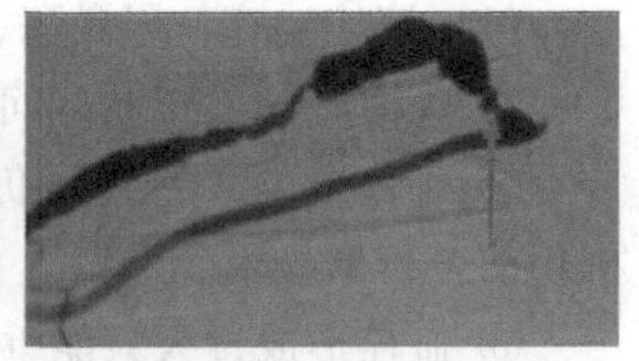

图 31-12　AVF 血管狭窄

1. 原因

血管过细、手术吻合不当、穿刺点局部增生。

2. 预测静脉狭窄的特征

①AVF 肢体水肿；②静脉穿刺后出血时间延长；③AVF震颤减弱。

3. 内瘘狭窄形成机制

内膜增生的始动因素：血管壁的损伤及免疫/炎症反应、血流动力学因素。其病理学特征：血管内膜纤维肌性增生，它是血管组织对损伤的病理反应过程。损伤处主要由平滑肌细胞增生和细胞外基质组成，蛋白聚糖位于血管内膜近腔面，胞外基质主要成分如胶原和弹性酶则位于内膜深层。血管穿刺处尤为明显，其次是吻合口。

4. 干预方法

有以下多种技术可以应用：内瘘重建、经皮腔内血管成形术、静脉内膜增生物剥离、移植物内瘘、内瘘血管搭桥、中心静脉导管等。原则上能修复的内瘘尽最大可能修复，以保护血管资源，提高自体动静脉内瘘使用率。

① 手术重建内瘘：狭窄血管近心端重建内瘘、重新建立自体内瘘、移植物内瘘。

② 内瘘血管内膜剥离术：静脉内膜增生物剥离后，血管内表面仍然有内皮细胞存在。

③ 经皮血管内成形术（percutaneous transluminal angioplasty，PTA）和/或放置支架：可在放射介入或超声引导下进行（图 31-13）。

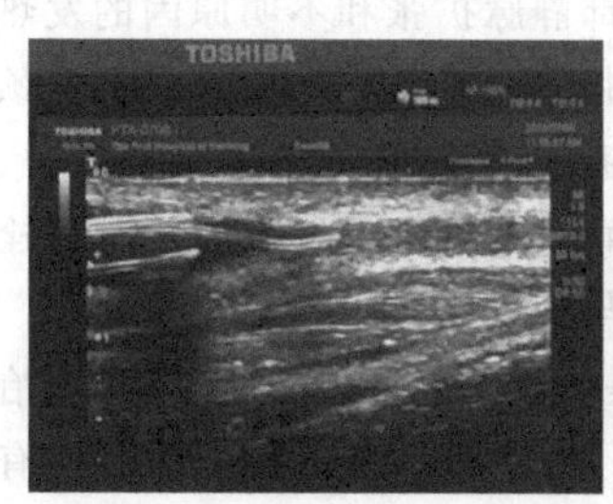

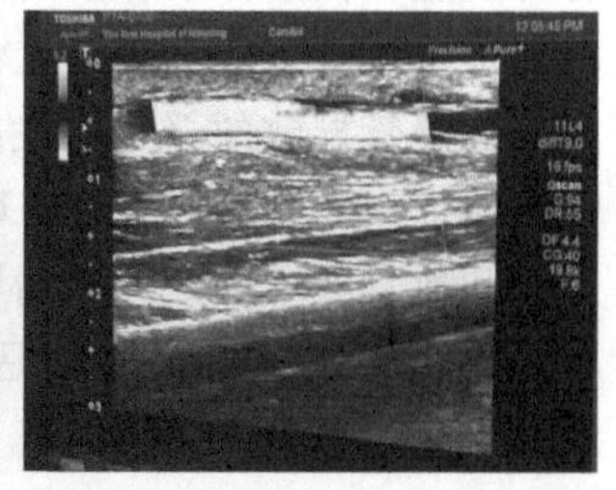

图 31-13　超声下 PTA

PTA 干预指征：狭窄超过周围正常血管管径 50%并伴以下情况：

●内瘘自然血流量＜500ml/min，不能满足透析所需血流量；

●透析静脉压升高；

●穿刺困难；

●透析充分性下降；

●内瘘出现异常体征等。

二、中心静脉导管（CVC）的并发症及处理

1. 即刻并发症

即刻并发症主要取决于置管部位和置管技术。颈内静脉穿刺置管可发生心律失常，空气栓塞，误穿动脉、臂丛、气管，喉神经损伤，中心静脉或心房穿孔，心包压塞，血胸，气胸。

深静脉导管位置异常（图 31-14）。

2. 远期并发症

远期并发症与导管留置时间相关。

（1）血栓形成和血管狭窄临床表现为导管功能不良，有时发生一侧肢体水肿及局部静脉扩张和不明原因的发热等，也有部分患者无临床症状。血栓形成和血管狭窄是颈内静脉置管导致的严重并发症。可根据中心静脉置管史、临床体征、血管造影、多普勒超声检查予以诊断。对血栓形成和血管狭窄的处理强调早期诊断、早期治疗。

① 血栓形成：如血栓是新近形成的，可给予溶栓治疗。可应用纤维蛋白溶解药（链激酶、尿激酶）溶栓，有一定的危险；必要时拔出导管，但需注意血栓脱落引起的肺栓塞。如血栓形成几周以后，治疗很难奏效。

② 血管狭窄：可用球囊血管内扩张术治疗，也有报道用血管内形成术、血管内弹性支架进行治疗，疗

效尚待观察。

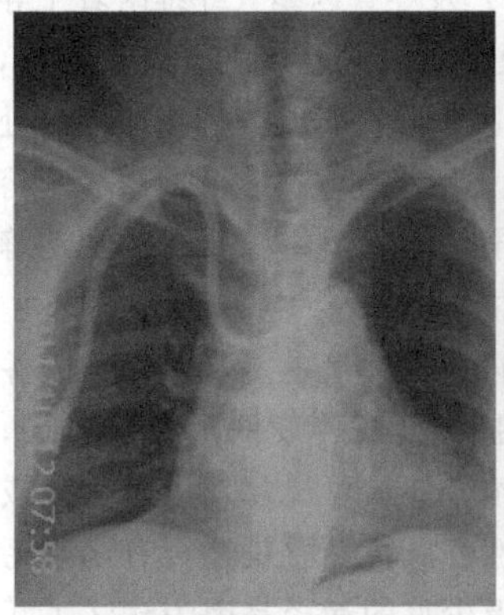
(a) 从右颈内静脉进入左头臂静脉

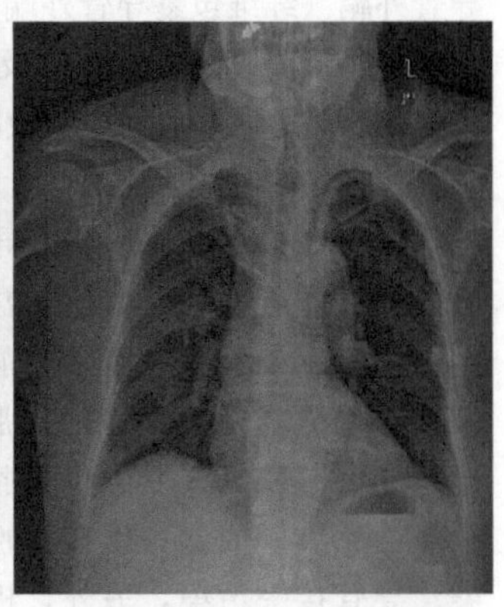

(b) 从左颈内静脉进入右头臂静脉

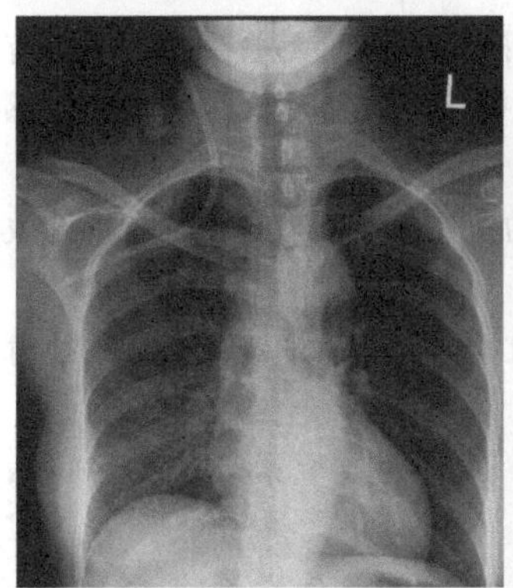

(c) 从颈内静脉进入锁骨下静脉

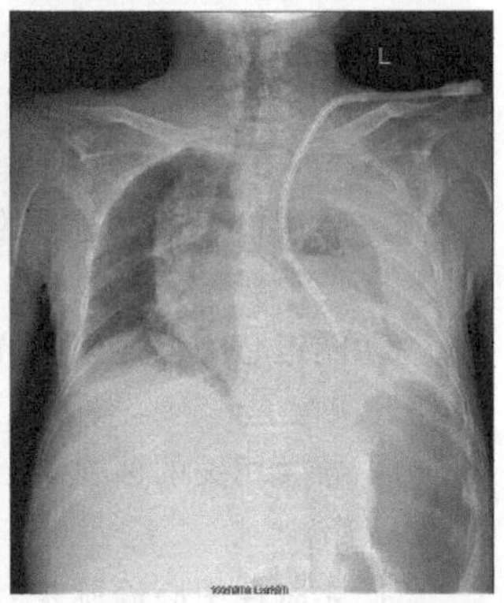

(d) 进入未闭的左半奇静脉

图 31-14　CVC 位置异常

（2）导管功能障碍：早期的导管功能障碍主要与机械因素有关，如导管断裂、固定太紧引起狭窄等。表现为血流量不足或没有回血。使用较长时间后出现的功能障碍（超过 2

周)，常与导管内血栓形成、留置静脉本身血栓形成或狭窄、导管外鞘（纤维包裹导管外端）及导管内鞘（纤维附着于导管内壁）形成有关。导管腔及导管远端、近端开口堵塞后，体外循环阻力明显增加，有效血流量降低。根据机械原因处理，如怀疑导管内血栓形成可先用小剂量链激酶或尿激酶溶栓；血流量不足时可先调整导管位置，或将导管的“动静脉”头反向连接，但这样会增加再循环。

(3) 感染：感染是中心静脉置管最主要及最常见的并发症。局部表现为置管处皮肤感染或伴皮肤隧道的感染，出口处局部发红、变硬、化脓，偶然可反复发生菌血症或全身性感染，或感染性血栓性静脉炎。感染途径有皮肤污染、导管接头污染，另外，极少见的途径是因为输注了污染的液体。

导管局部感染可先行抗感染治疗而无须拔管，如果有转移性感染的证据，则抗感染疗程必须延长。不同部位感染的处理如下。

① 隧道口感染：适当的抗生素治疗 1～2 周，如无效则拔管。

② 隧道感染：适当的抗生素治疗 1～2 周；有脓肿时可切开引流。

③ 导管相关的菌血症：适当的抗生素治疗 2～3 周；拔除导管。

④ 化脓性中心静脉炎：适当的抗生素治疗 4～6 周；拔除导管。

拔管指征主要有以下几点。

① 体温超过 38℃未找到其他发热原因时导管应立即拔除，如存在其他感染（如肺炎、尿路感染），则应先治疗这些部位感染，继续保留导管。

② 血培养阳性，排除污染的可能性，应立即拔管。拔管 2～3 天后可在另一侧重新置管。

三、其他并发症及处理

（一）动脉瘤

在血透过程中反复直接穿刺桡动脉进行透析血液通路时，常会导致桡动脉血管壁损伤，日久血管壁膨出可形成桡动脉瘤（图 31-15），瘤体可因感染致血管壁脆性大而破裂出血，如处理抢救不及时，可危及生命，需行瘤体切除术。

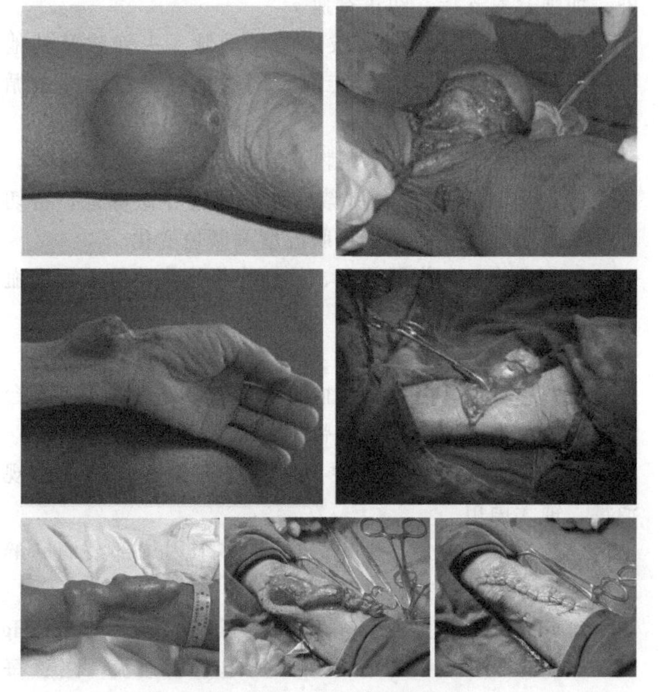

图 31-15 动脉瘤切除术

1. 动脉瘤切除术前准备

（1）应征得患者及家属同意，并进行术前谈话及签署手术同意书。

（2）了解患者的心功能、血常规、肝肾功能、凝血功能。

（3）必要时进行特殊检查，如DSA（数字减影血管造影）、多普勒超声等检查，有助于确定瘤体大小、血供及有无瘤内血栓等情况，为手术提供必要的临床资料。

（4）判断瘤体有无感染及破裂出血等迹象，并及时做好应急处理。有感染者，术前给予有效抗生素控制瘤体感染，加强营养支持，纠正贫血。

（5）检查桡动脉瘤侧肢体的尺动脉、头静脉及其他浅静脉的充盈情况，血管走行，同时观察患肢远端血循环情况。

（6）患肢禁止压迫、穿刺及测血压，防止瘤体破裂。

（7）用2%甲紫（龙胆紫）在瘤体边界做标记，密切观察其大小、硬度，局部皮肤温度及颜色变化。

（8）术前24h停用肝素、抗血小板聚集药等引起出血的药物。

2. 手术步骤

（1）患者取平卧位，有血管瘤的上肢外展置于手术台上，肘关节上绑缚气压止血带。

（2）手术侧上肢自指尖至肘上3cm全部皮肤用常规消毒、铺无菌巾。

（3）手术部位用1%～2%的利多卡因局部浸润麻醉或神经阻滞麻醉，并建立静脉通道。

（4）将气压止血袖带充气，压力调至300～450mmHg（40～60kPa，1kPa＝7.5 mmHg）压迫阻断血流，注意每30min将袖带放气1次。术中放气时手持无菌纱布压迫出血点，并结扎出血点。

(5) 沿瘤体血管走行纵行切开皮肤、分离皮下组织，暴露瘤体近心端和远心端血管，并分别双重结扎两端桡动脉，此时注意观察肢体末端有无缺血情况，再分离瘤体并切除。也可先分离瘤体，再分别结扎两端桡动脉，最后切除瘤体。

(6) 若血管条件能支持同时建立肢体动脉内瘘，可继续分离皮下组织，暴露头静脉或贵要静脉，再结扎静脉远端，横断后与桡动脉行端端吻合完成 AVF 手术。

(7) 气压止血袖带放气，观察手术区域有无明显出血，及时结扎止血。

(8) 无出血及明显渗血后，缝合皮肤，用无菌纱布包扎伤口。

3. 术后处理

(1) 每天观察伤口情况并换药，感染性切口术后使用抗生素治疗。

(2) 术后 3 天给予小剂量或无肝素血液透析，防止切口的明显渗血而影响愈合。

(3) 术后血透改用临时性血管通路。

(4) 禁止在手术侧上肢测血压、输液。

(5) 加强营养，促进切口愈合。

(6) 10～14 天后拆线。

(二) 假性动脉瘤的处理

1. 假性动脉瘤的形成

动脉壁有缺口，血液在管周形成一个有囊腔的局限性血肿（图 31-16），有时第一次血透穿刺就可造成肢体局部肿胀；彩超可见血流通过穿刺口的流动（图 31-17）。患者会感觉局部剧烈疼痛。

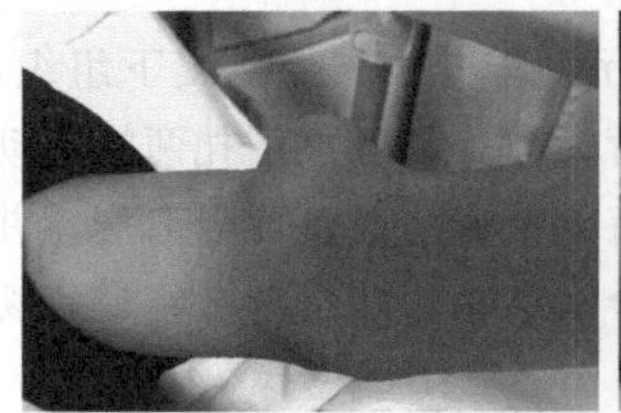
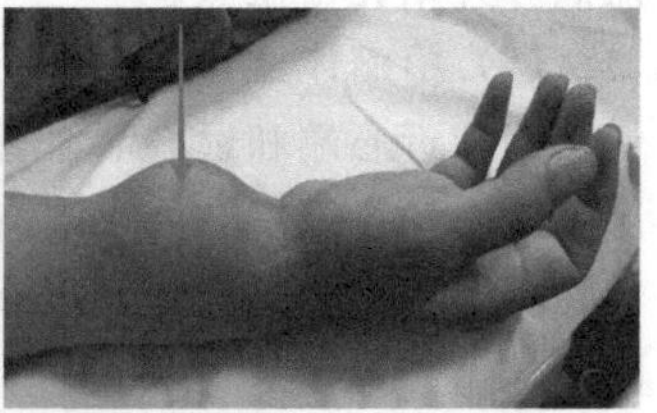

图 31-16 假性动脉瘤

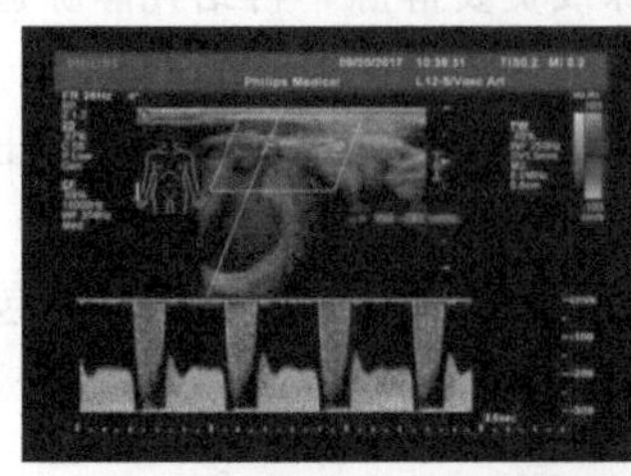
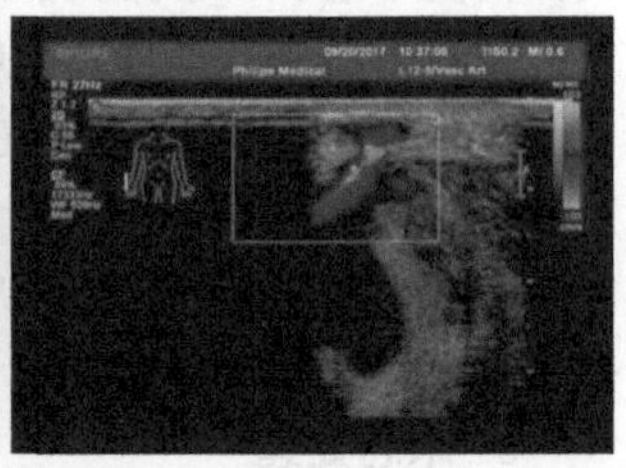

图 31-17 彩超可见血流通过动脉缺口

2. 动脉瘤与假性动脉瘤的区别

动脉瘤是动脉血管壁的组织增生和纤维化，造成动脉结构异常。而假性动脉瘤是动脉壁上的穿刺缺口不能封闭，血液在动脉血管外形成的囊状血肿（图 31-18）。

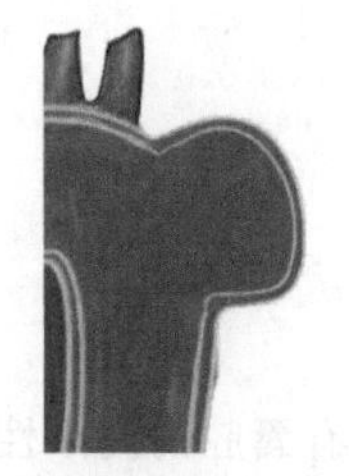

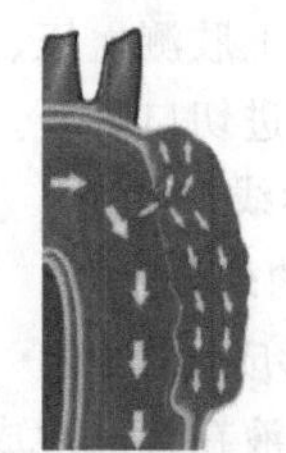

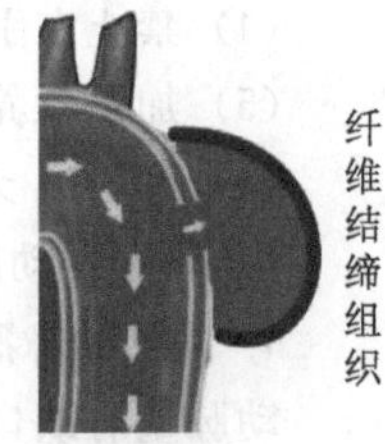

图 31-18 动脉瘤与假性动脉瘤的区别

3. 治疗

（1）手术切除假性动脉瘤的难度比动脉瘤更大（步骤从略），经验不足者可请血管外科或骨科医师完成手术。

（2）也可在彩超引导下行PTA术（图31-19）封堵血管缺口后，注射凝血酶，使囊腔内血液凝固，以后会逐步机化、肿胀变小。

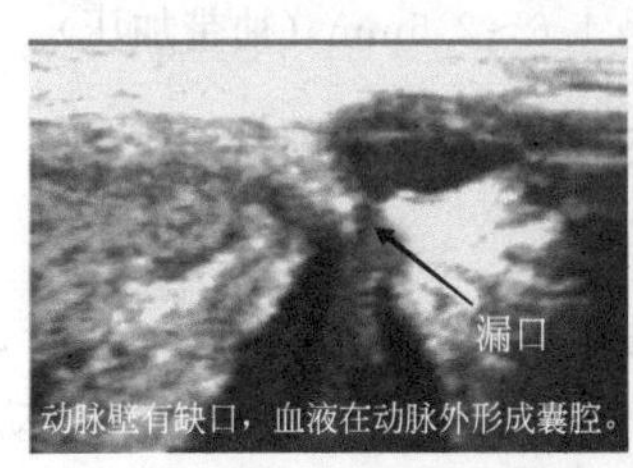

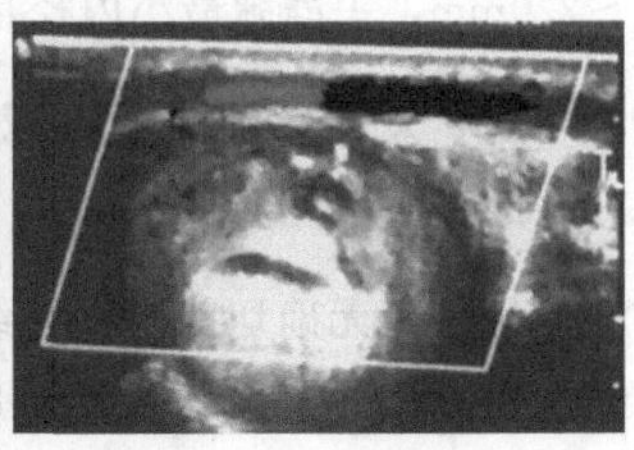

图31-19 超声引导下PTA球囊封堵术前后对比

（石宏斌）

第5节 超声技术在透析血管通路中的应用

目前，血液透析是治疗终末期肾病患者最有效的方法。动静脉内瘘是延长患者生命首选的最有效的血液透析通路之一。彩色多普勒超声对血管通路自体动静脉内瘘术前评估、内瘘成熟标准评价、术中引导、术后并发症监测及并发症治疗起着重要作用，及时为临床医师提供内瘘建立及维护的有效参考。

一、彩色多普勒超声对拟造瘘血管的术前评估

造瘘手术成功与否，除与手术有关外，也与术前血管的超声评估、选择有较大关系。彩色多普勒超声可术前观察静脉和动脉血管的走行、血管深度、管壁情况、管径情

况、内膜状态、管腔通畅与否及管壁有无钙化与多分支变异等情况，以对目标血管进行评估。欧洲透析指南建议，术前动脉和静脉的直径均应>2.0mm。对于桡动脉和头静脉的理想内径，2006美国肾脏病基金会推荐的标准是：桡动脉最小内径是1.6～2.0mm，头静脉最小内径是2.0～2.5mm，日本2015的指南推荐的是桡动脉最小内径是1.5～2.0mm，头静脉最小内径是1.6～2.5mm（袖带加压）。

二、彩色多普勒超声对自体动静脉内瘘成熟标准的评价

目前尚无确切的定义和统一的标准。术后4～6周后，经过血流的冲击静脉管腔扩张、管壁增厚，静脉血管已动脉化，新的内瘘是否成熟需加以正确判断。当内瘘不够成熟，穿刺使用时易发生出血、血肿和感染等并发症，从而缩短内瘘使用寿命。一般穿刺时间应在术后4～6周，达到下列条件是理想内瘘成熟的标志：①内瘘血流量>600ml/min；②皮下可见静脉血管直径>6mm；③血管距皮深度<6mm；④可供穿刺血管60mm以上，血管边界清晰可见、通道内无血栓或栓塞、走行无扭曲。

三、术后并发症动静脉内瘘

动静脉内瘘虽然被公认为是最有效的血液透析通路，但受个体及某些外在因素的影响，血管将不可避免地出现并发症，导致透析通路功能不稳定。彩色多普勒超声对术后并发症的监测起着重要作用，常见的并发症如下。

1. 血管狭窄

血管狭窄是人工动静脉内瘘最常见的并发症之一。其可能是由反复穿刺致静脉内膜损伤，管壁增厚及瘢痕形成

所致。动静脉内瘘的狭窄可位于血管通路的任何部位，但以静脉流入道或吻合口近静脉侧居多。血管狭窄在二维超声上表现为局部管壁增厚，管腔狭窄；彩色多普勒表现为局部血流束变细，五彩镶嵌的湍流信号（图 31-20）。

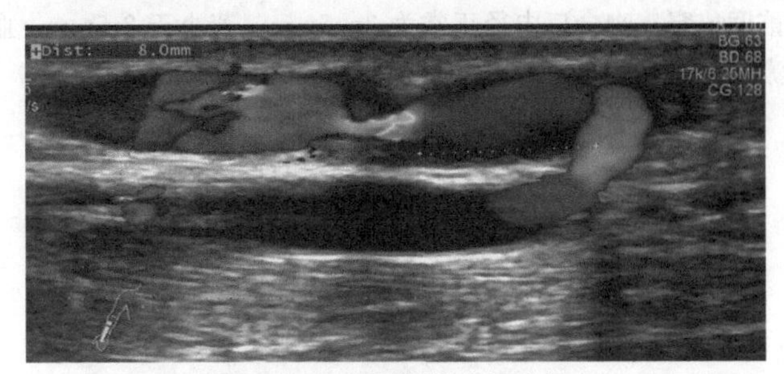

图 31-20　头静脉增生狭窄

多普勒分析：狭窄处直接征象：PSV>4m/s（直径狭窄率 50%以上）。间接征象：供血动脉或肱动脉呈高阻波形，血流量减少。

（1）引流静脉狭窄：分别测量狭窄处及狭窄下游 2cm 处峰值收缩期流速（图 31-21），两者 PSV 比率≥2，提示存在≥50%狭窄。

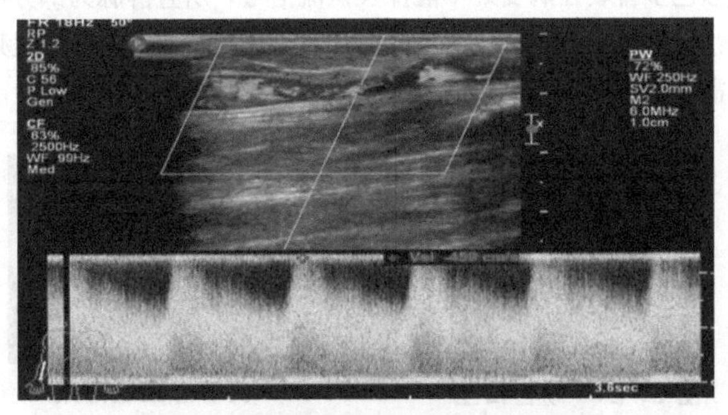

图 31-21　头静脉增生狭窄处高速血流

（2）吻合口狭窄：分别测量吻合口处 PSV 及其上游 2cm 处动脉 PSV，计算比值，≥3.0 时考虑吻合口狭窄。直径测量法：主要用于静脉流出道狭窄，但对静脉瘤样扩张处狭窄不适用。肱动脉及流入道动脉见到高阻动脉血流频谱提示有重度狭窄。吻合口内径正常为 3～5mm，若小于 2.5mm，血流异常考虑吻合口狭窄（图 31-22、图 31-23）。

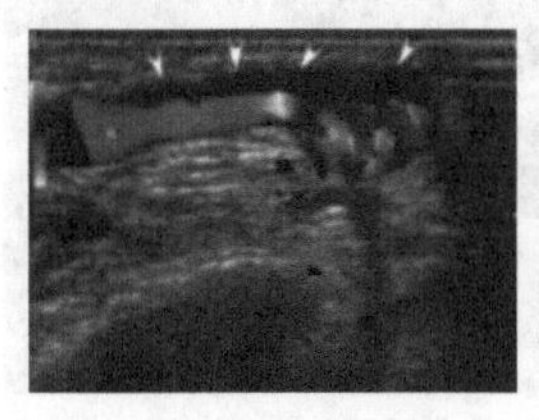
图 31-22 吻合口狭窄（一）

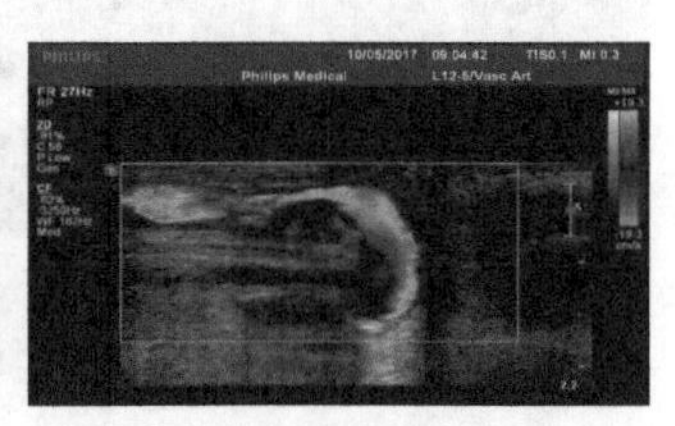

图 31-23 吻合口狭窄（二）

2. 血栓形成

血栓形成（图 31-24、图 31-25）与局部血流动力学改变有关，多继发于血管狭窄。二维超声上表现为探头加压血管后，管腔将不被压瘪，甚至在压力已经使相邻动脉变形的情况下，也不被压瘪；静脉管腔内有实性回声；所查静脉为完全阻塞时，脉冲和彩色多普勒在病变处不能探及血流信号，所查静脉为部分栓塞时，脉冲多普勒在非栓塞部分取样时，可探及血流信号，但频谱异常，彩色多普勒显示病变管腔内血流充盈缺损。

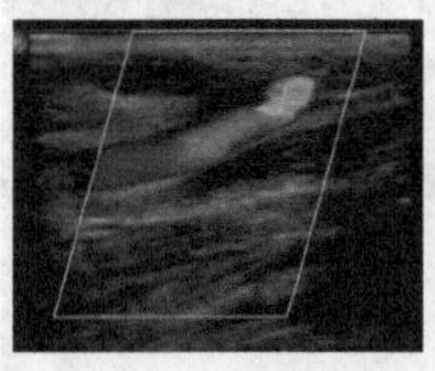
图 31-24 吻合口至头静脉血栓形成

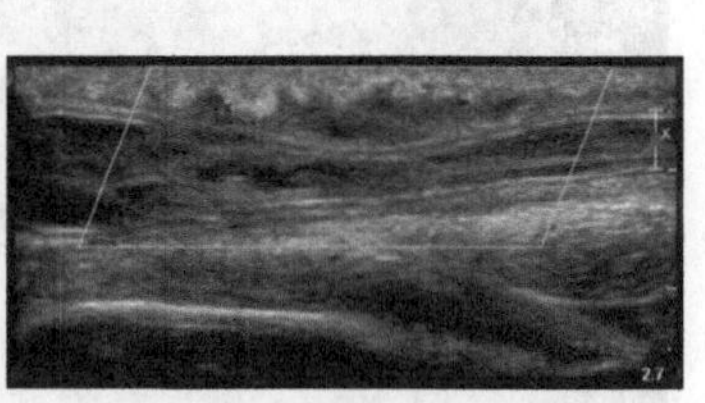
图 31-25 头静脉血栓形成

3. 静脉瘤样扩张

早期患者可无临床表现，仅在超声下监测到局部血管内径增大迂曲伴或不伴血流动力学的改变，随着病情进展，侧支循环的建立，手臂可出现肿胀，最终发展至透析量不足(图 31-26、图 31-27)。

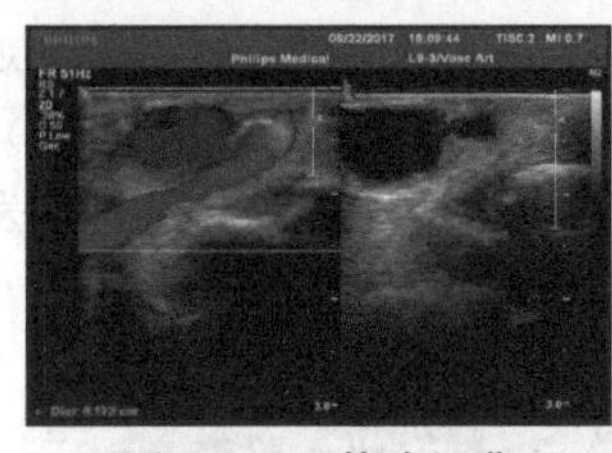

图 31-26 静脉迂曲瘤样扩张（一）

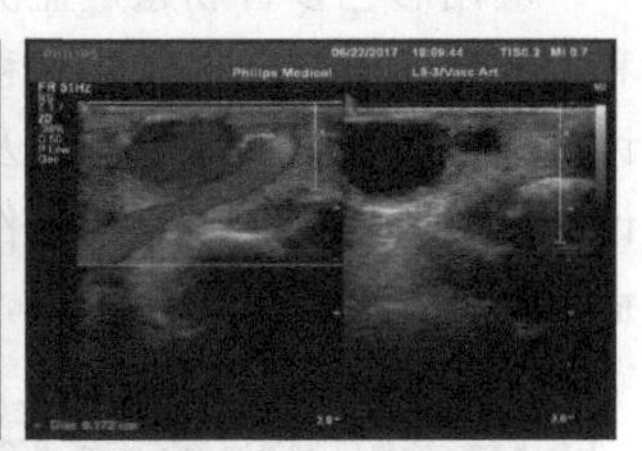

图 31-27 静脉迂曲瘤样扩张（二）

4. 窃血综合征

它是一种以手指苍白、麻木、发凉及疼痛等为临床表现的综合征。该并发症并不少见，一旦发生，患侧手掌将面临坏死的风险。盗血发生于端侧吻合式术的内瘘，引流静脉不仅从瘘的近心端供血动脉吸纳血流，而且从动静脉瘘的远心端动脉经掌弓吸收血流。常见原因：术前近心段动脉存在狭窄，使供血动脉供血不足；手术操作不当，血管牵拉过紧或瘘口过大；全身动脉粥样硬化严重。超声诊断：瘘前近心端动脉及瘘后远心端动脉血流方向均流向瘘口，近、远心端动脉及尺动脉频谱均表现为舒张期持续供血的单向低阻频谱改变。通路定期监测是早期发现上述并发症的有效方法，与其他影像学方法比较，彩色多普勒超声在动静脉内瘘术后并发症监测中具有较高的准确性。

四、其他

对于内瘘血管狭窄的处理，除动静脉内瘘重建术外，尚可行经皮腔内血管成形术治疗。利用超声引导进行经皮腔内血管成形术，可取得较高的成功率。

应用彩色多普勒超声监测动静脉内瘘相关血管形态学和血流动力学的动态变化过程，对造瘘血管进行术前客观评价、术中引导、术后监测及随访（图 31-28～图 31-31），诊断有无并发症发生有重要作用，指导临床医师处理并发症，可提高内瘘血管使用率，延长其使用寿命。

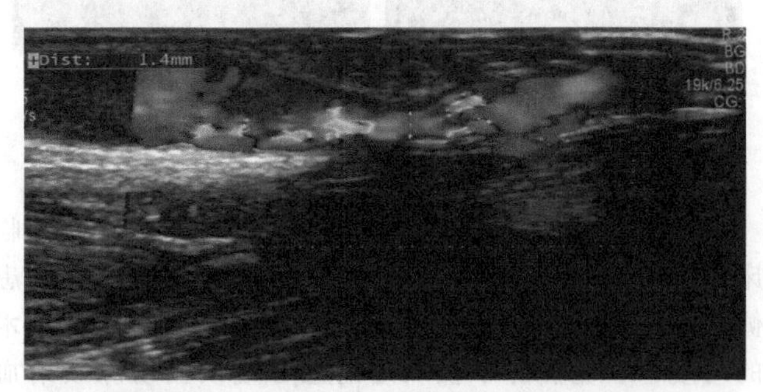

图 31-28 头静脉狭窄经皮腔内血管成形术前

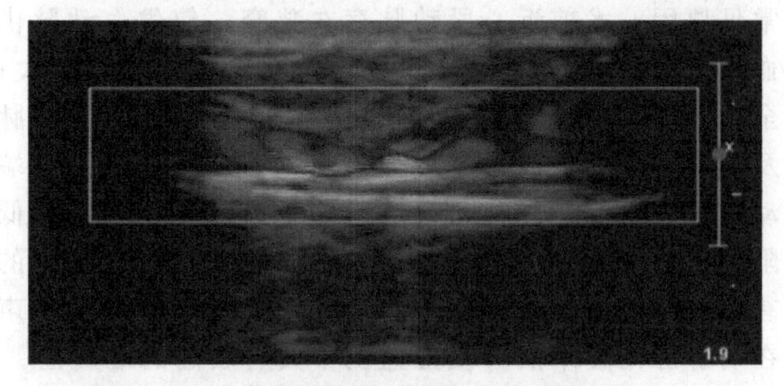

图 31-29 头静脉狭窄经皮腔内血管成形术中（一）

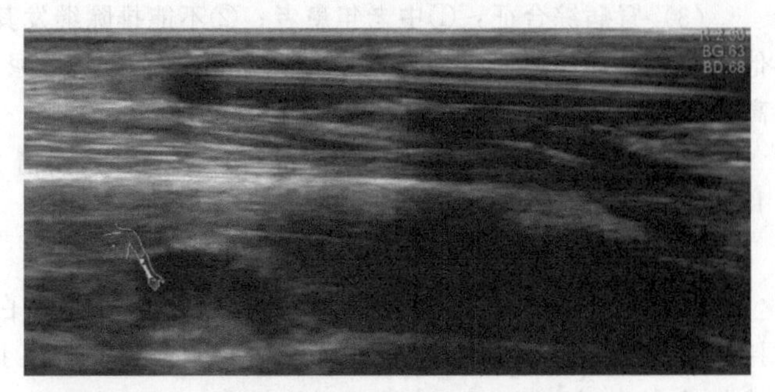

图 31-30 头静脉狭窄经皮腔内血管成形术中（二）

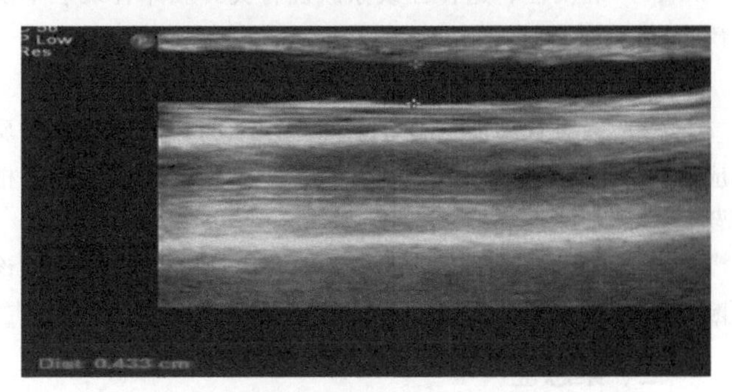

图 31-31 头静脉狭窄经皮腔内血管成形术后

（李建华）

第 6 节 超声引导下经皮肾穿刺活检术

一、适应证

（1）肾小球性血尿，需明确诊断者。

（2）无症状蛋白尿，持续时间较长或 24h 定量持续大于 1g 者。

（3）肾病综合征：①中老年患者；②不能排除继发其他疾病者；③规范糖皮质激素治疗无效者；④合并血尿、高血压、肾功能衰竭。

（4）急性肾炎综合征若肾功能进行性下降，或病情2月尚未见好转。

（5）急进性肾炎综合征。

（6）慢性肾炎综合征，肾脏未萎缩，同时24h尿蛋白持续大于1g，或肾功能快速下降，或不排除继发性肾小球肾炎。

（7）继发性、遗传性或家族性肾炎，临床怀疑但不能确诊时。

（8）各种原因不明的急性肾衰竭。

（9）移植肾功能进行性下降原因不明，或出现排斥反应临床治疗效果差，或怀疑原有肾小球疾病复发，或移植肾新生肾小球疾病。

（10）重复肾活检指征：疗效不佳且怀疑原有病理诊断正确性，或临床需要动态观察肾脏病理变化的患者。

二、禁忌证

（1）肾脏形态和位置异常：孤立肾、固缩肾、多囊肾、肾脏大囊肿、肾位置过高、游走肾。

（2）严重高血压，收缩压＞160mmHg未能控制者。

（3）有凝血功能异常和出血倾向；血小板数量异常。

（4）严重感染，如活动性肾盂肾炎、肾结核、肾盂积水或积脓、肾周脓肿、败血症。

（5）慢性肾衰竭。

（6）精神异常或检查不配合者。

（7）肾脏肿瘤。

（8）体位不良：如过度肥胖、大量腹水等。

（9）其他：心力衰竭、休克、严重贫血、年迈、妊娠、严重心律失常。

三、术前安全性评估

1. 实验室检查

三大常规、出凝血功能、24h尿蛋白定量、尿红细胞位相镜检查、血浆蛋白测定、肝肾功能等。

2. 器械检查

双肾B超、心电图。

3. 穿刺前准备

（1）向患者及其家属详细介绍肾活检的目的、意义、方法和优点，以减轻患者的恐惧心理，取得配合，并签署知情同意书。

（2）做好患者屏气及卧床排尿训练工作，控制血压≤150/90mmHg。

（3）检验血小板计数（$>100\times10^9/L$）、部分凝血活酶时间、纤维蛋白原及凝血酶原时间。

（4）检查血肌酐、尿素氮，了解肾功能；B超了解肾脏大小、位置、肾皮质厚度。

（5）术前1周停用一切抗凝血药、抗血栓药、扩张血管药物，有潜在出血危险时配血备用。

（6）术前排空大小便。

（7）预防性使用凝血药物。

四、肾穿刺操作步骤

（1）患者取俯卧位，腹下垫以硬枕，超声医师先定穿刺点，再进行常规皮肤消毒、铺巾。

（2）在患者肾区沿右肾长轴进行超声定位，选择右肾下极实质较厚处为穿刺点，超声引导避开肾门及叶间大血管，如图 31-32 所示。若能按“斜角进针示意图”所示意的引导方向（从肾脏中部向肾下极）进针，将取得更多的肾皮质，即获得更多的肾小球。并可避免不慎穿到肾脏中部的较大血管或肾盏、肾盂。

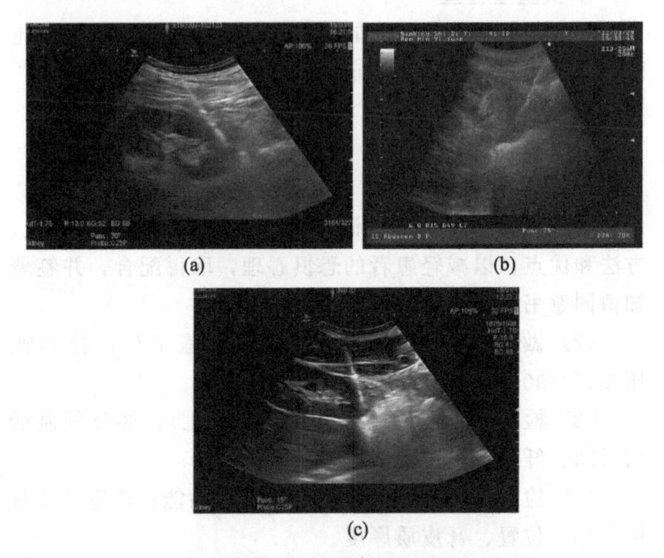

图 31-32 超声引导下经皮肾穿刺活检术

（3）用 2％利多卡因做局部麻醉。将一次性全自动活检针置于预备激发状态，在超声监视和探头引导下，将活检针沿着引导线刺入皮下、肌肉、肾包膜外后，嘱患者屏气，当针尖到达肾表面时，按下全自动活检针激发机关并迅速退针，完成取材动作。压迫穿刺局部 5～10min。每例活检取材 1～2 次。

（4）术毕于穿刺局部压迫 10～15min 后，超声观察针道及肾周有无出血。消毒针眼、包扎后上腹带加压，绝对卧床 24h，并给予临时输液，必要时用止血药，严密观察生命体征及并发症。术后做尿常规检查。

（5）所取肾组织分送光镜（甲醛溶液固定）、免疫酶标或荧光（新鲜冰存）、电镜（戊二醛固定）检查。

五、术后观察项目

（1）嘱患者卧床 24h，四肢可活动；6h 后若病情许可，在他人协助下患者可翻身。

（2）多饮水，严密观察生命体征，每小时测血压一次，连续 3～5h。

（3）术后 24h 内每次小便均经医护人员检查有无肉眼血尿，做三次尿常规检查；并观察有无腰酸、腰痛等症状，如有肉眼血尿、腰痛明显者，需延长卧床时间，直至症状消失。

（4）1 周后复查双肾超声，数日后仍有出血可能，3 个月内避免剧烈活动。

（罗仕云　张　煜）

第32章 新医师临床技能

第1节 肾脏疾病的临床表现

一、尿量异常

(一) 少尿和无尿

少尿是指尿量＜400ml/d或少于＜17ml/h。无尿是指如24h尿量＜100ml或12h完全无尿。根据造成少尿/无尿的主要病变部位，可分为肾前性、肾性和肾后性。

1. 肾前性

(1) 有效血容量不足

① 出血：外伤、手术、消化道出血。

② 经胃肠道液体丢失：呕吐、胃肠引流、腹泻。

③ 经肾液体丢失：过度利尿、尿崩症、肾上腺皮质功能不全。

④ 经皮肤、黏膜液体丢失：烧伤、发热。

⑤ 血管内容量不足：低蛋白血症、挤压综合征。

(2) 心脏搏出量不足

① 心脏病：急性心肌梗死、瓣膜病、心脏压塞。

② 肺循环异常：肺动脉高压、肺栓塞、正压机械通气。

③ 血管过度扩张：败血症、休克、急性变态反应、麻醉、扩血管药物过量。

（3）肾动脉收缩：去甲肾上腺素、麦角胺、肝肾综合征、高钙血症。

（4）肾单位血流调节功能下降：在肾血流量不足的背景下使用血管紧张素转换酶抑制剂或血管紧张素Ⅱ受体拮抗剂；在肾血流量不足的背景下使用非甾体抗炎药或COX-2抑制剂。

2. 肾性

（1）肾脏血管病变：血栓、栓塞。

（2）肾小球疾病或微血管病变。

① 急进性肾炎和慢性肾炎、重症狼疮性肾炎、重症急性肾小球肾炎。

② 血管内皮损伤：妊娠高血压综合征、对比剂肾损害。

③ 血栓性微血管病变：恶性高血压、溶血性尿毒症综合征、血栓性血小板减少性紫癜、硬皮病肾脏危象、HELLP综合征、胆固醇栓塞。

（3）肾小管、肾间质病变：急性间质性肾炎、急性肾小管坏死；严重的肾盂肾炎并发肾乳头坏死。

（4）终末期肾脏病。

（5）肾皮质坏死。

3. 肾后性

输尿管、膀胱及尿道结石、肿瘤、瘢痕，腹膜后纤维化及周围器官肿瘤压迫。

（二）多尿

每日尿量大于2500ml称为多尿，大于4000ml称为尿崩。

分类与病因如下（图32-1）。

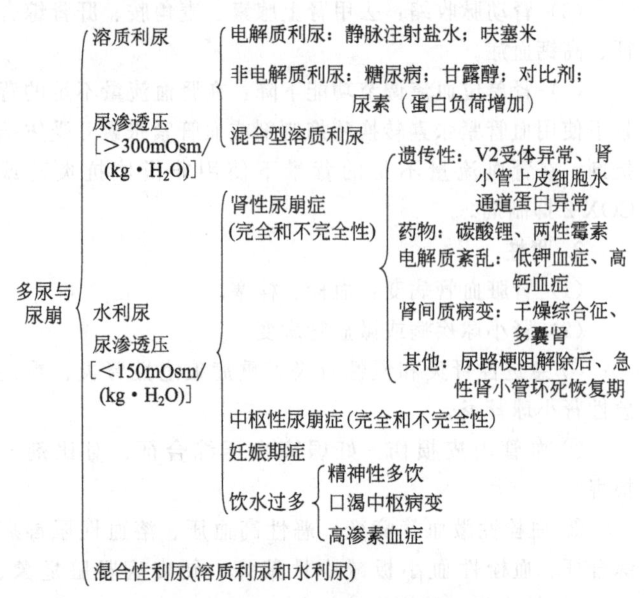

图 32-1 多尿与尿崩的原因

(三) 夜尿增多

严格定义指夜间睡眠时尿量>750ml 或大于白天尿量(正常白天与夜间尿量比值为 2∶1)

病因：

① 与多尿病因相同；

② 肢体下垂部位水肿的疾病——心力衰竭、肾病综合征、肝硬化（因平卧使水肿部位的水分更多地返回循环中，从尿排出，而造成夜尿增多)；

③ 7 岁以下儿童及老年人夜间 ADH 分泌相对较少造成夜尿增多；

④ 膀胱及前列腺等泌尿外科疾病。

二、尿成分异常

(一) 尿色异常（表 32-1）

表 32-1　尿色异常的分类及原因

尿液外观	原　　因
红色	血尿、血红蛋白尿、肌红蛋白尿、药物（去铁胺、大黄）、进食甜菜根
橘红色	利福平
粉红色	苯妥英钠、丹蒽醌、酚酞
棕色	呋喃妥因、甲硝唑
蓝绿色	食物色素、铜绿假单胞菌尿路感染、胆道梗阻、药物及化学制剂（甲氧氯普胺、丙泊酚、亚甲蓝、美索巴莫、氨苯蝶啶、酚）
紫色	紫色尿袋综合征、卟啉
黑色	黑色素瘤
白色浑浊	脓尿、尿中大量结晶、乳糜尿

(二) 血尿

1. 血尿诊断标准

① 镜下血尿：新鲜离心尿液红细胞＞3 个/HP（高倍视野）或相位差显微镜检查＞8000 个/ml；或 1h 尿红细胞沉渣计数＞1 万；12h 计数＞5 万。

② 肉眼血尿：出血量＞1ml 时，肉眼可见尿色呈红色。肉眼血尿可以是鲜红色，也可因在膀胱内停留时间长而呈褐色，酸性尿呈浓茶色或可乐色。

注意：潜血（隐血）阳性不等于血尿，可能是溶血的表现或电脑实验误差。

2. 血尿的病因

① 全身性疾病：血液病、感染性疾病、心血管疾病、结缔组织病。

② 肾及尿路疾病：各型肾炎、尿路结石、肾结核、肾肿瘤、尿路感染、肾血管病、多囊肾、肾下垂。

③ 尿路邻近器官疾病波及泌尿系统：如肿瘤的转移、前列腺炎、急性阑尾炎、宫颈炎等。

④ 药物与化学因素：如磺胺、汞剂、甘露醇、抗凝血药。

⑤ 其他：运动后血尿、特发性血尿。

3. 肾性血尿特点

持续或发作性、全程、无痛、肉眼或镜下血尿。绝大部分表现为尿中没有血丝、血块。肾性血尿患者还同时存在尿蛋白、水肿等其他肾病表现。

4. 血尿的简易诊断流程（图 32-2）

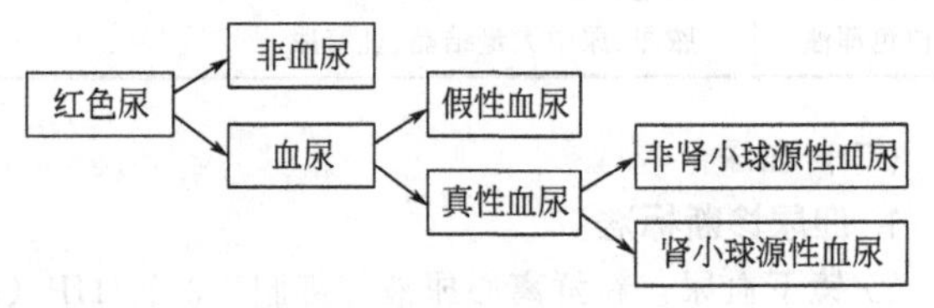

图 32-2 血尿的简易诊断流程

（三）蛋白尿

蛋白尿指尿蛋白量持续＞150mg/d 或尿蛋白/肌酐比值＞200mg/g。微量白蛋白尿指 24h 尿白蛋白排泄为 30～300mg，尿蛋白/肌酐比值男性为 17～250mg/g、女性为 25～355mg/g。蛋白尿分为生理性蛋白尿和病理性蛋白尿。

(1) 生理性蛋白尿（功能性蛋白尿）：见于剧烈运动、高热、急性疾病、直立体位、受寒和精神紧张。

特点：①定性阴性；②定量＜0.5g/24h；③去除诱因

后转阴。

（2）病理性蛋白尿：见于各种原发性和继发性的肾小球疾病。

① 肾小球性蛋白尿：由于肾小球滤过膜损伤或通透性增加，尿蛋白量超过肾小管重吸收量所致。其特征有：尿蛋白定量＞2g/24h；可有大分子量的蛋白（IgG、IgA、IgM、C_3）。

② 肾小管性蛋白尿：由于肾小管病变，肾小管重吸收功能下降，使得正常时从肾小球滤过的小分子蛋白（如 β_2 微球蛋白、α_1 微球蛋白等）不能被重吸收。其特征有：尿蛋白定量＜2g/24h。

③ 溢出性蛋白尿：血中异常蛋白质（如免疫球蛋白轻链、血红蛋白等）增加，经肾小球滤过而不能全部被肾小管重吸收。见于多发性骨髓瘤时的轻链、横纹肌溶解时的肌红蛋白尿，血管内溶血时的血红蛋白尿。

④ 组织性蛋白尿：为肾组织破坏及分泌所产生的蛋白尿，一般蛋白量＜0.5g/d，很少＞1g/d，见于肾盂肾炎、尿路肿瘤等。

（四）白细胞尿、脓尿和细菌尿

（1）病因：白细胞尿、脓尿和细菌尿多为尿路感染引起。

（2）诊断标准

① 白细胞尿：新鲜离心尿液白细胞＞5 个/HP；1h 细胞排泄率白细胞＞40 万/h；12h 尿沉渣计数白细胞＞100 万/12h（已少用）。

② 脓尿：尿中有蜕变的白细胞（称为脓细胞）。

③ 细菌尿：采集清洁中段尿标本，如涂片每个高倍镜视野均可见细菌，或培养菌落计数超过 10^5 个/ml 时。

(五) 血红蛋白尿

血红蛋白尿病因如下。

(1) 红细胞内在缺陷所致的贫血，红细胞葡萄糖-6-磷酸脱氢酶缺乏症、阵发性睡眠性血红蛋白尿。

(2) 红细胞外在因素所致的溶血，自身免疫溶血性贫血，血型不合的输血后溶血和药物诱发的免疫性溶血性贫血。

(3) 机械性溶血性贫血，换瓣膜术后心源性溶血性贫血、微血管病变性溶血性贫血、行军性血红蛋白尿。

(4) 药物和化学制剂所致溶血：如奎宁、奎尼丁、氯丙嗪、非那西汀等药物。化学制剂及重金属盐类常见苯肼、硝基苯、苯胺、砷、砷化氢、铅等。

(5) 物理因素所致的溶血，如大面积烧伤。

(6) 生物因素所致溶血，如疟疾所致的黑尿热。

血红蛋白尿常伴其他血管内溶血的表现：如贫血、网织红细胞增多、血清乳酸脱氢酶上升、血浆游离血红蛋白浓度升高、血清结合珠蛋白浓度明显降低、血清间接胆红素增加、尿胆原及尿胆素增加等。

(六) 肌红蛋白尿

肌红蛋白尿病因如下。

(1) 肌肉代谢紊乱，先天性肌肉磷酸化酶、磷酸果糖激酶或肉毒碱软脂酰基转移酶缺乏克制阵发性肌红蛋白尿，成年人多在运动后、儿童多在急性感染后发病。糖尿病酮症酸中毒、严重低血钾偶可诱发肌红蛋白尿。

(2) 肌肉创伤，如挤压综合征、重度鞭击伤、重度烧伤及电灼伤。

(3) 肌肉缺氧：动脉阻塞、心肌梗死等。

(4) 肌肉炎症：如肌肉萎缩、皮肌炎及多发性肌炎等也可产生。

(5) 中毒：如蛇毒、蜂毒、毒蜘蛛中毒及重度酒精中毒等。

(6) 其他：剧烈痉挛抽搐、恶性高热等。

(七) 乳糜尿

乳糜尿指尿液中含有乳糜液，尿液呈乳白色或奶酪状。

病因：丝虫病、腹腔结核、肿瘤、胸腹部创伤或手术。显微镜检查无脂肪球，乳糜试验阳性，膀胱镜检查可区分产生乳糜尿的患侧肾脏，淋巴管造影对确诊淋巴系病变部位有价值。

三、排尿异常

排尿异常包括尿频、尿急、尿痛、排尿困难、尿潴留、尿失禁等表现。

(1) 尿路刺激征

表现为尿频、尿急、尿痛。病因见图 32-3。

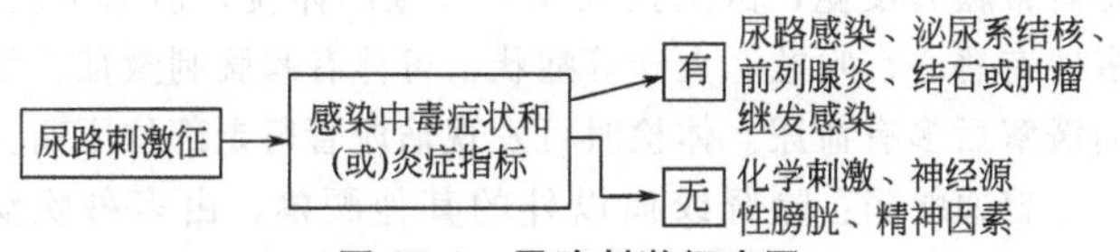

图 32-3 尿路刺激征病因

感染中毒症状：畏寒、发热、头痛、全身乏力、腰痛、肌肉酸痛等。

炎症指标：白细胞增高、尿白细胞增多、白细胞管型、亚硝酸盐阳性、尿培养阳性。

(2) 尿潴留

指膀胱内有大量尿液而不能排出。常见于：①尿道梗阻包括尿路结石、前列腺增生病变及肿瘤压迫等；②精神因素包括中枢神经疾患及自主神经损害如糖尿病周围神经病变、麻醉等。

(3) 尿失禁

各种原因使膀胱逼尿肌异常收缩或膀胱过度充盈，导致膀胱内压力升高超过正常尿道括约肌张力，或因尿道括约肌张力由于各种原因麻痹或松弛，导致尿道阻力降低到一定程度，从而出现患者排尿自主能力丧失，尿液不受主观控制地从尿道口点滴溢出或流出称为尿失禁。

病因：①膀胱局部炎症或激惹、中枢神经系统疾病所致的急迫性尿失禁；②压力性尿失禁；③功能性尿失禁；④下尿路梗阻或神经系统病变所致的充溢性尿失禁。

四、腰痛

腰痛时相对常见的症状，一般分为肾绞痛和普通腰痛。

肾绞痛：由于结石（血块、坏死的肾乳头）阻塞输尿管，导致输尿管痉挛、肾盂急性扩张引发剧烈疼痛（患者常难以用语言表达），单侧常见，疼痛可向会阴部放射。患者常辗转反侧，试图找到相对舒服的体位，但却不能，多伴有恶心、呕吐、大汗等症状，可伴有膀胱刺激征，绞痛缓解后多有血尿。体检时可发现输尿管行走部位压痛。

普通腰痛：除肾绞痛以外的其他腰痛，由多种疾病引起。

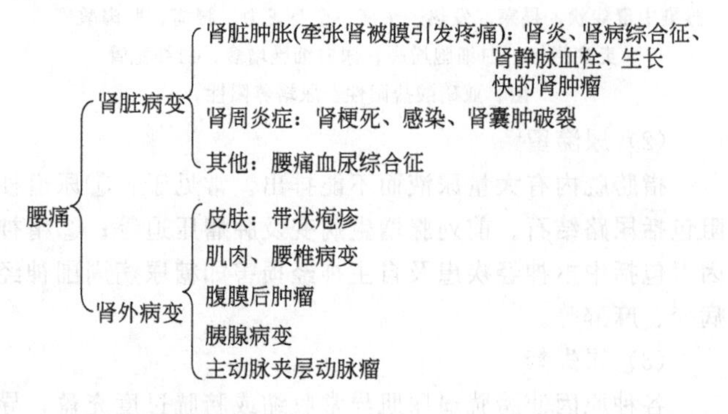

第2节　肾脏疾病的诊断思路

肾脏病学是临床医学中的一门重要学科，对于刚刚进入临床的住院医师来说，面对血尿、蛋白尿、水肿、肾功能异常、血压升高等诸多临床表现及化验、检查异常，如何对疾病做出初步的临床判断？患者是否需要进行肾穿刺活检？何时为肾穿刺活检的最佳时机？如何判断患者预后……如何具备运用知识、解决临床实际问题的能力和素质，在住院医师培训中临床思维能力及诊断思路的培养尤为重要。肾脏疾病的诊断与其他疾病的诊断一样，需要将患者的临床症状及体征，与辅助检查资料，进行综合分析，不能片面机械地强调某一症状或某项检查的作用，才能获得正确的诊断。诊治肾脏疾病，要从临床诊断、病因诊断、病理诊断、肾功能诊断、并发症诊断几层次进行分析，才能快速、全面、准确地得出疾病的诊断。

第一步：常见的肾脏病可归纳为2个大类，即肾小球疾患（多见）和肾小管—间质疾患（少见），应予以区分。并根据尿蛋白出现的时间、多少，及尿蛋白的组成，可初步判断肾小球病变。

第二步：确定肾小球疾病后，判断其属于该类的哪一个综合征。①急性肾小球肾炎综合征；②急进性肾小球肾炎综合征；③慢性肾炎综合征；④肾病综合征；⑤无症状性尿异常（包括单纯性血尿和无症状性蛋白尿及不能解释的脓尿）；⑥急性肾衰综合征；⑦急进性肾衰综合征；⑧慢性肾衰竭综合征。

第三步：确定哪种具体疾病引起该综合征的。注意排除了全身性疾病引起肾小球损害（继发性肾小球疾患）的可能，才能诊断为原发性肾小球疾患。

第四步：明确病理类型：肾穿刺活检为诊断肾脏疾病的一项重要检查手段，通过肾穿刺活检，可以明确病理类型、指导治疗方案、判断疾病预后。理论上，任何肾实质性疾病均应进行肾穿刺活检，但在实际工作中，肾穿刺毕竟是一种有创性检查，有一定风险，故应把握肾穿刺的最佳时机，使患者最大获益。

我们强调的是只有实践才是检验诊断正确与否的金标准。因此，在初步诊断之后，应密切观察患者的病情变化，了解治疗反应及病情发展，已确定或修正当初的诊断，并及时调整治疗。

第3节 医患沟通技能

一、加强医患沟通的思路

1. 转变服务理念

(1) 人文素养和技术同等重要：医学模式已由单纯的生物医学模式转变为生物—心理—社会的现代医学模式，新医师必须树立以患者为中心的服务理念，将人性化理念融入到医疗服务的全过程。在医疗过程中主动、真诚地进行沟通，以人为本、换位思考，从患者求医转变为主动服务。

(2) 患者利益放在第一位：医患和谐的本质是尊重生命、尊重人的价值。面对患者，医师不仅要看见病，更要看见人，要时时刻刻维护患者的利益和尊严。

(3) 让患者拥有充分的知情权和选择权：在提供药物治疗方案时，必须主动告知患者价格、疗效、副作用等情况。同时，根据患者的经济承受能力，制订至少两种选择方案。

2. 学会沟通的艺术

（1）注意运用心理学知识：在与不同年龄、性别的患者的交谈中，新医师要随时随地观察患者，要考虑患者和家属的文化背景、认知能力、医疗、护理和生活上的需求，了解患者对疾病的期望值、心理承受能力，及时掌握他们的情绪变化，有针对性地进行交流，达到好的效果；要善于寻找并强调双方的共同点，如果在交谈中能迅速找到双方的共同点，就会很快增加彼此的亲近感，要善于通过居住地、爱好、孩子、生活习惯、工作等媒介，努力寻找并强化双方的共同点，使患者不自觉地产生一种“同族意识”，增强彼此的信任；要学会创造机会接近患者，缩短心理距离，如果在沟通中常用“我们”一词，可加强双方的同伴意识。

（2）尊重患者、平等待人：新医师在实施治疗方案时，不论患者的年龄、性别、长相、经济状况、职业、社会地位如何，都要一视同仁、平等对待、尊重、理解、关怀；要注意沟通的用语，做到真诚、热情、简洁、准确、易懂，特别是在对同一病房的患者查房和治疗时，不经意的一句话、一个举动都可能导致患者的心理变化，而影响其治疗效果；要控制自己的情绪，不把因工作繁忙及工作以外的压力所产生的厌烦、急躁情绪带到与患者的交流中。

（3）善于运用通俗易懂、保护性的语言：在与患者沟通时，新医师要注意不能一味地使用医学专业语言，以免患者听不懂或闹出笑话；要运用患者和家属听得懂的方式解答问题、解释疑虑、说清道理和安慰患者；特别要注意在履行告知解释义务时，内容要详尽，要选用恰当的方式，及时、明确地向患者及家属解释清楚；还要注意使用保护性语言，以免给患者造成心理上的伤害。

（4）善于运用肢体语言：在与患者沟通中，如真诚的微笑、信任的眼神、适当的一个搀扶动作、轻拍肩膀的鼓励等动作都会拉近与患者的距离，可增进与患者的感情、减少医患之间的误会、降低医患纠纷的发生。

（5）善于倾听：在沟通的过程中，新医师要注意倾听患者的谈话，并且要专注、耐心、有兴趣，特别是对有心理疾病者，耐心地听他讲述其病痛和苦闷，既是对他的安慰和鼓励，又有利于全面了解病情；要以高度的爱心、耐心和同情心，认真地倾听患者和家属的诉说，并适时地进行恰当的反应，使患者得以宣泄和倾诉，从而缓解和释放因疾病、恐惧、经济等原因造成的心理压力。

3. 掌握沟通的主要内容、畅通沟通的渠道

（1）情感的交流：情感的交流包括倾听、回答、解释患者及家属提出的问题，关心患者的身体感受，理解患者因生病而感觉拖累他人的自责心理，理解患者因角色转变产生的功能退化和依赖行为，鼓励和增强患者及家属对疾病治疗的信心等。

（2）诊疗信息的沟通：诊疗信息的沟通：包括告知疾病的状况、检查和诊断的结果、主要治疗措施以及下一步治疗方案等；实行有创检查时，患者有权知道风险、并发症及预后等，并履行签字制度，充分尊重患者的知情权。

（3）医疗费用使用情况的沟通：医疗费用使用情况的沟通包括按时发放每日费用清单，并进行必要的解释、说明，贵重药品和高值医用耗材使用前的告知、签字，欠费时的及时沟通等。

二、掌握沟通的环节和技巧

(1) 接诊患者时：一般人在患病后均表现紧张、焦虑、痛苦的心理，因此应把消除患者紧张焦虑的情绪、解除患者的痛苦、给予患者精神上的安慰放在首位。此时若新医师举止端庄、态度和蔼、语言亲切，可以得到患者的信赖。新医师可以边询问病情、边进行检查，手法要轻柔、细致、正规，如遇小儿可以先嬉戏一会儿，以取得小儿的合作；对危重患者可以边询问、边检查、边抢救，以免延误病情；在抢救患者的过程中，一定要镇静自如，切忌紧张慌乱。

(2) 对患者治疗的过程中：患者一旦入院，最迫切的愿望是早日康复及早出院。患者如需血液透析（HD）治疗，新医师应尽快做好 HD 前护理及各项检查；如需要做深静脉穿刺置管，可先让患者及家属了解此项操作的过程，有条件的可放录像熟悉其过程，并做好心理准备。在患者做辅助检查时，新医师应充分体谅患者患病的痛苦，以温和的话语指导患者配合检查以明确诊断，在检查后嘱其注意一些事项。

① 对待重症患者：重病者会考虑到我的病能否治愈，会不会留下后遗症，经济情况不好者还会考虑到医疗费用的支出带来的困难等，因此新医师要经常和患者家属、同事及熟悉的人沟通以了解患者的情况，全面掌握病情变化以协助治疗，并及时安慰患者，协助其调整心态，适应变化。有的重症患者自觉将不久于人世，心理较为悲观绝望。在沟通时，切记不可高谈阔论，语言少些轻些，多用专注眼神，把他当成朋友，尊重他、理解他。在他认同了你的言行后，帮助他逐步淡化心理负担，让他意识到生离

死别既是人生悲剧，又是人之常情，用平淡的心情去面对疾病及死亡，使情绪从负面向正面转化，增强患者战胜疾病的信心。

② 对待急症患者：急症病情的特点是急。患者不仅身体不适应，心理更不适应。所以，患者及其亲友焦虑紧张恐惧是可想而知的。在急症情况下易导致一些家属做出一些失去理智的反应，如指责医护人员有条不紊地抢救是“慢吞吞”“不把人命放在眼里”等。这时，在及时抢救的同时，要注意与患者及其亲友沟通，告诉他们，抢救是一门科学，是有程序的，而手忙脚乱看似很快，实际上是无序抢救，反而会耽误抢救。如果患者尚清醒，让他冷静并相信医护人员，配合医护人员。如有人手，尽量抽出一个与家属交代患者的病情及要求家属的事宜，让家属理解并配合。在发现患者病情危险时，要让家属了解，然后还要注意做好抢救的准备工作。

③ 对待刚失去亲人的家属：面对刚失去亲人的家属，新医师千万不能喋喋不休地劝说，而应保持沉默，让其心情得到尽情地发泄，除非是在危急关头，如要自杀等，一般不要干扰，有时紧握她的手，有时扶扶他的肩头。

（3）患者出院时：患者的病情好转或治愈出院时，多数疾病需要随访、继续服药等，应向患者及家属一一说明。病情有可能复发者，要嘱其避免诱发因素，密切注意其复发前征兆，发现可疑及早就诊，以免延误治疗。

（唐丽萍）

附录A 肾内科常用实验室检查

一、尿液检测

（一）尿液一般检测

1. 尿量

（1）正常值：正常成人尿量1000～2000ml/24h。24h尿量＞2500ml为多尿，成人尿量＜400ml/24h或17ml/h为少尿，＜100ml/24h称无尿。

（2）尿量增多的临床意义

① 暂时性多尿：水摄入过多、应用利尿药和某些药物等。

② 内分泌疾病：糖尿病，尿崩症。

③ 肾脏疾病：慢性肾盂肾炎，慢性间质性肾炎，慢性肾衰竭早期，急性肾衰竭多尿期。

（3）尿量减少的临床意义

① 肾前性少尿：休克、心力衰竭、脱水等。

② 肾性少尿：各种肾脏实质性病变。

③ 肾后性少尿：因结石、尿路狭窄、肿瘤压迫引起尿路梗阻或排尿功能障碍。

2. 尿颜色

（1）正常值：黄色或淡黄褐色，清晰透明。

（2）临床意义

① 血尿：尿离心沉淀镜检红细胞＞3个/HP，而尿液

外观无血色称镜下血尿，尿色呈橘红色或洗肉水样称肉眼血尿。见于泌尿系统炎症、结石、肿瘤、结核、外伤及血友病、血小板减少性紫癜等血液系统疾病。

② 血红蛋白尿及肌红蛋白尿：尿液呈浓茶色、红葡萄酒色或酱油色，但尿隐血试验阳性。血红蛋白尿见于严重的血管内溶血。肌红蛋白尿见于挤压综合征、缺血性肌坏死等。正常人剧烈运动后也可偶见肌红蛋白尿。

③ 胆红素尿：尿液呈豆油样改变。见于阻塞性黄疸及肝细胞性黄疸。

④ 脓尿：尿液呈白色浑浊（脓尿）或云雾状（菌尿）。见于泌尿系统感染。

⑤ 乳糜尿：尿液呈稀牛奶状。见于丝虫病及肾周围淋巴管梗阻。

3. 尿酸碱反应

（1）正常值：pH 约 6.5，波动在 4.5～8.0。

（2）临床意义

① 尿 pH 降低：见于酸中毒、高热、痛风、糖尿病及口服氯化铵、维生素 C 等药物。

② 尿 pH 增高：见于碱中毒、尿潴留、膀胱炎、应用利尿药、肾小管性酸中毒等。

4. 尿比重

（1）正常值：成人为 1.015～1.025。

（2）临床意义

① 尿比重增高：见于血容量不足导致的肾前性少尿、糖尿病、急性肾炎、肾病综合征等。

② 尿比重降低：见于大量饮水、慢性肾炎、慢性肾衰竭、肾小管间质性疾病、尿崩症等。

5. 尿葡萄糖

（1）正常值：尿糖定性试验阴性，定量0.56～5.0mmol/24h。

（2）临床意义：尿糖定性试验阳性，称为糖尿。

① 血糖增高性糖尿：糖尿病、继发于甲亢及嗜铬细胞瘤等内分泌疾病、肝硬化、胰腺炎等。

② 血糖正常性糖尿：肾性糖尿，见于慢性肾炎、肾病综合征、间质性肾炎和家族性糖尿等。

③ 暂时性糖尿：包括生理性糖尿（进食大量糖类）和应激性糖尿（脑出血、急性心肌梗死等应激反应）。

④ 假性糖尿：有些药物（维生素C、异烟肼、链霉素、水杨酸等）引起。

6. 尿酮体

（1）正常值：尿酮体定性试验阴性。

（2）临床意义

① 糖尿病性酮尿：糖尿病酮症酸中毒。

② 非糖尿病性酮尿：高热、严重呕吐、腹泻、长期饥饿、酒精性肝炎等。

7. 尿胆红素与尿胆原

（1）正常值：尿胆红素定性试验阴性，定量≤2mg/L；尿胆原定性试验阴性或弱阳性，定量≤10mg/L。

（2）临床意义

① 尿胆红素增加：急性黄疸型肝炎、梗阻性黄疸等。

② 尿胆原增加：肝细胞性黄疸、溶血性黄疸。

③ 尿胆原减少：梗阻性黄疸。

（二）尿液细胞学检测

1. 红细胞

（1）正常值：红细胞＜3个/HP；1h细胞排泄率红细

胞＜3 万；12h 尿沉渣计数红细胞＜50 万。

（2）临床意义：①红细胞＞3 个/HP；②1h 细胞排泄率红细胞＞10 万；③12h 尿沉渣计数红细胞＞50 万。符合以上 3 项之一均可诊断为血尿。

2. 尿红细胞形态检查、尿液红细胞平均体积和尿红细胞容积分布曲线

（1）临床意义

① 肾小球性血尿：相差显微镜检查畸形红细胞＞8000 个/ml，畸形红细胞比率＞80%，平均体积呈低容积区（≤72fL），且分布曲线呈小细胞分布，见于各种原发或继发肾小球疾病，进一步确诊疾病性质，需行肾活检明确病理分型。

② 非肾小球源性血尿：畸形红细胞比率＜50%，平均体积呈高容积区，且分布曲线呈正常或大细胞分布，见于泌尿系统结石、肿瘤、炎症、结核、多囊肾、血液病等。

（2）检查方法

① 相差显微镜；

② 由血细胞自动分析仪测定并绘制红细胞容积曲线。

3. 白细胞

（1）正常值：白细胞＜5 个/HP；12h 尿沉渣计数白细胞＜100 万；1h 细胞排泄率白细胞＜7 万（男性）；1h 细胞排泄率白细胞＜14 万（女性）。

（2）临床意义：新鲜离心尿液白细胞＞5 个/HP 或新鲜尿液白细胞＞40 万/h；或 12h 尿沉渣计数白细胞＞100 万者称为白细胞尿。多为泌尿系统感染如肾盂肾炎、肾结核、膀胱炎或尿道炎引起。

4. 上皮细胞

①扁平上皮细胞：成年女性少量出现，大量出现时

见于尿道炎。

② 移行上皮细胞：偶可见到。出现时见于泌尿道炎症，大量出现应警惕移行上皮细胞癌。

③ 肾小管上皮细胞：少见。肾小管病变时可大量出现。

5. 管型

① 透明管型：偶见。运动、重体力劳动、麻醉、用利尿药、发热时可一过性增多，肾病综合征、慢性肾炎、恶性高血压、心力衰竭时可增多。含有各种细胞成分的管型称透明细胞管型。

② 颗粒管型：分粗、细两种。细颗粒管型见于慢性肾小球肾炎、急性肾小球肾炎后期；粗颗粒管型见于慢性肾小球肾炎或药物、重金属中毒所致的肾小管损伤。

③ 细胞管型：红细胞管型提示血尿来自肾单位；白细胞管型提示肾脏有感染性炎症；上皮细胞管型提示肾小管病变；混合细胞管型多见于肾小球肾炎。

④ 脂肪管型：见于类脂性肾病及大量蛋白尿时。

⑤ 肾衰管型：见于急性肾功能衰竭多尿早期，肾性肾衰竭时出现提示预后不良。

⑥ 蜡样管型：见于慢性肾衰竭晚期及肾淀粉样变。

6. 结晶体

① 易在碱性尿中出现的结晶体：磷酸钙、碳酸钙、尿酸钙晶体。多见于膀胱尿潴留、膀胱炎、前列腺肥大、慢性肾盂肾炎。

② 易在酸性尿中出现的结晶体：尿酸晶体、草酸钙等，合并有血尿提示结石。

③ 磺胺结晶：与服用过量磺胺药物有关，新鲜尿中发现大量并伴有红细胞时，有发生泌尿道结石或尿路梗阻

可能，应立即停药并积极处理。

(三) 尿蛋白检查

1. 尿蛋白定性及 24h 尿蛋白定量

(1) 正常值定性试验阴性，定量试验 0～150mg/24h。

(2) 临床意义：尿蛋白定性试验阳性或定量试验超过 150mg/24h，称蛋白尿。

尿蛋白定性 (±)～(＋)，蛋白定量 0.2～1.0g/24h。

尿蛋白定性 (＋)～(＋＋)，蛋白定量 1～2g/24h。

尿蛋白定性 (＋＋＋)～(＋＋＋＋)，蛋白定量常＞3g/24h。

① 生理性尿蛋白：见于剧烈运动、发热、寒冷、精神紧张、急性疾病、直立体位等。通常去诱因后转阴。

② 病理性蛋白尿

a. 肾小球性蛋白尿：由于肾小球滤过膜损伤或通透性增加，尿蛋白量超过肾小管重吸收能力所致。见于各种原发性和继发性的肾小球疾病。特征：以白蛋白为主，尿蛋白定量常＞2g/24h；β_2-微球蛋白正常或轻度增高；可有大分子量的蛋白（IgG 抗体、IgA 抗体、IgM 抗体、补体 C_3）。

b. 肾小管性蛋白尿：肾小管重吸收功能下降所致。见于肾小管以及肾间质病变。特征：小分子蛋白尿；白蛋白正常或轻度增高；尿蛋白定量常＜2g/24h。

c. 混合性蛋白尿：肾小球和肾小管同时受损所致的疾病，如肾小球肾炎或肾盂肾炎后期、糖尿病、系统性红斑狼疮等。

d. 溢出性蛋白尿：血中出现异常增多的低分子量蛋白质，超过肾小管重吸收能力所致。如血红蛋白尿、肌红蛋白尿、本-周蛋白尿（见于多发性骨髓瘤、浆细胞病等）。

e. 组织性蛋白尿：由于肾组织破坏或肾小管分泌蛋白增多所致。以 Tamm-Horsfall 蛋白为主。

f. 假性蛋白尿：尿中混有大量血液、脓液、黏液而致蛋白定性试验阳性。一般不伴肾本身损害，治疗后很快恢复，如膀胱炎、尿道炎、尿道出血、尿中混有阴道分泌物等。

③ 大量蛋白尿（>3.5g/24h）：为肾小球病变，常为肾病综合征和糖尿病肾病。

④ 中等度蛋白尿（1.0～3.5g/24h）：多种肾脏病均可出现，以肾小球疾病多见。

⑤ 轻度蛋白尿（<1g/24h）：可能为间质性肾炎、肾小动脉硬化症、功能性或体位性蛋白尿、无症状蛋白尿、急性肾炎恢复期、各种肾炎缓解期、晚期肾功能衰竭。

2. 尿蛋白电泳

临床意义如下。

① 低分子蛋白尿：主要电泳区带在白蛋白以下，表示肾小管间质损害，溢出性蛋白尿偶见。

② 中分子蛋白尿：主要电泳区带在白蛋白左右，表示肾小球疾病。

③ 大分子蛋白尿：主要电泳区带在白蛋白以上，表示较严重的肾小球疾病。

④ 混合性蛋白尿，尿中含有大、中、小各种分子量的蛋白尿，表示肾小球、肾小管均有损害，提示病变较严重，见于慢性肾衰竭。

3. 尿微量白蛋白测定

（1）参考值：正常人尿白蛋白排出率（UAE）为5～30mg/24h，>30mg/24h称微量白蛋白尿。

（2）临床意义：微量白蛋白尿是早期糖尿病肾病的诊断指标，高血压、肥胖、高脂血症、吸烟、剧烈运动及饮酒也可致微量白蛋白尿。

4. 尿 β_2-微球蛋白（β_2-MG）

（1）参考值：＜0.2mg/L。

（2）增高的临床意义

① 肾小管炎症；

② 预示某些药物对肾小管的中毒损害；

③ 鉴别：上或下尿路感染，上尿路感染时尿 β_2-MG 增高；

④ 协助诊断恶性疾病，恶性肿瘤时血、尿 β_2-MG 增高。

5. 尿本-周蛋白

（1）参考值：阴性。

（2）临床意义：阳性见于多发性骨髓瘤等单株免疫球蛋白血症患者。

6. 尿补体 C_3、免疫球蛋白

（1）参考值：正常尿液中不出现。

（2）临床意义：微小病变型肾炎及肾小管疾病，尿液补体 C_3、IgA 抗体、IgG 抗体多为阴性；尿液补体 C_3、IgA 抗体、IgG 抗体阳性，提示非选择性蛋白尿；尿 IgM 抗体阳性，提示肾小球滤膜损害严重。

7. 尿 Tamm-Horsfall 蛋白（THP）

（1）参考值：ELISA 法为 29.8～43.9mg。

（2）临床意义

① THP 升高见于尿路长期梗阻、感染、间质性肾炎、肾病综合征、过敏性紫癜肾病、肾移植排斥反应及肾毒性物质引起的急性肾小管坏死。

② THP下降见于慢性肾脏病如慢性肾衰竭。

下尿路炎症THP不增加，故可鉴别是上、下尿路炎症。

8. **尿纤维蛋白降解产物**（FDP）

（1）参考值：正常时尿液中阴性。

（2）临床意义：阳性见于以下情况。

① 原发性肾小球疾病，提示肾小球内局部凝血、微血栓形成和纤溶变化。

② 弥散性血管内凝血及原发性纤溶性疾病。

③ 肾肿瘤。

9. **尿蛋白或白蛋白与肌酐比值**（ACR）

近年以检测清晨第一次尿或随意一次尿液中蛋白或白蛋白与肌酐比值（ACR）替代24h尿蛋白定量。ACR＞3.0g/g或3.5g/g及＜0.2g/g分别相当于尿蛋白定量＞3.0g/24h或3.5g/24h或0.2g/24h。

临床意义同24h尿蛋白定量。

10. **视黄醇结合蛋白测定**（RBP）

（1）参考值：血清RBP约为45mg/L，尿液为（0.11±0.07）mg/L，男性高于女性，成人高于儿童。

（2）临床意义：尿液RBP升高可见于早期近端肾小管损伤。血清RBP升高常见于肾小球滤过功能减退、肾功能衰竭。另外，RBP可特异地反映机体的营养状态，血清RBP水平是一项诊断早期有营养不良的灵敏指标。

（四）尿酶测定

1. 尿溶菌酶

（1）参考值：0～2mg/L。

（2）临床意义：升高见于以下情况。

① 肾小管疾病，并可根据其下降情况判断预后，下

降慢预后差。

② 急性单核细胞白血病。

2. 尿*N*-乙酰-*β*-D氨基葡萄糖酐（NAG）酶

（1）参考值：阴性。

（2）临床意义：升高见于以下情况。

① 肾小管坏死，间质性肾炎。

② 肾移植排斥反应。

③ 慢性肾小球肾炎，肾病综合征。

3. 尿淀粉酶

（1）参考值：Somogyi法＜1000U/L。

（2）临床意义：升高见于以下情况。

①急性胰腺炎发病后12～24h增高，多持续3～5天恢复。

② 胰胆管阻塞。

(五) 尿细菌检查

（1）真性细菌尿采集清洁中段尿标本，如涂片每个高倍镜视野均可见一个或更多细菌，或中段尿培养菌落计数超过10^5/ml。

（2）可疑细菌尿中段尿培养菌落计数在10^4～10^5/ml。

（3）污染菌尿中段尿培养菌落计数＜10^3/ml，或培养皿上有多种细菌生长，即使菌落计数达10^5/ml，亦应怀疑污染。

(六) 尿液标本采集的注意事项

（1）留取新鲜尿，以清晨第一次尿为宜。

（2）使用容器应清洁、干燥，以一次性容器为佳，直接排入容器中，并贴上标签。

（3）避免异物混入尿中。

（4）留尿时避免尿液污染（粪便、经血、白带等污染），必要时清洁外阴后留中段尿送检。

（5）标本留取后及时送检。

二、肾功能检查

（一）肾小球功能检查

1. 内生肌酐清除率（CCr）

CCr指肾在单位时间内清除若干毫升血浆中肌酐的能力。

（1）公式

CCr=每分钟尿量（ml/min）×尿肌酐（UCr）/血肌酐（SCr）

矫正CCr=实际CCr×标准体表面积（1.73m^2）/受试者体表面积

CCr=（140－年龄）×体重 / 72×SCr（mg/dL）

（2）参考值为80～120ml/min。

（3）临床意义

① CCr是较早反映肾小球损害的敏感指标，当GFR低至正常50%时，CCr测定值可低至50ml/min，但血肌酐、尿素氮仍可在正常范围。

② 用于评估肾功能损害程度以指导临床治疗。

CCr 51～80ml/min，肾功能不全代偿期。

CCr 20～50ml/min，肾功能不全失代偿期。

CCr 10～19ml/min，肾功能不全肾衰竭期。

CCr<10ml/min，肾功能不全终末期或尿毒症期。

2. 血清肌酐（SCr）测定

（1）参考值：88.4～116.8μmol/L。

（2）临床意义

① 只有当GFR下降到正常的1/3时，SCr才明显升

高。SCr 不能代表 CCr 测定，不能反映肾早期损害的程度。

② 见于各种原因引起的肾小球功能损害。

③ 性别、肌肉容积（消瘦、肌肉萎缩）等可影响患者 SCr 的基线值。

3. 血尿素氮（BUN）测定

（1）参考值：成人为 3.2～7.1mmol/L。

（2）临床意义

① 只有当 GFR 下降到正常的 1/2 时，BUN 才明显升高，BUN 不能作为肾脏疾病早期肾功能损害的测定指标。

② 许多因素可以影响 BUN，如感染、高热、脱水、消化道出血、心力衰竭、血容量不足、严重创伤、大面积烧伤、进食高蛋白饮食及肾后梗阻等均可引起血 BUN 升高，要认真鉴别以明确原因。

4. 尿素氮（BUN）/血肌酐（SCr）

（1）参考值：10。

（2）临床意义：氮质血症伴 BUN/SCr＜10，多为肾脏本身实质性病变所致肾功能损害。氮质血症伴 BUN/SCr＞10，说明氮质血症是肾前性因素引起的。

5. 血清胱抑素 C（cystatin C，cysC）

（1）参考值：成人血清 0.6～2.5mg/L。

（2）临床意义：同血肌酐、尿素氮及内生肌酐清除率。与血肌酐、尿素氮相比，在判断肾功能早期损伤方面，血清 cysC 水平更为灵敏。

6. 血 β_2-微球蛋白（β_2-macroglobulin，β_2-MG）

（1）参考值：成人血清 1～2mg/L。

（2）临床意义

① 评价肾小球功能，肾小球滤过功能受损，β_2-微球

蛋白潴留于血中。在评估肾小球滤过功能上，血 β_2-微球蛋白升高比血肌酐更敏感，在 CCr 低于 80ml/min 时即可出现，而此时血肌酐浓度多无改变。若同时出现血和尿 β_2-微球蛋白升高，血 β_2-微球蛋白＜5mg/L，则可能肾小球和肾小管功能均受损。

② 其他：IgG 肾病、恶性肿瘤以及多种炎性疾病，如肝炎、类风湿关节炎等可致 β_2-MG 生成增多。

（二）肾小管功能检查

1. 近端肾小管功能检查

（1）对小分子蛋白的重吸收功能这种检查主要是检测尿溶菌酶、NAG 酶和尿 β_2-MG。

① 参考值：尿溶菌酶为 0～2mg/L；尿 *N*-乙酰-*β*-D 氨基葡萄糖酐（NAG）酶为阴性；尿 β_2-微球蛋白测定＜0.2mg/L（或＜370μg/d）。

② 临床意义：尿溶菌酶、尿 *N*-乙酰-*β*-D 氨基葡萄糖酐（NAG）酶、尿 β_2-微球蛋白含量增加，提示肾小管重吸收功能受损。

（2）肾小管葡萄糖最大重吸收量（TmG）试验

① 参考值：340.0±18.2mg/(min·1.73m^2)。

② 临床意义：如血糖正常，葡萄糖耐量正常而尿糖阳性，称为肾性糖尿。肾性糖尿是由于近端小管对葡萄糖的重吸收功能减退所致。

2. 远端肾小管功能检查

（1）肾脏浓缩和稀释功能试验主要是进行昼夜尿比重试验（又称莫氏浓缩和稀释功能试验）。

① 方法：试验前停用利尿药，试验前 1 天晚上 8 时开始禁食，试验当天正常饮食，每餐含水量不宜超过 500～600ml，不再另摄入液体。晨 8 时排尿弃去，上午 10 时、

12时、下午2时、下午4时、晚上6时、晚上8时及次晨8时各留尿一次，分别准确测定尿量及尿比重。要注意排尿间隔时间必须准确，尿须排净。

② 参考值：正常情况下24h尿量为1000～2000ml，昼尿量与液尿量之比为（3～4）：1，12h夜尿量不应超过750ml，尿液最高比重应在1.020以上，最高比重与最低比重之差不应少于0.009。

③ 临床意义

a. 少尿加高比重尿见于血容量不足引起的肾前性少尿。

b. 多尿（＞2500ml/24h)，低比重尿，夜尿增多，或尿比重固定在1.010，表明肾小管浓缩功能差，见于：慢性肾炎、慢性肾衰竭、慢性间质性肾炎、痛风肾损害、急性肾衰竭多尿期或其他继发性肾小管间质疾病。

（2）尿渗量（尿渗透压）测定

① 方法

a. 禁饮尿渗量测定：用于尿量基本正常的患者。令患者晚饭后开始禁饮8h，清晨一次送尿检查，同时静脉取血后分离血清，必要时离心沉淀再两次分离血清或用肝素抗凝血分离血浆做检查。

b. 少尿时的一次性尿渗量检测：若在少尿(＜400ml/24h)情况下，只需取临时一次尿样检测。

② 参考值：正常人禁饮后尿渗量为600～1000mOsm/(kg·H_2O)，平均800mOsm/(kg·H_2O)，血浆275～305mOsm/(kg·H_2O)，平均300mOsm/(kg·H_2O)。尿/血浆渗量比值为（3～4.5）：1。

③ 临床意义

a. 判断肾浓缩功能：禁饮尿渗量在300mOsm/(kg·

H_2O）左右时，即与正常血浆渗量相等，称为等渗尿；若<300mOsm/（kg·H_2O），称低渗尿；正常人禁水8h后尿渗量<600mOsm/（kg·H_2O），再加尿/血浆渗量比值≤1，均表明肾浓缩功能障碍，见于慢性肾盂肾炎、多囊肾、尿酸性肾脏病等慢性间质性病变，也可见于慢性肾炎后期，以及急性、慢性肾衰竭累及肾小管和肾间质。

b. 一次性尿渗量检测：用于鉴别肾前性、肾性少尿。肾前性少尿时，肾小管浓缩功能完好，故尿渗量较高，常>450mOsm/（kg H_2O）；肾小管坏死致肾性少尿时，尿渗量降低，常<350mOsm/（kg H_2O）。

3. 肾小管性酸中毒诊断试验

（1）氯化铵负荷（酸负荷）试验

① 方法

a. 单剂量法（一次法）：受试者饮食不限，但禁服酸性、碱性药物。服氯化铵之前先嘱受试者排尽膀胱尿留下，然后成人按每千克体重0.1g氯化铵一次服完，于服药后第3小时，第4小时，第5小时，第6小时，第7小时及第8小时各留尿于中性干燥洁净容器内，分别测服药前及服药后的各次尿液pH值。

b. 3天氯化铵负荷法：受试者试验前停用碱性药物2天。服氯化铵（有肝病者可改服氯化钙），按每千克体重0.1g服用，为6g/d，分3次服，连用3天，在服药前一天留尿及服药后第3天每小时留尿1次共5次，分别测5次尿液pH值。

② 临床意义：正常人一般服药2h后，尿液pH值应低于5.3，此时可停止试验。如果每次尿液pH值均大于5.5，包括服药前，可诊断远端肾小管性酸中毒，一般其尿液pH值都在6～7。酸负荷试验只适用于不典型或不完

全的肾小管酸中毒，即无全身性酸中毒表现的患者，否则如本身已有酸中毒则既不需要也绝不应当再做这种酸负荷试验，以免加重酸中毒。

（2）碳酸氢盐重吸收排泄试验（碱负荷试验）

① 方法

a. 口服法：每日口服碳酸氢钠 1～10mmol/kg，每 3 天逐步增加剂量至酸中毒被纠正后，检测血和尿的 HCO_3^-、肌酐，计算出 HCO_3^- 的排泄分数。

计算公式为：HCO_3^- 的排泄分数=[尿 HCO_3^-（mmol/L)×血肌酐(mg/dL)] ÷ [血 HCO_3^-（mmol/L)×尿肌酐（mg/dL)]

b. 静脉法：静脉注射 5%碳酸氢钠 500ml，每分钟 4ml，每小时收集尿液一次，并同时抽静脉血，检测血和尿的 HCO_3^-、肌酐，按上述公式计算出 HCO_3^- 的排泄分数。

② 参考值：正常人 HCO_3^- 的排泄分数为 0，近端肾小管酸中毒常大于 15%，远端肾小管酸中毒常小于 5%。

（三）血尿酸监测

参考值：成人酶法血清（浆）尿酸浓度男性 150～416μmol/L，女性 89～357μmol/L。

临床意义：

1. 血尿酸浓度升高

①肾小球滤过功能损伤：因尿酸排泄特点，其反映早期肾小球滤过功能损伤上较血酊酐和血尿素灵敏。②体内尿酸生成异常增多：常见于遗传性酶缺陷所致的原发性痛风，以及多种血液病、恶性肿瘤等因细胞大量破坏所致的继发性痛风。此外亦见于长期使用利尿剂及抗结核药吡嗪酰胺、慢性铅中毒、长期禁食者。

2. 血尿酸浓度降低

各种原因致肾小管重吸收尿酸功能损害，尿中大量丢失，以及肝功能严重损害尿酸生成减少。如 Fanconi 综合征、急性重型肝炎、肝豆状核变性等。此外，慢性镉中毒、使用磺胺及大剂量糖皮质激素、参与尿酸生成的黄嘌呤氧化酶、嘌呤核苷酸化酶先天性缺陷等，亦可致血尿酸降低。

三、肾脏相关的免疫学检查

（一）血清免疫蛋白

1. IgG

（1）参考值：7.0～16.6g/L。

（2）临床意义：增高常见于各种慢性感染、慢性肝病、胶原血管病、淋巴瘤以及自身免疫性疾病如系统性红斑狼疮、类风湿关节炎等。降低见于先天性和获得性体液免疫缺陷病、联合免疫缺陷病、重链病、轻链病、肾病综合征、病毒感染及服用免疫抑制剂的患者。

2. IgA

分为血清型 IgA 与分泌型 IgA（SIgA）两种。

（1）参考值：成人血清 0.7～3.5g/L；SIgA 唾液平均为 0.3g/L，泪液为 30～80 g/L。

（2）临床意义：增高常见于 IgA 型 MM、SLE、类风湿关节炎、肝硬化、湿疹和肾脏疾病等；在中毒性肝损伤时，IgA 浓度与炎症程度相关。降低见于反复呼吸道感染、非 IgA 型 MM、重链病、轻链病、原发性和继发性免疫缺陷病、自身免疫性疾病和代谢性疾病等。

3. IgM

（1）参考值：0.5～2.6g/L。

（2）临床意义：增高常见于初期病毒性肝炎、肝硬化、类风湿关节炎、SLE等。降低见于IgG型重链病、IgA型MM、先天性免疫缺陷症、免疫抑制疗法后、淋巴系统肿瘤、肾病综合征及代谢性疾病。

4. IgE

（1）参考值：0.1～0.9mg/L。

（2）临床意义：增高常见于IgE型MM、重链病、肝脏病、结节病、类风湿关节炎、特异性皮炎、过敏性哮喘等。降低见于先天性或获得性丙种球蛋白缺乏症、恶性肿瘤、长期用免疫抑制剂和共济失调性毛细血管扩张等。

5. M蛋白

（1）参考值：阴性。

（2）临床意义：监测到M蛋白，提示单克隆免疫球蛋白增殖病。见于多发性骨髓瘤、巨球蛋白血症、重链病、轻链病、半分子病、恶性淋巴瘤、良性M蛋白血症。

（二）血清补体的测定

1. 补体 C_3

（1）参考值：成人0.8～1.5g/L。

（2）临床意义：增高见于急性时相反应，如急性炎症、传染病早期、肿瘤、排异反应、急性组织损伤；C_3低下常提示有SLE和类风湿关节炎活动期、大多数肾小球肾炎等。

2. 补体 C_4

（1）参考值：成人血清0.2～0.6g/L。

（2）临床意义：增高见于各种传染病、急性炎症和组织损伤等；C_4低下见于自身免疫性肝炎、狼疮性肾炎、SLE、1型糖尿病、胰腺癌、多发性硬化症、类风湿关节炎、IgA性肾病、遗传性IgA缺乏症。在SLE，C_4的降低常早于其他补体成分，且缓解时较其他成分回升迟。

（三）抗中性粒细胞胞浆抗体

抗中性粒细胞胞浆抗体（anti-neutrophil cytoplasmic，ANCA）是血管炎患者的自身抗体，是诊断血管炎的一种特异性指标。主要有两型：胞质型（cANCA）和核周型（pANCA）。

1. cANCA

（1）参考值：阴性。

（2）临床意义：主要见于韦格纳肉芽肿（Wegner granulomatosis，WG）。

2. pANCA

（1）参考值：阴性。

（2）临床意义：主要见于快速进行性血管炎性肾炎、多动脉炎、Churg-Strauss 综合征、自身免疫性肝炎。

（四）抗肾小球基底膜抗体

（1）参考值：阴性。

（2）临床意义：抗肾小球基底膜抗体是抗基底膜抗体型肾小球肾炎特异性抗体，包括 Good-Pasture 综合征、急进型肾小球肾炎及免疫复合物型肾小球肾炎。

（五）血清自身抗体

1. 类风湿因子

类风湿因子（rheumatoid factor，RF），主要为 IgM 型。

（1）参考值：阴性。

（2）临床意义：类风湿性疾病时，RF 的阳性率可达 70%～90%；类风湿关节炎的阳性率为 70%。

2. 抗核抗体

抗核抗体（antinuclear antibody，ANA），主要为 IgG。

（1）dsDNA

① 参考值：阴性。

② 临床意义：见于活动期 SLE，阳性率 70%～90%。

（2）抗组蛋白抗体

① 参考值：阴性。

② 临床意义：见于 50%～70%的 SLE 及 95%以上的狼疮样综合征（DIL）患者。

（3）抗核小体抗体

① 参考值：阴性。

② 临床意义：诊断 SLE 的特异性指标。敏感性为 58%～71%，特异性为 97%～99%。

（4）抗 Sm 抗体

① 参考值：阴性。

② 临床意义：诊断 SLE 的特异性达 99%，且能反映活动度。与中枢神经系统受累、肾病、肺纤维化及心内膜炎有一定关系。

（5）抗 nRNP 抗体

① 参考值：阴性。

② 临床意义：与混合性结缔组织病（MCTD）相关，阳性率为 95%～100%。还见于 30%～40%的 SLE 患者。

（6）抗 SSA（Ro）抗体

① 参考值：阴性。

② 临床意义：见于 SS（敏感性 88%～96%）、RA（3%～10%）、SLE（24%～60%）。

（7）抗 SSB（La）抗体

① 参考值：阴性。

② 临床意义：见于SS（敏感性71%～87%）、新生儿狼疮（75%）伴先天性心脏传导阻滞（30%～40%）、SLE（9%～35%）、单克隆丙种球蛋白病（15%）。

3. 抗DNA抗体

分为抗双链DNA（double stranded DNA，dsDNA）抗体、抗单链DNA（single stranded DNA，ssDNA）抗体和抗ZDNA抗体。

（1）参考值：阴性。

（2）临床意义

① 抗dsDNA抗体阳性：见于活动期SLE，阳性率为70%～90%。

② 抗ssDNA抗体阳性：见于SLE（阳性率70%～95%），尤其是合并有狼疮性肾炎。

（六）抗心磷脂抗体

抗心磷脂抗体（anti-cardiolipin antibody，ACA）是一组针对各种带负电荷磷脂的自身抗体。

（1）参考值：阴性（ELISA），P/N≥2.1为阳性。

（2）临床意义：ACA在SLE患者中阳性检出率高，达70%～80%，SLE患者中枢神经系统血栓形成与阳性ACA显著相关。

（七）抗磷脂酶A2受体抗体（PLA2R）

（1）参考值：阴性（ELISA）。

（2）临床意义：阳性常见于特发性膜性肾病。

（陆恩峰　褚烈朋）

附录 B 肾脏疾病的影像学检查

肾脏影像检查方法较多，临床上常根据疾病的临床特点来选择影像检查（表 B-1）。

表 B-1 肾脏疾病影像学检查方法选择

临床表现	首选检查方法
不明原因的肾功能衰竭	US
血尿	US、IVU、KUB
蛋白尿/肾病综合征	US
高血压	CTA 包括肾上腺成像
高血压伴肾功能损害	MRA 包括肾上腺成像
肾乳头坏死	IVU
肾皮质坏死	增强 CT
肾梗死	增强 CT
肾钙化	平扫 CT
肾感染	CT
肾囊性病变	US
肾肿块	US
肾动脉狭窄	MRA
肾静脉血栓形成	增强 CT
腹膜后纤维化	CT
超声发现肾盂积水	IVU(如果肾功能正常)或放射性核素肾扫描

注：US—超声；IVU—静脉尿路造影；KUB—腹部平片；CTA—CT 血管成像；MRA—磁共振血管成像。

一、肾脏的超声声像图

正常肾脏长径 9～12cm，宽径 5～6cm，厚径 3～4cm，左肾略大于右肾，男性略大于女性。正常成人肾实质厚度 1.5～2.5cm，皮质正常回声均匀（图 B-1），回声增强则提示肾实质病变的可能（图 B-2）。回声降低多见于急性肾盂肾炎及急性肾静脉血栓。当肾盂或上段输尿管梗阻时可见肾盂扩张伴积水。

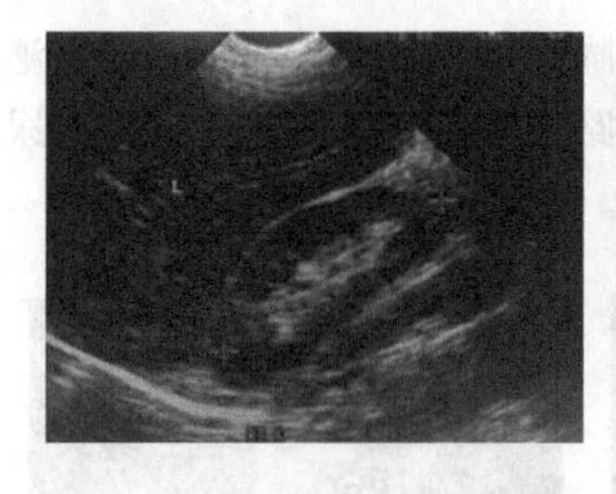

图 B-1　正常肾脏形态与皮质回声

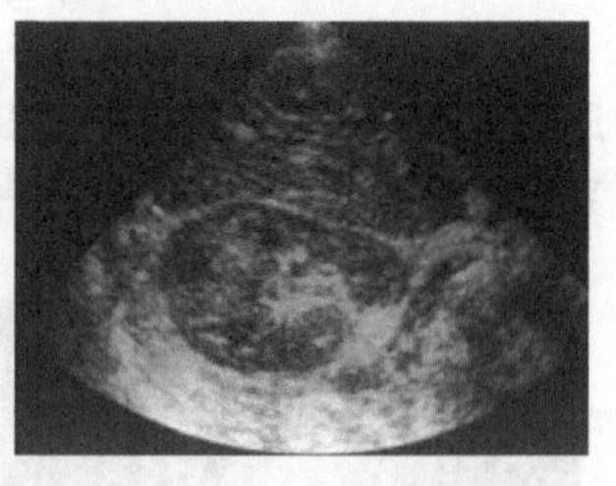

图 B-2　慢性肾脏病变

二、肾血管彩色多普勒超声成像

彩色多普勒的血流成像是叠加显示在黑白 B 超图像上的，肾动脉内径 0.5～0.6cm，峰速 60～140cm/s，与腹主动脉血流速度之比＜3.0，彩色多普勒超声可分辨出正常肾段动脉、叶间动脉、弓状动脉和小叶间动脉各级分支，肾脏占位病变时正常血管受压出现移位弯曲中断，如为肾癌内部和周边出现高速血流，可与良性肿瘤和血栓鉴别。

三、泌尿系统平片

正常泌尿系统平片（简称腹部平片，KUB，图 B-3）可显示两肾轮廓清楚，密度均匀，一般左肾较右肾长 5mm，右肾略低于左肾。肾上极于 12 胸椎平面，下极在第 3 腰椎平面。输尿管的三个生理狭窄是肾盂与输尿管连接处、经过骨盆近缘与髂动脉交接处、入膀胱开口处。在整个泌尿系统内，应无致密阴影，也见不到软组织肿块阴影。大多数肾结石在泌尿系统平片中表现为不同形态的非透亮区，少数阴性结石需要静脉肾盂造影才能显示。

四、静脉尿路造影（IVP、IUP）

1. 适应证

凡怀疑肾、输尿管、膀胱病变时，或有不能解释的泌尿系统症状，均可作静脉尿路造影，以便发现或除外泌尿系统疾患（图 B-4～图 B-6）。

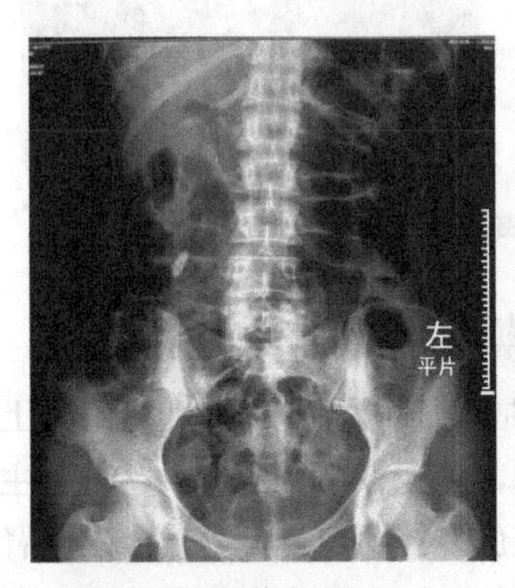

图 B-3　泌尿系统平片

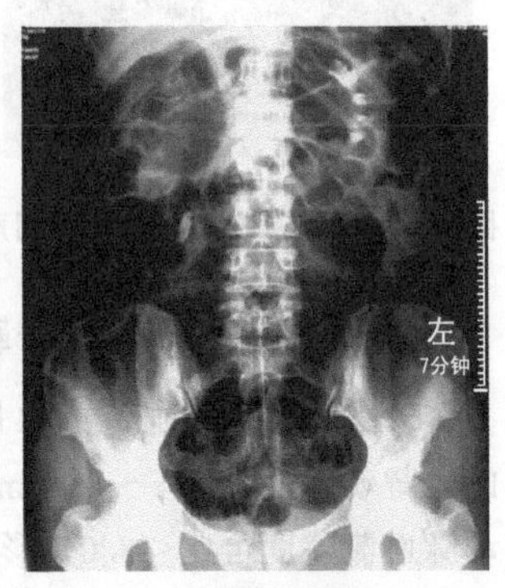

图 B-4　静脉尿路造影（一）

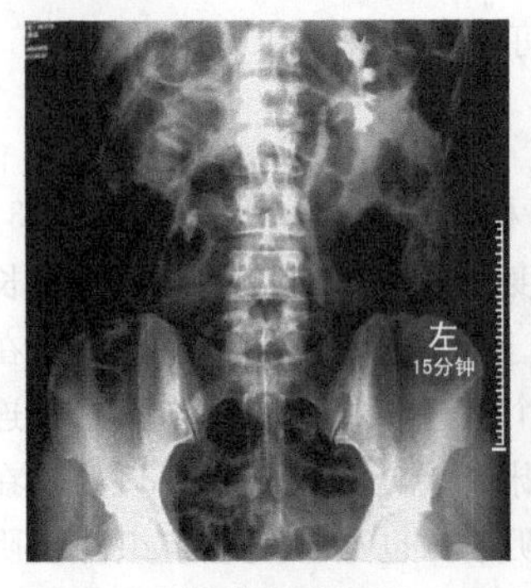

图 B-5　静脉尿路造影（二）

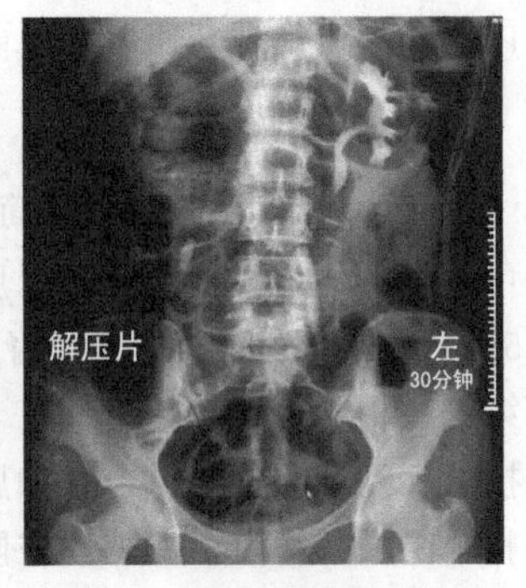

图 B-6　静脉尿路造影（三）

2. 禁忌证

(1) 对碘过敏；(2) 有过敏史或过敏体质者；(3) 慢性肾功能不全（CKD3～5期），特别是糖尿病肾病伴肾功能损害者；(4) 多发性骨髓瘤；(5) 严重的心力衰竭；(6) 严重的肝功能不全；(7) 妊娠期；(8) 嗜铬细胞瘤；(9) 各种原因引起的恶病质。

目前常用的对比剂为76%泛影葡胺，成人注射剂量为20～40ml，应先用30%泛影葡胺1ml做过敏试验。肾显影延迟或不显影提示肾功能不全或严重损坏。已有肾损害的患者或肾损害的高危人群可选用碘普罗胺注射液（优维显）。

五、逆行肾盂造影（膀胱镜检查）

1. 适应证

(1) 常规静脉泌尿系统造影观察不满意或疑有问题，需进一步肯定者；(2) 为了详细观察肾盂、肾盏、输尿管的解剖形态；(3) 确定血尿患者肾盂、肾盏、输尿管内有无占位性病变（图B-7）；(4) 确定腹部平片上的致密钙化阴影与尿路的关系；(5) 对离子型对比剂过敏者，可用非离子型对比剂或等渗对比剂。

2. 禁忌证

(1) 严重的膀胱疾患，如结核、感染等；(2) 尿道狭窄、瘘管、外伤及感染时。

检查注意事项如下。

(1) 检查前一日进少渣饮食，少产气的食物，晚饭后服缓泻剂（如番泻叶）。必要时检查前清洁灌肠。

(2) 静脉肾盂造影时，有碘过敏，严重肝、肾或

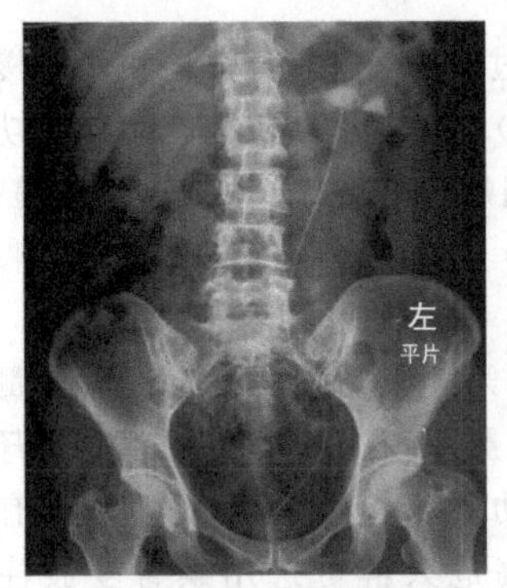

(a) 逆行造影——左肾多发结石

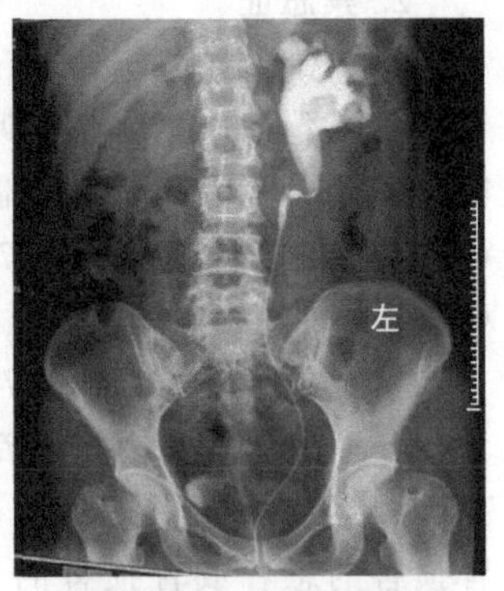

(b) 逆行造影——注入造影剂后
(显示左输尿管上段狭窄、
左肾重度积水)

图 B-7　逆行肾盂造影

心脏功能不全和急性肾炎等应列为禁忌。多发性骨髓瘤、糖尿病、高尿酸血症患者，也易发生对比剂肾毒性，应予以注意。此外孕妇一般不宜作静脉肾盂造影。

(3) 静脉肾盂造影前除用缓泻剂清洁肠道外，还应限制饮水 6～12h，以免对比剂稀释而显影不良。

(4) 逆行肾盂造影用于排泄性尿路造影显影不良或不宜做者，有急性尿路感染和尿道狭窄者禁用。

六、肾动脉造影

1. 适应证

肾血管性高血压，肾血管性病变，肾占位性病变，肾创伤，肾移植前后检查（图 B-8）。

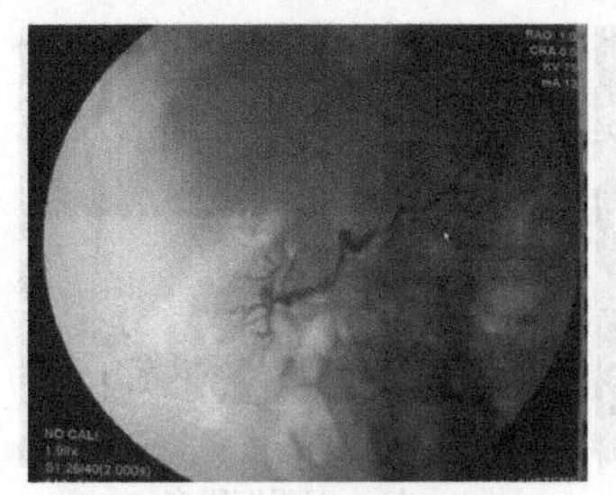

肾动脉造影——右肾动脉狭窄

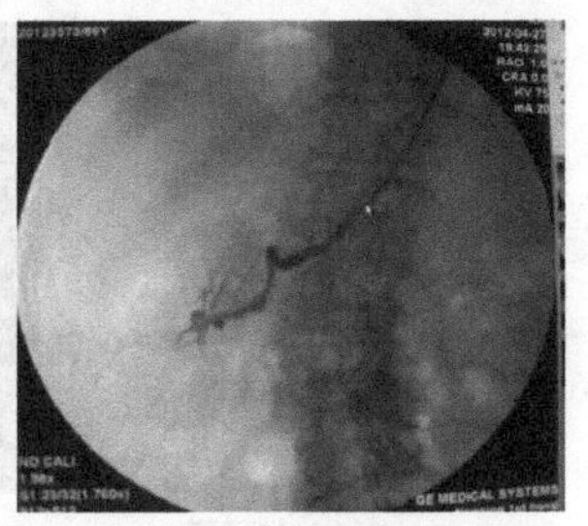

肾动脉造影——右肾动脉狭窄植入支架后

图 B-8 肾动脉造影

2. 禁忌证

①对碘或对比剂过敏；②严重的肝肾功能损害；③动脉高度硬化；④血液病，尤其是出、凝血时间异常。

七、排尿性膀胱尿道造影

当怀疑有膀胱输尿管反流性肾病时，可作排尿性膀胱尿道造影检查。

八、计算机体层扫描（CT）

适应证如下。

(1) 对肾及肾区肿块性质的定位、定性诊断。如肾脏的囊性疾患，各种肾脏原发肿瘤及转移性肿瘤、肾脏炎性包块等（图 B-9）。

(2) 包括良性或恶性肿瘤均能作出诊断或提供诊断的可能性，对一些疾患可作出术前的分期，有利于制订治疗方案和判断预后。

(3) 对静脉尿路造影及 B 超检查后，仍不能明确性质的肾脏病变。

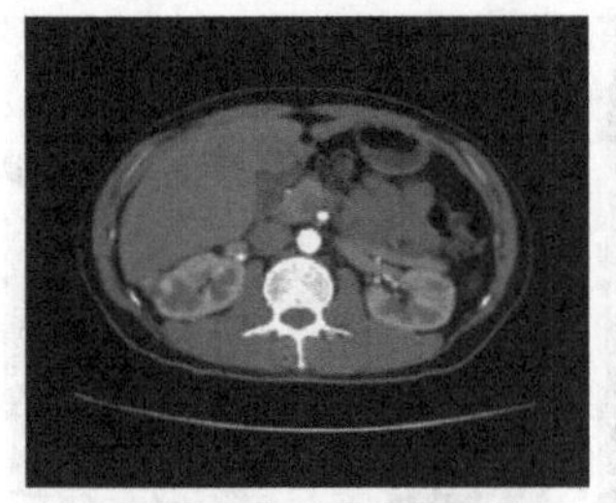

(a) 右肾癌

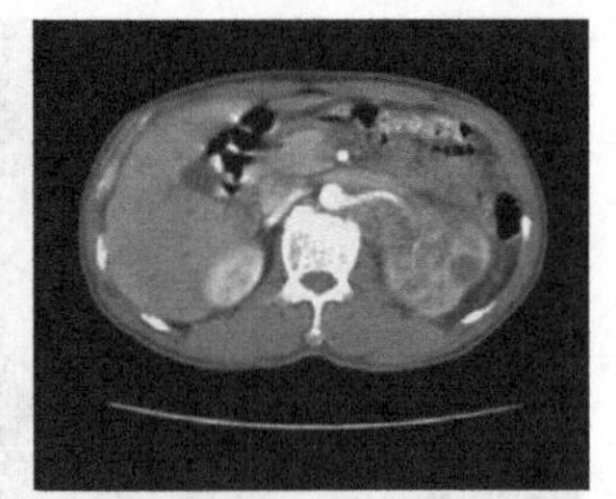

(b) 左肾母细胞瘤

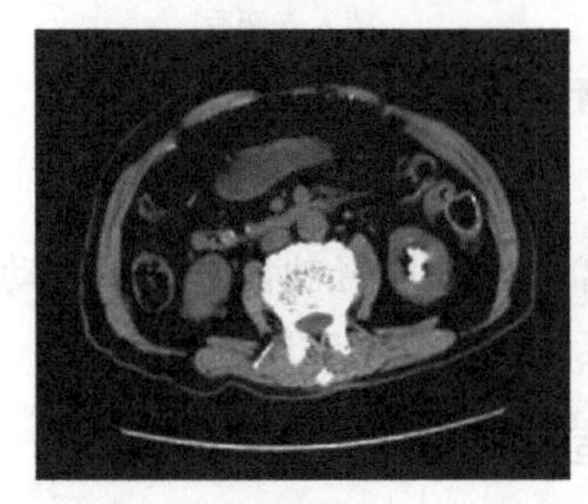

(c) 左肾结石

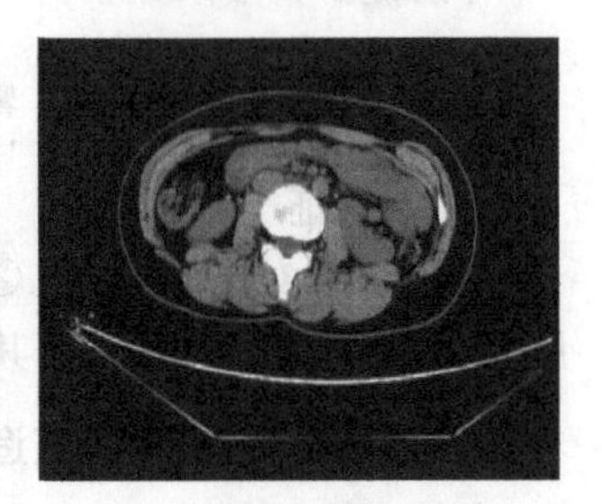

(d) 左肾旋转不良

图 B-9 计算机体层扫描（CT）

（4）对肾创伤，在静脉尿路造影后，不能明确诊断者，一般可确定创伤的分类、分级，也可以同时发现其他脏器的创伤。

（5）移植肾前、后可作 CT 扫描了解其情况。

九、磁共振（MRI）

MRI 可显示肾脏多层面的图像，显示肾脏结构更为清楚，尤其对肾实质的诊断，可进一步提高影像学检查的准确性，磁共振血管成像（MRA）可显示肾动脉狭窄，肾动脉硬化，肾静脉血栓、癌栓及主动脉瘤和血栓形成，与多普勒超声和其他方法的血管造影相比，MRA 的优势：可了解血管外情况，避免穿刺和对比剂的使用，对出血倾向肝肾功能不全或对对比剂过敏者特别适合，多普勒超声虽然成像快，但有时图像质量较差，MRA 可弥补此点（图 B-10）。

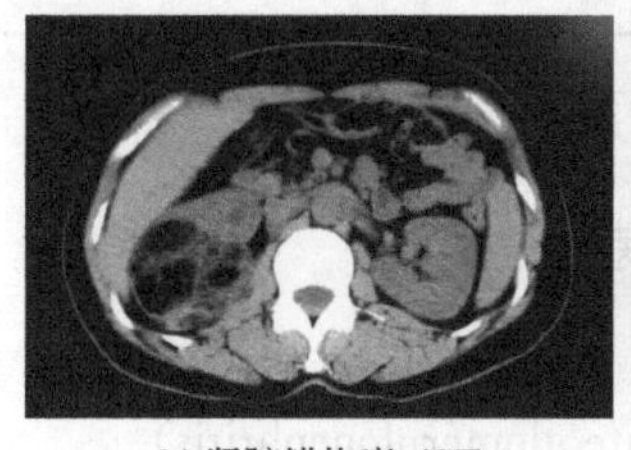
(a) 肾脏错构瘤（CT）

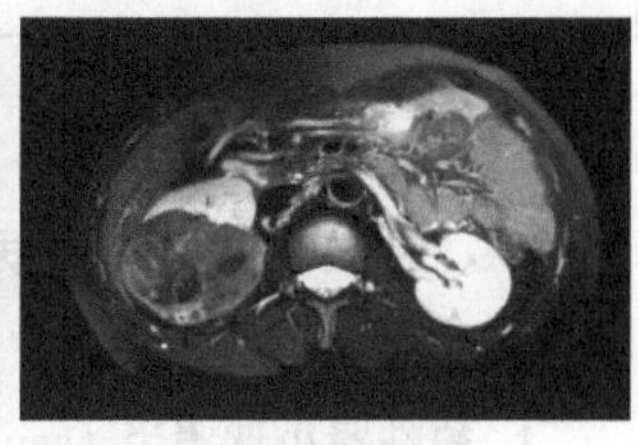
(b) 肾脏错构瘤

图 B-10 磁共振（MRI）

十、放射性核素肾显像

放射性核素肾显像是评估肾功能的临床标准方法之一，在肾功能正常或轻至中度受损时，可准确、客观地反映肾功能状态及其演变，协助临床了解病情，对分期、观察疗效和确定手术等有重要价值。特别是同时获得肾功能的情况，对单肾疾病的诊断及肾功能评估、肾小球或肾小管功能受损时肾脏病理生理改变的分析，优于其他方法。但在肾功能严重受损时，可能会低估或高估肾功能受损的程度。

（黎 琦 钟庆荣）

附录 C 肾小球疾病的临床与病理分类

一、原发性肾小球疾病的分类

(一) 临床分型

1. **急性肾小球肾炎** (acute glomerulonephritis)

2. **急进性肾小球肾炎** (rapidly progressive glomerulo-neglomerulonephritis)

3. **慢性肾小球肾炎** (chronic glomerulonephritis)

4. **隐匿性肾小球肾炎** [无症状性血尿和(或)蛋白尿, latent glomerulonephritis]

5. **肾病综合征** (nephrotic syndrome)

(二) 病理分型

依据 WHO 1995 年制定的肾小球病病理学分类标准分为以下几种。

1. **轻微性肾小球病变** (minimal glomerular abnormalities)

2. **局灶性节段性病变** (focal segmental lesions)

包括局灶性肾小球肾炎 (focal glomerulonephritis)

3. **弥漫性肾小球肾炎** (diffuse glomerulonephritis)

(1) 膜性肾病 (membranous nephropathy), 又称膜性肾小球肾炎

(2) 增生性肾炎 (proliferative glomerulonephritis)

① 系膜增生性肾小球肾炎（MesGN）

② 毛细血管内增生性肾小球肾炎

③ 系膜毛细血管性肾小球肾炎

④ 新月体和坏死性肾小球肾炎

(3) 硬化性肾小球肾炎（sclerosing glomerulonephritis）

4. **未分类的肾小球肾炎**（unclassified glomerulonephritis）

二、肾脏病理定义

1. 肾小球病变的定义

弥漫　病变累及≥50%的肾小球

局灶　病变累及＜50%的肾小球

球性　肾小球毛细血管袢受累＞50%（见下述节段和球性硬化的定义）

节段　肾小球毛细血管袢受累＜50%（即至少一半肾小球毛细血管丛开放）（见下述节段或球性硬化的定义）

毛细血管内细胞增生　肾小球毛细血管袢腔内细胞数增加，致使袢腔狭窄。

核碎裂　存在细胞凋亡、核固缩和核碎片

坏死　(1) GBM断裂；(2) 纤维素渗出；(3) 核碎裂。上述三种病变至少存在两种（2008年修订：坏死性病变不应仅在PAS染色切片积分，HE、Masson和MSB染色的切片较易鉴别纤维素，PASM染色则较易观察GBM断裂。最轻的坏死性病变定义为毛细血管外纤维素渗出）。

GBM分层　GBM分层伴/不伴毛细血管内细胞增生

肾小球系膜基质增加

系膜区细胞外基质增加，至少2个肾小球可见系膜区增宽，其宽度>2个系膜细胞核的宽度。

硬化　由于细胞外基质增加，致使袢腔闭塞，伴/不伴透明变性或泡沫细胞。

粘连　肾小球毛细血管丛与包囊壁粘连或节段硬化区与包囊壁粘连。

节段硬化　硬化性病变累及节段肾小球毛细血管丛。

球性硬化　硬化性病变累及整个肾小球毛细血管丛。

塌陷/缺血性肾小球

肾小球毛细血管丛塌陷，伴/不伴包囊壁增厚和包囊纤维化。

毛细血管外病变：

毛细血管外增生或细胞性新月体

毛细血管外增生的细胞>2层，病变的50%以上为增生的细胞。毛细血管外增生性病变按累及肾小球周长的百分比分为：<10%，10%～25%，26%～50%和>50%

毛细血管外纤维细胞性增生或纤维细胞性新月体

由纤维和细胞外基质组成的毛细血管外病变（细胞数<50%，基质<90%）。按受累肾小球周长的百分比可再分为：<10%，10%～25%，26%～50%和>50%

毛细血管外纤维化或纤维性新月体

主要由基质组成（基质≥90%）的毛细血管外病变。且>包囊周长的10%。按受累肾小球周长的百分比再分为：10%～25%，26%～50%

和＞50％。应除外缺血、废弃的肾小球。

新月体定义为毛细血管外病变累及＞10％的包囊周长。

2. 系膜细胞增生性病变

正常	系膜细胞＜4 个/系膜区
轻度系膜细胞增生	系膜细胞 4～5 个/系膜区
中度系膜细胞增生	系膜细胞 6～7 个/系膜区
重度系膜细胞增生	系膜细胞≥8 个/系膜区

注意：每个肾小球都应该对细胞增生最严重的系膜区进行积分。邻近血管极的系膜区不应积分。如系膜区增生的细胞间隔有系膜基质则应计数成簇的系膜细胞，而不是整个系膜区的系膜细胞。

3. 肾小管-间质病变

肾小管萎缩

肾小管基膜不规则增厚，小管直径减小，按皮质区受累的百分数积分，在 1％ ～5％之内按 5％计数，然后，依次计为 10％、20％等。

间质纤维化

皮质区细胞外基质增加，肾小管间距离增加，在 1％ ～5％之内按 5％计数，然后，依次计为 10％、20％等。

间质炎细胞浸润

皮质间质炎细胞增多，在 1％ ～5％之内按 5％计数，然后，依次计为 10％、20％等，应注意炎细胞是否限于间质纤维化区域。

其他肾小管病变

管腔有大量红细胞存在，定义为肾小管被红细胞完全充填，伴/不伴管型；≥20％的肾小管见红细胞充填则应作为病变加以描述。

急性肾小管损伤

近端肾小管上皮细胞扁平，无肾小管基膜增厚。

4. 血管病变的定义

动脉病变

对最严重的动脉病变积分，小叶间动脉和较大的动脉要分别积分，小叶间动脉在皮质区，弓状动脉在皮髓交界处。内膜增厚的积分：以同一节段的血管中膜厚度为参照，判断内膜增厚的程度，并积分。内膜积分：内膜厚度正常，内膜增厚＜中膜厚度，内膜增厚＞中膜厚度

小动脉透明变

受累小动脉的比例积分为 0，1％～25％，26％～50％，＞50％。

三、狼疮性肾炎的病理

(一) 狼疮性肾炎的简化分型 (ISN/RPS 2003)

Ⅰ	轻微病变性狼疮性肾炎(Minimal mesangial LN)
Ⅱ	系膜增生性狼疮性肾炎(Mesangial proliferative LN)
Ⅲ	局灶性狼疮性肾炎(Focal LN)*
Ⅳ	弥漫性节段性和球性狼疮性肾炎(Diffuse segmental[Ⅳ-S]or global[Ⅳ-G] LN)**
Ⅴ	膜性狼疮性肾炎(Membranous LN)***
Ⅵ	严重硬化性狼疮性肾炎(Advanced sclerosing LN)

注： 国际肾脏病学会/肾脏病理学会(ISN/RPS)

* 有一定比例的肾小球表现活动性和硬化性病变；

** 有一定比例的肾小球表现纤维素性坏死和细胞性新月体，但又不同程度的肾小管萎缩；

*** Ⅴ型合并Ⅲ或Ⅳ病变时，应诊断Ⅲ＋Ⅴ型或Ⅳ＋Ⅴ型。

(二) 狼疮性肾炎的具体分型（ISN/RPS 2003）

1. 具体分型

Ⅰ型　轻微病变型狼疮性肾炎（Minimal mesangial LN）：光镜下肾小球形态正常，但免疫荧光可见系膜区免疫复合物沉积。

Ⅱ型　系膜增生性狼疮性肾炎（Mesangial proliferative LN）：光镜下见不同程度系膜细胞增生或系膜基质增多，伴系膜区免疫复合物沉积。电镜或免疫荧光检查除系膜区沉积物外，可存在很少量、孤立的上皮侧或内皮下沉积物。

Ⅲ型　局灶性狼疮性肾炎（Focal LN）：累及＜50％的肾小球（局灶）。病变可表现为活动或非活动性、节段性或球性、毛细血管内或毛细血管外增殖。通常伴有节段内皮下沉积物，伴或不伴系膜增殖性病变。

Ⅲ（A）：活动性病变——局灶增殖性狼疮性肾炎。

Ⅲ（A/C）：活动和慢性化病变并存——局灶增殖伴硬化性狼疮性肾炎。

Ⅲ（C）：慢性非活动性病变伴肾小球瘢痕形成——局灶硬化性狼疮性肾炎。

Ⅳ型　弥漫性狼疮性肾炎（Diffuse LN）：受累肾小球≥50％。病变可表现为活动或非活动性、节段性或球性、毛细血管内或毛细血管外增殖。通常伴弥漫内皮下沉积物，伴或不伴系膜增殖性病变。肾小球的病变又分为节段性（S）——指病变范围不超过单个肾小球的50％，或球性（G）——指病变范围超过单个肾小球的50％。当50％以上受累的肾小球为节段性病变时，称弥漫节段狼疮性肾炎（Ⅳ-S），当50％以上受累肾小球表现为球性病变时，称弥漫性球性肾小球肾炎（Ⅳ-G）。此型还包括弥漫性“白金耳”但不伴明显肾小球增生性病变者。

Ⅳ-S（A）：活动性病变——弥漫节段增殖性狼疮性肾炎。

Ⅳ-G（A）：活动性病变——弥漫球性增殖性狼疮性肾炎。

Ⅳ-S（A/C）：活动和慢性病变并存——弥漫节段增殖伴硬化性狼疮性肾炎。

Ⅳ-G（A/C）：活动和慢性病变并存——弥漫球性增殖伴硬化性狼疮性肾炎。

Ⅳ-S（C）：慢性非活动性病变伴瘢痕形成——弥漫节段硬化性狼疮性肾炎。

Ⅳ-G（C）：慢性非活动性病变伴瘢痕形成——弥漫球性硬化性狼疮性肾炎。

Ⅴ型　膜性狼疮性肾炎（Membranous LN）：光镜、免疫荧光或电镜检查见大部分肾小球存在弥漫或节段上皮侧免疫复合物沉积，伴或不伴系膜病变。Ⅴ型狼疮性肾炎合并Ⅲ型或Ⅳ型病变，需同时诊断Ⅴ＋Ⅲ型或Ⅴ＋Ⅳ型。Ⅴ型可存在节段或球性肾小球硬化（但非肾小球毛细血管袢坏死或新月体导致的肾小球瘢痕）。

Ⅵ型　严重硬化性狼疮性肾炎（Advanced sclerosing LN）：Ⅵ型指90％以上肾小球球性硬化，无活动性病变。

2. 免疫荧光

LN患者肾小球免疫荧光通常为IgG为主的沉积，并出现C4、C1q与C3共沉积。IgG、IgA、IgM以及C3、C4、C1q染色均阳性，称之为“满堂亮”。对LN的诊断有重要的提示意义。免疫复合物在小管-间质沉积也是LN的特点之一。各型均可见小管-间质免疫荧光染色阳性

(以Ⅳ型最突出)。

3. 电镜

多数肾小球电子致密沉积物呈颗粒状。少数患者可出现直径为10～15 nm的指纹状、结晶及发夹样结构等。在LN患者肾脏中，还经常可见直径24 nm管状包涵体，主要分布于肾脏内皮细胞内质网中。

LN除累及肾小球外，肾小管间质和血管也常受累，伴间质和血管病变者肾功能损害往往较重，对治疗的反应差，预后不好。

4. 肾脏病理指数

增殖性LN的病理改变有活动性和慢性之分，在区分LN病理类型的同时，还要评价肾组织活动指数（AI）和慢性指数（CI），以指导治疗和判断预后。AI越高，表明肾脏活动性越明显，是给予积极免疫抑制治疗的指征。CI高低则决定病变的可逆程度与远期肾功能。目前多参照美国国立卫生研究院（NIH）的半定量评分方法（见第4章狼疮性肾炎 表4-4）。

四、IgA肾病病理分级

（一）WHO病理学分级（1997）

Ⅰ级	轻微病变型
Ⅱ级	轻微病变型伴有小的节段性增生
Ⅲ级	局灶和节段性肾小球肾炎性(小于50%的肾小球受累)
Ⅳ级	弥漫系膜性病变伴有增生和硬化
Ⅴ级	弥漫硬化性肾小球肾炎型(大于80%的肾小球受累)

（二）改良HS Lee分级系统

Ⅰ级	正常或＜50%的肾小球表现为系膜细胞增生,无新月体及节段硬化;

Ⅱ级	>50%的肾小球表现为系膜细胞增生，或<25%的肾小球表现为新月体或节段硬化或球性硬化；
Ⅲ级	25% ～49%的肾小球表现为新月体或节段硬化或球性粘连；
Ⅳ级	50% ～75%的肾小球表现为新月体或节段硬化或球性硬化；
Ⅴ级	>75%的肾小球表现为新月体或节段硬化或球性硬化

（三）Hass 病理学分级（1997）

Ⅰ级	轻微病变型 仅见肾小球系膜区的轻微的系膜细胞增生，无节段性或球性硬化，无新月体
Ⅱ级	局灶节段性肾小球硬化样型 与原发性局灶节段性肾小球硬化症相似，无新月体
Ⅲ级	局灶增生型 不足50%的肾小球出现细胞增生，增生的细胞可以只限于系膜细胞，也可伴有内皮细胞增生，主要以节段性分布为主，可以有少数新月体
Ⅳ级	弥漫增生型 超过50%的肾小球出现细胞增生，增生的细胞常为系膜细胞中度以上的增生，也可伴有内皮细胞增生，多数弥漫性增生，部分节段性增生，可以有新月体
Ⅴ级	进行性慢性肾炎型 40%或超过40%的肾小球呈现球性硬化，常见肾皮质约40%的肾小管萎缩或消失 从未硬化的肾小球，可看出由哪种类型病变演变而来

（四）IgA 肾病牛津病理分类方法（The Oxford classification of IgA nephropathy，2009）

1. 对预后有影响的病理指标

（1）系膜细胞增生评分

M0：系膜评分≤0.5，无增生。

M1：系膜评分>0.5，有增生。

（2）内皮细胞增生

E0：不存在增生。

E1：存在增生。

（3）节段性硬化或粘连

S0：不存在。

S1：存在。

（4）肾小管萎缩或肾间质纤维化

T0：≤25%。

T1：26%～50%。

T2：>50%。

例：IgA 肾病 M1E0S1T1

病理结果解释为：50%以上肾小球系膜细胞增生，没有内皮细胞增生，存在节段性硬化或粘连，并且26%～50%肾小管间质呈慢性化病变。

2. IgA 肾病（IgAN）的病理定义

IgAN 指自体肾活检组织免疫荧光/免疫酶标染色肾小球存在以 IgA 或以 IgA 沉积为主的肾小球疾病，应除外狼疮性肾炎（LN）等继发性 IgAN。肾小球 IgA 染色阳性，其分布包括肾小球系膜区，伴/不伴毛细血管袢。应除外单纯沿肾小球基膜（GBM）的、弥漫、球性、颗粒状阳性的病例，线性 GBM 染色阳性者也不符合 IgAN 之诊断。除 IgA 沉积外，可伴 IgG、IgM 和 C3 沉积，但其荧光强度不应超过 IgA。此外，硬化区也可见 IgM 及 C3 阳性，若 C1q 染色阳性时，应除外 LN。

（石宏斌）

参 考 文 献

[1] 黎磊石，刘志红主编．中国肾脏病学．北京：人民军医出版社，2008.

[2] 王海燕主编．肾脏病学．第3版．北京：人民卫生出版社，2008.

[3] 美国NKF-K/DOQI工作组．慢性肾脏病及透析的临床实践指南．王海燕，王梅主译．北京：人民卫生出版社，2003：75-79.

[4] 陈香美主编．中国肾脏病学进展2009-2011. 北京：人民军医出版社，2011.

[5] 余学清主编．肾内科疾病临床诊断与治疗方案．北京：科学技术文献出版社，2011.

[6] 林果为，王吉耀，葛均波主编．实用内科学．第15版．北京：人民卫生出版社，2017.

[7] 葛均波，徐永健主编．内科学．第8版．北京：人民卫生出版社，2013.

[8] 王海燕主译．KDIGO肾小球肾炎临床实践指南．北京：人民卫生出版社，2013.

[9] 梅长林，余学清主编．内科学肾脏内科分册．北京：人民卫生出版社，2015.

[10] 朱宁，张晓莲，薛彬等．不同方法环磷酰胺冲击治疗狼疮肾炎的疗效观察．中国误诊学杂志，2007，7（19）：4501-4502.

[11] 陈香美主编．肾脏病学高级教程．北京．中华医学电子音像出版社，2016.

[12] 谌贻璞主编．肾内科学．第2版．北京：人民卫生出版社，2015.

[13] 李长贵主编．实用痛风病学．北京：人民军医出版社，2016.

[14] 谢幸，苟文丽主编．妇产科学．第8版．北京：人民卫生出版社，2013.

[15] 王质刚主编．血液净化学．第4版．北京：北京：科学技术出版社，2016.

[16] 陈香美主编．血液净化标准操作规程．北京：人民军医出版

社，2010.
[17] 陈香美主编．腹膜透析标准操作规程．北京：人民军医出版社，2011.
[18] 朱有华，曾力主编．肾移植．北京：人民卫生出版社，2017.
[19] 马敏宁．中药灌肠治疗慢性肾衰竭96例疗效观察．赣南医学院学报，2007，27（2）：209-211.
[20] 付平主编．连续性肾脏替代治疗．北京：人民卫生出版社，2016.
[21] 郑志雄，杨若珺主编．透析治疗完全手册．台湾：合记图书出版社，2014.
[22] 刘大军，孙振，金玉等．动静脉内瘘对血液透析患者心脏功能的影响．中国实用内科杂志，2006，26（9）：695-696.
[23] 卢方平，卢照翾，刘新等．自体动静脉内瘘静脉新生物剥离/内瘘重建方法．中国血液净化，2011，10（11）：634-635.
[24] 卢方平，翁艳．自体动静脉内瘘静脉内膜增生物剥离术前后病理表现．中国血液净化，2016，15（6）：338-340.
[25] 梅长林主编．肾内科临床实践（习）导引与图解．北京：人民卫生出版社，2013.
[26] 余学清主编．肾内科临床工作手册——思路、原则与工作方案．北京：人民军医出版社，2013.
[27] 王峰，吴睿，汪年松．对于肾脏病临床教学的思考与探讨[J]．上海交通大学学报，2016，50（8）：1331-1332.
[28] 中国医师协会肾内科医师分会肾性贫血诊断和治疗共识专家组．肾性贫血诊断与治疗中国专家共识（2014修订版）[J]．中华肾脏病杂志，2014，30（9）：712-715.
[29] 周莉，付平．2017年KDIGO关于慢性肾脏病-矿物质和骨异常（CKD-MBD）临床实践指南的解读[J]．中国循证医学杂志，2017，17（81）：869-875.
[30] NKF-K/DOQI血管通路的临床实践指南[J]．中国血液净化杂志，2007，6（6）：338-347.
[31] 王玉柱等．中国血液透析用血管通路专家共识．中国血液净化杂志，2014，13（8）：549-558.
[32] 中国腹膜透析相关感染防治专家组．腹膜透析相关感染的防治指南[J]．中华肾脏病杂志，2018，34（2）：139-148.
[33] 中国腹膜透析置管专家组．腹膜透析置管指南[J]．中华肾脏病

杂志，2016，32（11）：867-871.
[34] 邹万忠主编，王海燕主审．肾活检病理学．第2版．北京：北京大学医学出版社，2009.
[35] 陈惠萍译，刘志红校．IgA肾病牛津分类：病理定义、相关性和可重复性．肾脏病与透析肾移植杂志，2009，18（5）：459-469.